# Percutaneous Interventions
# For Structural Heart Disease

# 结构性心脏病
# 介入治疗

主　编　[意] Bernhard Reimers
　　　　[美] Issam Moussa
　　　　[意] Andrea Pacchioni
主　审　吴永健
主　译　宋光远　潘文志

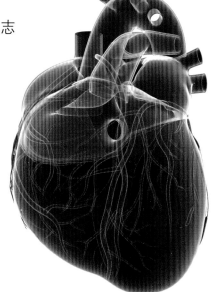

山东科学技术出版社

**图书在版编目（CIP）数据**

结构性心脏病介入治疗 /（意）伯恩哈德·雷蒙 (Bernhard Reimers)，（美）伊萨姆·穆萨 (Issam Moussa)，（意）安德里亚·帕基奥尼 (Andrea Pacchioni) 主编；宋光远，潘文志主译 . —济南：山东科学技术出版社，2019.2

ISBN 978-7-5331-9697-4

Ⅰ . ①结… Ⅱ . ①伯… ②伊… ③安… ④宋… ⑤潘… Ⅲ . ①心脏病 – 介入性治疗 Ⅳ . ① R541.05

中国版本图书馆 CIP 数据核字 (2019) 第 004252 号

First published in English under the title
Percutaneous Interventions for Structural Heart Disease: An Illustrated Guide
edited by Bernhard Reimers, Issam Moussa and Andrea Pacchioni, edition: 1
Copyright © Springer International Publishing Switzerland, 2017.
This edition has been translated and published under licence from Springer Nature Switzerland AG.
Springer Nature Switzerland AG takes no responsibility and shall not be made liable for the accuracy of the translation.
Simplified Chinese translation edition © 2018 by Shandong Science and Technology Press Co., Ltd.

版权登记号：图字 15-2018-177

## 结构性心脏病介入治疗
JIEGOUXING XINZANGBING JIERU ZHILIAO

责任编辑：冯　悦
装帧设计：孙非羽

主管单位：山东出版传媒股份有限公司
出　版　者：山东科学技术出版社
　　　　　　地址：济南市市中区英雄山路 189 号
　　　　　　邮编：250002　电话：（0531）82098088
　　　　　　网址：www.lkj.com.cn
　　　　　　电子邮件：sdkj@sdpress.com.cn
发　行　者：山东科学技术出版社
　　　　　　地址：济南市市中区英雄山路 189 号
　　　　　　邮编：250002　电话：（0531）82098071
印　刷　者：山东彩峰印刷股份有限公司
　　　　　　地址：潍坊市福寿西街 99 号
　　　　　　邮编：261031　电话：（0536）8311611

规格：16 开（184mm×260mm）
印张：18　字数：320 千　印数：1~2000
版次：2019 年 2 月第 1 版　2019 年 2 月第 1 次印刷
定价：180.00 元

## 主　编

**Bernhard Reimers**

Cardiovascular Department

Humanitas University

Rozzano – Milano

Italy

**Issam Moussa**

Cardiac and Endovascular Interventions

First Coast Cardiovascular Institute

Jacksonville

Florida

USA

**Andrea Pacchioni**

Department of Cardiology

Mirano Hospital

Mirano

Italy

## 合作单位

Rutgers Robert Wood Johnson Medical School

Robert Wood Johnson University Hospital

RWJBarnabas Health

New Brunswick

New Jersey

USA

主　审　吴永健　　中国医学科学院阜外医院

主　译　宋光远　　中国医学科学院阜外医院

　　　　潘文志　　复旦大学附属中山医院

译　者（按姓氏笔画排列）

Misbahul Ferdous　中国医学科学院阜外医院

　　马　为　　　北京大学第一医院

　　马琛明　　　首都医科大学附属北京安贞医院

　　王　媛　　　中国医学科学院阜外医院

　　王宇彬　　　中国医学科学院阜外医院

　　王建德　　　中国医学科学院阜外医院

　　王彬成　　　中国医学科学院阜外医院

　　王墨扬　　　中国医学科学院阜外医院

　　王曙光　　　潍坊市人民医院

　　牛冠男　　　中国医学科学院阜外医院

　　方　军　　　福建医科大学附属协和医院

　　方臻飞　　　中南大学湘雅二医院

　　白　元　　　上海长海医院

　　朱政斌　　　上海交通大学医学院附属瑞金医院

　　刘　巍　　　首都医科大学附属北京安贞医院

　　刘长福　　　中国人民解放军总医院

　　刘先宝　　　浙江大学医学院附属第二医院

　　闫　丰　　　山西医科大学第二医院

　　杨　剑　　　空军军医大学西京医院

　　杨　鹏　　　中日友好医院

　　李　捷　　　广东省人民医院

　　余锂镭　　　武汉大学人民医院

| | | |
|---|---|---|
| | 宋光远 | 中国医学科学院阜外医院 |
| | 张龙岩 | 武汉亚洲心脏病医院 |
| | 张洪亮 | 中国医学科学院阜外医院 |
| | 张海波 | 首都医科大学附属北京安贞医院 |
| | 尚小珂 | 华中科技大学同济医学院附属协和医院 |
| | 罗彤 | 中国医学科学院阜外医院 |
| | 郑明奇 | 河北医科大学第一医院 |
| | 赵鑫 | 山东大学齐鲁医院 |
| | 赵振燕 | 中国医学科学院阜外医院 |
| | 钟炜 | 梅州市人民医院 |
| | 秦常春 | 重庆医科大学附属第一医院 |
| | 贾锋鹏 | 重庆医科大学附属第一医院 |
| | 徐凯 | 沈阳军区总医院 |
| | 郭亮 | 苏州大学附属第一医院 |
| | 韩克 | 西安交通大学第一附属医院 |
| | 韩志刚 | 哈尔滨医科大学附属第二医院 |
| | 靳志涛 | 中国人民解放军火箭军总医院 |
| | 裴汉军 | 内蒙古科技大学包头医学院第一附属医院 |
| | 谭冠昶 | 澳门镜湖医院 |
| | 潘文志 | 复旦大学附属中山医院 |
| 学术秘书 | 王宇彬 | 中国医学科学院阜外医院 |
| | 张洪亮 | 中国医学科学院阜外医院 |
| | 王墨扬 | 中国医学科学院阜外医院 |
| | 张倩 | 中国医学科学院阜外医院 |

------------------------------------------------

**致　　谢**　亚太结构青年俱乐部

# 序

结构性心脏病介入治疗是一个全新的领域，是每一位介入医生都需要掌握的，其发展日新月异，甚至大家猜想或许这本书很快就会过时。这个担心在一定程度上是有道理的，然而基础知识是基本不变的，这也正是编写该书的初衷。

就我个人而言，我非常开心能有这个机会为该书作序。这个任务给了我一个非常宝贵的机会去阅读大部分章节，也使我从中学习到了很多。本书的主题安排井然有序，并配合了大量的在其他书中不易找见的实战建议。

第一部分关于主动脉瓣的内容十分全面，关于如何使用 OSIRIS 软件去读取和分析多断层切面检查的指南非常有用。作者给出的关于操作计划、人工瓣选择，以及如何处理问题的建议也非常清楚和先进。

跟二尖瓣相关的一些章节试图涵盖与这个庞大的领域有关的所有内容，但仍不全面，不过，这些章节已包含必要的基础知识。

我喜欢阅读左心耳封堵的内容，这部分有很多实用的建议，比如 Watchman 装置可以是封堵外伤性左心耳破裂的一个快速的解决办法。

瓣周漏的闭合代表着另一个不断发展的领域，同时读者需要做一些额外的功课去学习新的技术和另外一些血管封堵器的使用。

跟卵圆孔未闭相关的所有内容在该书中都有涉及，甚至用有争议性的病例描述讨论了镍过敏的问题。但我认为此问题的预防办法以及更深层的讨论都应该包含进来。

最后一个部分是关于心肌梗死后室间隔缺损的经导管闭合。作者非常清楚地给读者描述了操作步骤，实用价值很高。这部分病例展示了经房间隔的方法从左心房进入左心室，进而从室间隔缺陷到达右心室。

整本书的图表都有清楚的注解，大部分章节所配图表都很恰当，但仍有一部分内容如果配有更多的图表会更好。

很重要的是每个章节后都有病例展示，保证读者能在生动的氛围中阅读，还能将读者带入实战的场景中。

毫无疑问，该书是每一位有志进入结构性心脏病介入治疗领域的医生的必读参考书。

每一位作者和对该书的出版做出贡献的人都应得到称赞。

Antonio Colombo

Milan, Italy

# 前 言

结构性心脏病介入治疗在很多的导管室都被认为是革命性变革。在介入治疗的病例以指数增长之前,导管室治疗最多的是冠心病或者部分时候是周围动脉疾病。

我们应该感谢 Alain Cribier、Philipp Bonhoeffer 等医生做出的首创性贡献,当别人都认为是不可能完成的任务时,他们完成了首例经皮置入人工瓣膜。其他的同事,如 Horst Sievert(有多年经验的介入医生)和 Antonio Colombo(很幸运的是两位都参与了本书的撰写)用无数的实战技巧、关键的临床试验对介入手术技术的改进也做出了很大贡献。

本书致力于将该领域专家的实战经验聚集起来,并分享给广大有志于学习应用结构性心脏病介入技术的医师。我们希望提供实用的操作指南,从介入手术的正确准备工作开始,通过评估 CT 和经食管超声的心脏影像,来介绍对于手术操作成功必不可少的最新最基本的知识。之后的一些章节会涉及手术操作技巧和所需装置。最后,如何控制与避免并发症也是本书的核心部分。该部分之所以如此重要,是因为我们想要对那些遭受并发症并帮助我们使手术更安全的患者致敬。

当然,本书不会自称全面,但我们仍希望它是介入医生学习过程中小而珍贵的一部分。我们特别鸣谢对本书顺利出版功不可没的所有卓越的作者和其他朋友们,感谢你们的辛劳和勤奋。同时感谢与我们分享本书的所有读者。

最后同样重要的是:我们想特别感谢我们的妻子 Antonella、Corinna 和 Mireille。

Bernhard Reimers    Mirano, Italy

Andrea Pacchioni    Mirano, Italy

Issam Moussa       FL, USA

# 中文版前言

结构性心脏病领域包括先天性心脏病、瓣膜性心脏病、左心耳以及心肌病等。其中瓣膜病介入治疗的进展日新月异,2002 年,Alan Cribier 教授开展全球首例经导管主动脉瓣置换术(TAVR)以来,全球 TAVR 治疗已完成超过 40 万例;二尖瓣反流的介入治疗也飞速发展,其中二尖瓣夹子(MitraClip)逾 7 万例,为无数瓣膜病患者带来福音。2010 年中国开展首例 TAVR 手术之后,发展稍微缓慢,但是自从 2017 年 5 月 J-Valve 和 Venus-A 上市后,全国 80 余家医学中心先后成功开展了 TAVR 手术,目前手术量总计逾 2000 例。瓣膜性心脏病的介入治疗已经成为全球范围内的热点聚焦。

尤其可喜的是中国瓣膜病的介入治疗呈现蓬勃发展之势,国产器械(Venus-A 和 J-Valve)性能优异,新的器械跃跃欲试,如国产瓣膜 Vita-Flow、Taurus-One 等。在此背景下,全球第一品牌 Edwards 也向中国投放了最新一代球囊扩张式瓣膜(Sapien 3)。

瓣膜病介入治疗的发展带动了结构性心脏病介入治疗的整体发展,在先天性心脏病领域国内推出了可吸收封堵器,二尖瓣介入领域国内推出了 ValveClamp 以及 Mitra-Stich,三尖瓣介入治疗领域 LuX 瓣膜均完成了 FIM 研究,并取得优异成绩。左心耳封堵术年手术量已经超过 1 500 例,其中国产封堵器 LamBre 手术量已经超过 1 000 例。

未来十年,中国心脏病的介入治疗热点必将是结构性心脏病领域。我非常开心能有这个机会组织翻译了《结构性心脏病介入治疗》一书,整个过程得到了亚太结构青年俱乐部全体成员的大力支持,这个任务也给了我一个非常宝贵的学习机会。

本书基本涵盖了结构性心脏病领域介入治疗的全部热点,包括主动脉瓣介入治疗、二尖瓣介入治疗、左心耳封堵、瓣周漏以及卵圆孔封堵等,每个领域都是从病例入手,浅显易懂地介绍了各种手术的循证医学证据、手术操作以及预后等。全书使用了大量的图片和表格,并都有很清楚的注解,使读者很容易进入真实的学习场景中。就像作者所说,毫无疑问,该书是每一位有志进入结构性心脏病介入治疗领域的医生的必读参考书。

最后,感谢恩师吴永健教授的指导,感谢潘文志教授的大力支持,感谢亚太结构青年俱乐部全体成员的大力支持。

宋光远

# 目 录

# 第一部分

## 主动脉瓣介入治疗

1

# 主动脉瓣重度狭窄的治疗：经皮介入选择，患者筛选及术前评估

编者　Renato Razzolini, Elisa Covolo　译者　刘先宝　张龙岩

## 1　简介

经导管主动脉瓣置入术（TAVI）由 Alain Cribier 教授于 2002 年开创[1]，该技术优于单独的药物治疗，是无法进行传统外科手术的有症状的主动脉瓣重度狭窄患者的唯一治疗手段[2]，其手术适应证已经扩大到外科高危及中危的患者[3~5]。但是，传统的外科主动脉瓣置换仍是中低危患者的治疗选择。

一些多中心注册研究及对照随机研究结果证实了 TAVI 确实能提高患者的生存率以及心脏功能状态的有效性和安全性，但是仍存在部分患者不能从 TAVI 手术中获益。事实上，大部分重度主动脉瓣狭窄患者是老年患者，往往合并其他系统的疾病，这可能限制了患者在术后生存率和心脏功能方面的改善。

因此，术前对每一位患者进行风险和获益的综合评估是非常必要的。基于精准风险评估的患者选择是 TAVI 患者综合评估的基石[6]。由多学科专家组成的心脏团队对每个病例进行仔细讨论，评估手术的相关风险，最终决定是否进行经导管的治疗。

## 2　指南

根据目前的指南，应该根据风险评估制定相应的治疗策略[7]：

- 外科手术低危或中危的患者推荐外科主动脉瓣置换术（SAVR）（Ⅰ类；证据等级 A）
- TAVI 推荐用于外科手术禁忌且术后预期寿命大于 12 个月的患者（Ⅰ类；证据等级 B）
- 外科手术高危的患者推荐行 TAVI，是外科手术的替代治疗（Ⅱa 类；证据等级 B）
- 经皮主动脉瓣球囊扩张可以作为症状性主动脉瓣重度狭窄患者 SAVR 或 TAVI

的过渡治疗（Ⅱb 类；证据等级 C）

- TAVI 不推荐用于主动脉瓣狭窄解除后因为其他合并症而获益不大的患者（Ⅲ 类；证据等级 B）[8]

# 3 心脏团队

心脏团队在最优化的患者筛选中发挥了重要作用，需要整合多学科的医学专家，包括心脏瓣膜病、心脏影像学、介入心脏病学、心脏麻醉学以及心脏外科手术等领域。内科医生互相合作，为主动脉瓣狭窄的患者提供最优化的治疗策略（Ⅰ类；证据等级 C）[7]。

事实上，大部分患者是老年患者，存在多种合并症，增加了不同治疗方法的复杂性及风险性。外周血管入路、潜在的冠脉问题、左室功能、预期寿命等，均是心脏团队进行 TAVI 个体化评估的重要内容。

如图 1.1 所示，团队合作方能精确地评估 SAVR、TAVI 或者药物治疗的风险收益比。心脏团队的讨论流程包括 30 天死亡率、案例筛选、最优治疗策略、手术计划（包括瓣膜类型选择、血管入路及操作方法）和术后管理等[9]。

心脏团队的讨论包括：

- 确认主动脉瓣狭窄的严重程度
- 评估患者的症状

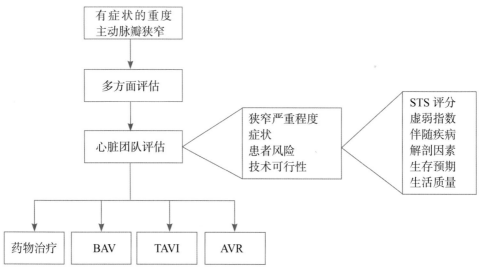

图 1.1　心脏团队相互协作精确评估外科手术主动脉瓣置换术（AVR）、TAVI、BAV 及药物治疗的风险 / 获益。BAV：球囊主动脉瓣成形术

- 评估心脏风险、预期寿命及患者的生活质量
- 经导管治疗的可行性及禁忌证

# 4 患者选择

优化的患者选择对于每一个成功的 TAVI 手术是极其重要的。

首先，应该对患者进行外科手术的风险评分，不仅仅是根据年龄及心脏疾病的严重程度，也要根据全身的合并疾病（如呼吸衰竭，肾脏及肝脏疾病，既往的心脑血管意外病史，神经缺陷，外周血管疾病，既往的肿瘤病史，结缔组织和自身免疫性疾病等等）。

风险评估需基于多种评估方法：
- 传统外科手术风险评分
- 虚弱指数
- 主要器官系统的功能异常
- 手术特异性的问题

指南强调，患者进行 TAVI 手术后的生活质量预期能够得到提高，预期寿命超过 1 年。需要引起重视的是，一些拟行 TAVI 的患者风险非常高，合并诸如严重的慢性阻塞性肺病等疾病，可能导致持续性的生活质量受损，即使接受 TAVI 手术还是存在较高的死亡率。

# 5 传统的外科手术风险评分系统

建立在一系列大的心脏外科手术数据的基础上，文献报道了不同的算法来评估死亡率和围手术期的并发症发生率。在临床实践中这些评分被广泛应用来预测外科手术的死亡率：
- The Society of Thoracic Surgery Predicted Risk of Mortality（STS-PROM 评分）[10]
- Additional or logistic European System for Cardiac Operative Risk Evaluation Ⅱ（EuroSCORE Ⅱ评分）[11]

尽管还存在很多其他的风险评分方法（Ambler, Initial Parsonnet, Cleveland Clinic, French, Pons, 以及 Ontario Province Risk score 等等），但是大部分评分仅考虑了有限的变量因素，并且预测价值很差。在目前的临床实践中，当 STS 评估的 30 天死亡率大

于 10%、EuroSCORE Ⅱ 评估的死亡率大于 20% 时，患者被认为是外科手术高危。然而，当 STS 和 EuroSCORE Ⅱ 应用于 TAVI 的危险分层的时候，它们的预测能力就比较弱了[12]，因为针对的是未被选择进行外科手术的患者，没有考虑影响 TAVI 预后的临床和解剖学因素，如放射性心脏病、严重钙化、瓷化升主动脉、虚弱、肝脏疾病等。然而，目前尚无针对 TAVI 风险分级的评分系统。

# 6　虚弱

虚弱定义包括缓慢、脆弱、精疲力竭、费力、营养不良、极差的耐受力和活动能力、丧失独立能力等，这些都反映了患者极差的身体活动能力和认知功能。虚弱可根据主观的所谓的眼球观察进行评估，也可以通过一些简单的测试来客观评估，如通过测量步速和握力来分析身体活动能力。这些评估方法是可重复的，在不同的时间点可重新评估，而且没有语言的限制。身体活动能力的评估应该包括智力、低体重（BMI 小于 20 kg/m$^2$ 和 / 或体重减轻 5 kg/ 年）、活动水平和独立进行日常生活的能力。卡兹（katz）日常生活能力指数是最常用的，评估患者在进食、洗澡、穿衣、身体移动、上厕所、排尿节制等方面的独立性，以及步行能力（没有帮助或支持下 5 m 步行时间应小于 6 s）[13,14]。

实验室检查（如血浆白蛋白小于 3.5 g/dL，炎症指标升高，贫血）可能会进一步影响虚弱患者的健康状态和生理储备。

术前认知功能的评估是初始风险分层的一个必要部分，分层等级从轻微的认知损伤到痴呆不等，尤其是对于老年患者，用它来衡量介入操作所带来的风险、获益以及成本效能。而且，术前存在的认知功能受损可能会在住院期间加重，与新发的心脑血管并发症的鉴别也极具挑战。

神经认知功能的评估有许多方法：比如，简易智力状况检查法（MMSE），临床痴呆评定量表（CDR）。因此，认知功能的评估应该由心脏团队系统地考虑后进行，最终由神经心理学专家实施。

# 7　主要器官系统性功能紊乱

许多合并症并未纳入 TAVI 常用的风险评分，但在术前风险分层中应考虑到它们（表 1.1）。

首先，经胸超声心动图的心脏功能必须考虑：低射血分数的患者（＜40%）可表现为低流量、低压差的严重的主动脉狭窄，这时候需要和假性主动脉狭窄相鉴别，通过小剂量多巴酚丁胺负荷试验来区分真假性主动脉狭窄。真正严重主动脉狭窄患者，随着功能的恢复，平均主动脉压差可随射血分数的升高而平行升高，假主动脉狭窄患者，射血分数升高，但平均主动脉压差并不改变。这些低流量、低压差、严重主动脉狭窄的患者传统外科 AVR 术后死亡率很高，在没有收缩功能储备[15]或静息平均压差＜20 mmHg[16]的患者死亡率可高达 35%，对于这类人群，TAVI 是一个可行的方法[17]，尽管短期死亡率很高，但存活的患者症状得以改善，心肌功能和运动耐量得到显著提升，同时生活质量也有显著改善。虽然低流量、低压差严重的主动脉狭窄患者［即射血分数保留和低每搏输出量（＜35 mL/m$^2$）］在 TAVI 后的死亡率较正常主动脉狭窄患者略有增加[18]，但是 TAVI 在低流量、低压差、严重主动脉狭窄和射血分数保留患者的可行性和安全性已被证实[19]。

表 1.1　增加风险的合并症

| 主要器官受损 | |
| --- | --- |
| 心脏 | 严重的左室功能降低 |
| | 低跨瓣压差（平均压差 <20 mmHg） |
| | 低流速（低每搏输出量 ≤ 35 mL/m$^2$） |
| | 严重心肌纤维化 |
| | 合并有严重二尖瓣和 / 或三尖瓣瓣膜疾病 |
| | 严重右室功能不全（TAPSE<15 mm，右室收缩末期面积 >20 cm$^2$） |
| | 原发性或继发性肺动脉高压（肺动脉收缩压大于 2/3 的体循环压力） |
| 肺 | 严重肺部疾病，尤其是氧气依赖性的 |
| | FEV$_1$<50% 或 DLCO< 预期值的 50% |
| 中枢神经系统 | 痴呆、阿尔茨海默病、帕金森病 |
| | 遗留肢体活动障碍的脑血管事件 |
| 胃肠系统 | 克罗恩病、溃疡性结肠炎 |
| | 营养受损 |
| | 慢性肾脏疾病 3 期或以上 |
| 肝脏 | 严重肝脏疾病 / 肝硬化 |
| | 静脉曲张出血 |
| | Child-Pugh 评级 C 级 |
| | 门腔静脉、肝肾静脉或者经颈静脉肝内门静脉分流术 |
| 癌症 | 活动期的恶性肿瘤 |

DLCO：一氧化碳弥散功能，FEV$_1$：1 秒强制呼气量

风险评估也应该包括冠脉疾病的评估。对于主动脉狭窄患者，心脏中心应基于患者的合并症和出血危险因素个体化地制定患者适宜的血运重建策略，需要时，在适合

TAVI 的患者进行经皮冠状动脉介入治疗是安全的，并不会增加短期不良后果的风险[20]。

严重的肺动脉高压表明疾病严重程度更高，是传统 AVR 术后死亡率独立的预测因子[21]。其他器官严重的病变，包括慢性阻塞性肺病，也与患者 TAVI 术后死亡率升高独立相关[22]。

严重的老年主动脉狭窄患者的许多重要的器官系统可能都受到了损害，从而增加了额外的超过以往常见的风险评分系统的手术风险。因此，应该使用系统的方法来分析多个合并症。表 1.2 展示了帕多瓦大学心脏小组采用的适合 TAVI 患者的评估方法。

表 1.2　心脏团队评估清单

| 名字 _____ | 姓氏 _____ | 地址 _____ | 电话 _____ |
|---|---|---|---|
| 性别 _____ | 年龄 _____ | 身高 _____ | 体重 _____ |
| 病史 | | | |
| □ 吸烟 | □ 高血压 | □ 血脂异常 | □ 心房颤动 |
| □ 急性冠脉综合征 | □ 慢性心力衰竭 | □ 既往手术史 | □ 既往 PCI 史 |
| □ 慢性阻塞性肺疾病 | | | |
| 肌酐：_____ | eGFR：_____ | 慢性肾脏病：_____ | □ 透析 |
| Logistic EuroSCORE ____ | Standard EuroSCORE____ | EuroSCORE Ⅱ _____ | STS score _____ |
| 虚弱指数 _____ | 其他合并症 | _____ | □ 过敏反应：_____ |
| 症状 | | | |
| 心功能分级 _____ | CCS _____ | □ 晕厥 | |
| EKG _____ | _____ | | |
| 超声心动图 | EF _____ | 最大 / 平均压差 _____ | 主动脉瓣面积 _____ |
| AR _____ | MR _____ | TR _____ | 升主动脉 _____ |
| 颈动脉彩超 | _____ | | |
| 肺功能测定 | FEV$_1$ _____ | | |
| 冠状动脉 CT | 瓣环 ___ | 升主动脉 | _____ |
| 主动脉 —髂—股骨轴 _____ | | | |
| 心导管检测 | EF _____ | 压差 _____ | 主动脉瓣面积 _____ |
| AR _____ | MR _____ | | |
| 主动脉造影 | _____ | | |
| 冠状动脉造影 | _____ | | |
| 治疗 | | | |

AR：主动脉瓣关闭不全，eGFR：估算肾小球滤过率，EF：射血分数，MR：二尖瓣关闭不全，TR：三尖瓣关闭不全，CCS：加拿大稳定型心绞痛分级

最后采用多排螺旋 CT 和冠状动脉造影评估主动脉瓣瓣环大小、主动脉和周围血管解剖以及冠状动脉疾病，这些有助于制定更加精确的 TAVI 操作流程。

## 8  操作相关的问题

传统的手术风险评分也没有考虑到从技术角度可能导致手术风险过高的重要疾病，如放射性心脏病和升主动脉重度钙化或瓷化（定义为重度环形钙化或累及整个升主动脉甚至弓部的严重动脉粥样斑块，可导致不能进行主动脉横向钳夹）。"有敌意的胸腔"的存在使得手术风险极高，例如既往有胸腔手术病史的患者出现的粘连，反复的复发性胸腔积液引起内部粘连，气管切开术，严重放射性损伤（例如皮肤灼伤，骨骼破坏，肌肉萎缩，肺纤维化或食管狭窄），以及由于严重脊柱侧凸或其他骨骼异常（包括胸廓成形术，波特病）导致的胸壁解剖结构异常。

此外，冠脉搭桥的患者通过胸骨切开术或右前胸廓切开术重做手术可能有危险，因为左乳内动脉可能黏附在胸壁内侧。

## 9  无效

TAVI 在老年高危患者中的益处不仅包括降低死亡率，还包括缩短恢复时间和改善生活质量。然而，心脏团队评估时应详细考虑患者的高龄、重要合并症和预期生存时间等情况。不对非心源性疾病（是患者限制性症状的主要原因）患者采用 TAVI，也不应对非心源性疾病预计寿命 <12 个月的患者提供 TAVI。一些患者 TAVI 后出现"不良后果"，表现在死亡率或生活质量方面均未达到干预目标[23]。"不良结局"的定义是随访 6 个月内死亡或堪萨斯城心肌病调查问卷总体总结（KCCQ-OS）评分 <45 分或与基线相比降低 ≥ 10 分[24]，功能状态（通过 6 分钟步行测试测量）和低平均主动脉瓣压差可能预测"不良结局"。其他重要的预测因素包括氧依赖性肺部疾病，肾功能不全和基线认知功能较差。

因此，心脏团队面临的一个关键问题就是要准确地识别那些不太可能在 TAVI 术后生存率或功能状况方面受益的患者。治疗无效是指接受干预治疗后并未带来预期的获益，包括生存率的改善。治疗无效可以从不同的角度来界定：①由于临床表现并非心源性疾病引起（医生的观点），干预措施达到预期效果机会渺茫时医疗措施无效；②生存预期、临床状态和功能情况未得到改善（患者的观点）；③尽管在成本效益（药品，经济观点）方面消耗大量资源，但缺乏可接受的收益。了解 TAVI 的获益实际上对于手术及术后住院期间的医疗方式是至关重要的，特别是那些无论手术结果如何的情况下仍存在高死亡风险的患者。事实上，除了传统的临床合并症外，一些与年龄有关的疾病可能会使老年患者在 TAVI 后出现不良后果[25]。这些包括虚弱、日常生活不能自理、营养不良、运动障碍、肌肉量低下（肌肉减少症）、认知障碍、情绪异常和孤僻。而虚弱评估同样改善了 TAVI 术前的危险分层[26]（图 1.2）。

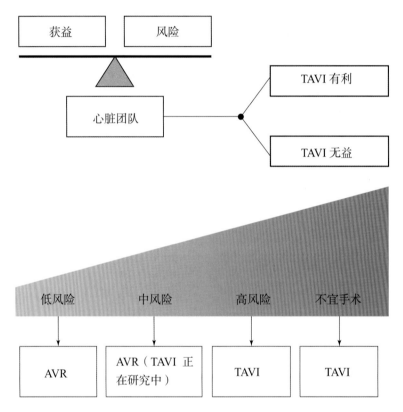

图 1.2　多学科心脏团队考虑并权衡 TAVI 的预期收益和风险，并就 TAVI 是否有益或无用做出决定。在某些情况下，不确定性需要临床判断。AVR：主动脉瓣置换术，TAVI：经导管主动脉瓣置入术

# 10　TAVI 禁忌证

TAVI 的绝对或相对禁忌证有其对应的临床标准，其中包括：
- 预期寿命 <1 年或由于合并症术后生活质量改善可能性小
- 存在脓毒症或活动性心内膜炎
- 出血体质或凝血障碍疾病
- 存在其他相关并发瓣膜疾病（特别是严重器质性二尖瓣关闭不全）

- 近期中风史（<1 个月）
- 近期心肌梗死病史（<1 个月）
- 碘对比剂过敏
- 主动脉瓣环过小或过大
- 心腔内肿块，血栓或置入物
- 左主干开口的位置高度在瓣环 10 mm 的范围内，合并有主动脉瓣叶冗长增厚

## 参考文献

［1］ CRIBIER A, ELTCHANINOFF H, BASH A, BORENSTEIN N, TRON C, BAUER F, DERUMEAUX G, ANSELME F, LABORDE F, LEON M B. Percutaneous transcatheter implantation of an aortic valve prosthesis for calcific aortic stenosis: first human case description. Circulation. 2002;106(24):3006–3008.

［2］ LEON M B, SMITH C R, MACK M, et al. Transcatheter aortic valve implantation for aortic stenosis in patients who cannot undergo surgery. N Engl J Med. 2010;363:1597–1607.

［3］ SMITH C R, LEON M B, MACK M J, et al. Transcatheter versus surgical aortic valve replacement in high-risk patients. N Engl J Med. 2011;364:2187–2198.

［4］ LEON M B, SMITH C R, MACK M J, et al. Transcatheter or surgical aortic-valve replacement in intermediate-risk patients. N Engl J Med. 2016;374:1609–1620.

［5］ THORANI V H, KODALI S, MAKKAR R R, et al. Transcatheter aortic valve replacement versus surgical valve replacement in intermediate-risk patients: a propensity score analysis. Lancet. 2016. doi:10.1016/S0140-6736(16)30073-3.

［6］ AGARWAL S, TUZCU E M, KRISHNASWAMY A, et al. Transcatheter aortic valve replacement: current perspectives and future implications. Heart. 2015;101:169–177.

［7］ NISHIMURA R A, OTTO C M, BONOW R O, CARABELLO B A, ERWIN 3rd J P, GUYTON R A, O'GARA P T, RUIZ C E, SKUBAS N J, SORAJJA P, SUNDT 3rd T M, THOMAS J D, ACC/AHA Task Force Members. 2014 AHA/ACC guideline for the management of patients with valvular heart disease: executive summary: a report of the american college of cardiology/american heart association task force on practice guidelines. Circulation. 2014;129(23):2440–2492.

［8］ LEON M B, SMITH C R, MACK M, et al. Transcatheter aortic-valve implantation for aortic stenosis in patients who cannot undergo surgery. N Engl J Med. 2010;363:1597–1607.

［9］ HOLMES Jr DR, RICH J B, ZOGHBI W A, MACK M J. The heart team of cardiovascular care. J Am Coll Cardiol. 2013;61(9):903–907.

［10］ SHROYER A L, COOMBS L P, PETERSON E D, EIKEN M C, DELONG E R, CHEN A, FERGUSON Jr TB, GROVER F L, EDWARDS F H. The society of thoracic surgeons: 30-day operative mortality and morbidity risk models. Ann Thorac Surg. 2003;75(6):1856–1864; discussion 1864–1865.

［11］ NASHEF S A, ROQUES F, MICHEL P, et al. European system for cardiac operative risk evaluation (EuroSCORE). Eur J Cardiothorac Surg. 1999;16:9–13.

［12］ JOHANSSON M, NOZOHOOR S, ZINDOVIC I, NILSSON J, KIMBLAD P O, SJÖGREN J. Prediction of 30-day mortality after transcatheter aortic valve implantation: a comparison of logistic EuroSCORE, STS score, and EuroSCORE II. J Heart Valve Dis. 2014;23(5):567–574.

［13］ GREEN P, WOGLOM A E, GENEREUX P, DANEAULT B, PARADIS J M, SCHNELL S, HAWKEY M, MAURER M S, KIRTANE A J, KODALI S, MOSES J W, LEON M B, SMITH C R, WILLIAMS M. The impact of frailty status on survival after transcatheter aortic valve replacement in older adults with severe aortic stenosis: a single-center experience. JACC Cardiovasc Interv. 2012;5(9):974–981.

［14］ STORTECKY S, SCHOENENBERGER A W, MOSER A, KALESAN B, JÜNI P, CARREL T, BISCHOFF S, SCHOENENBERGER C M, STUCK A E, WINDECKER S, WENAWESER P. Evaluation of multidimensional geriatric assessment as a predictor of mortality and cardiovascular events after transcatheter aortic valve implantation. JACC Cardiovasc Interv. 2012;5(5):489–496.

［15］ CARABELLO B A. Low-gradient, low-ejection fraction aortic stenosis: what we know and what we do not know. JACC Cardiovasc Interv. 2012;5:560–562.

［16］ TRIBOUILLOY C, LÉVY F, RUSINARU D, et al. Outcome after aortic valve replacement for low-flow/ low-gradient aortic stenosis without contractile reserve on dobutamine stress echocardiography. J Am Coll Cardiol. 2009;53:1865–1873.

［17］ GOTZMANN M, LINDSTAEDT M, BOJARA W, et al. Clinical outcome of transcatheter aortic valve implantation in patients with low-flow, low gradient aortic stenosis. Catheter Cardiovasc Interv. 2012;79:693–701.

［18］ LE VEN F, FREEMAN M, WEBB J, et al. Impact of low flow on the outcome of high-risk patients undergoing transcatheter aortic valve replacement. J Am Coll Cardiol. 2013;62:782–788.

［19］ COVOLO E, SAIA F, NAPODANO M, et al. Comparison of balloon-expandable versus selfexpandable valves for transcatheter aortic valve implantation in patients with low-gradient R. Razzolini and E. Covolo 13 severe aortic stenosis and preserved left ventricular ejection fraction. Am J Cardiol. 2015;115(6):810–815.

［20］ GASPARETTO V, FRACCARO C, TARANTINI G, BUJA P, D'ONOFRIO A, YZEIRAJ E, PITTARELLO D, ISABELLA G, GEROSA G, ILICETO S, NAPODANO M. Safety and effectiveness of a selective strategy for coronary artery revascularization before transcatheter aortic valve implantation. Catheter Cardiovasc Interv. 2013;81(2):376–383.

［21］ MELBY S J, MOON M R, LINDMAN B R, BAILEY M S, HILL L L, DAMIANO Jr RJ. Impact of pulmonary hypertension on outcomes after aortic valve replacement for aortic valve stenosis. J Thorac Cardiovasc Surg. 2011;141:1424–1430.

［22］ DVIR D, WAKSMAN R, BARBASH I M, et al. Outcomes of patients with chronic lung disease and severe aortic stenosis treated with transcatheter versus surgical aortic valve replacement or standard therapy: insights from the PARTNER trial (Placement of Aortic Transcatheter Valve). J Am Coll Cardiol. 2014;63:269–279.

［23］ ARNOLD S V, REYNOLDS M R, LEI Y, et al. Predictors of poor outcomes after transcatheter aortic valve replacement: results from the PARTNER (Placement of Aortic Transcatheter Valve) trial. Circulation. 2014;129:2682–2690.

［24］ ARNOLD S V, SPERTUS J A, LEI Y, et al. How to define a poor outcome after transcatheter aortic valve replacement: conceptual framework and empirical observations from the placement of aortic transcatheter valve (PARTNER) trial. Circ Cardiovasc Qual Outcomes. 2013;6:591–597.

［25］ LINDMAN B R, ALEXANDER K P, O'GARA P T, et al. Futility, benefit, and transcatheter aortic valve replacement. JACC Cardiovasc Interv. 2014;7:707–716.

［26］ STORTECKY S, SCHOENENBERGER A W, MOSER A, et al. Evaluation of multidimensional geriatric assessment as a predictor of mortality and cardiovascular events after transcatheter aortic valve implantation. JACC Cardiovasc Interv. 2012;5:489–496.

# 第2章

# 如何决定人工瓣膜型号

编者　M. Rinaldi, A. Pacchioni　译者　王墨扬　牛冠男

--------------------------------------------------------

## 1　简介

主动脉根部和瓣环结构的正确测量对于人工瓣膜型号选择和经导管主动脉瓣置入术（TAVI）过程中的风险评估至关重要。而通过单一测量主动脉瓣环内径往往不足以正确选择人工瓣膜的型号，所以也要考虑到如下因素：

- 主动脉窦的高度和宽度
- 冠状动脉开口高度
- 主动脉瓣的钙化程度和分布
- 窦管交界（STJ）水平内径以及钙化分布
- 视情况，测量升主动脉和左室流出道内径

目前，人工瓣膜型号的选择取决于瓣环水平的直径、周长及面积，且根据人工瓣膜的类型而有不同标准（见附录）。能够独立且准确地选择瓣膜需要一定经验，但对于介入术者这是一项必须掌握的技能。我们希望这个教程能帮助每一个对 TAVI 感兴趣的医生克服这一难关。

OsiriX 软件是一款基于苹果系统的 GNU 免费软件（下载地址 www.osirix.org），性能较强且操作简单，可进行 DICOM 格式图像的编辑。

首先，我们需要一个收缩期或舒张期的增强 CT 扫描（包括心脏、主动脉、髂动脉和股动脉）。

所有的测量流程均在 OsiriX 软件的三维多平面重建模型中进行（三维视角至三维多平面重建模型）。

提示：通过单击右键自定义模块工具栏，先选择定制工具栏，然后选择所需的测量工具。

小窍门：学会使用键盘的快捷键来提升工作效率；可通过列表查找快捷键 OsiriX 偏好 → 热键。

说明：本文提到的 OsiriX 版本是 OsiriX MD 1.4（一个较旧的版本），但是所介绍的方法可以应用于 OsiriX-free 版和之后的版本（新版本在操作上可能更加简单）。

## 2　瓣环平面的识别和测量

提示：可将层厚参数设置为最小值，使得层面厚度和测量误差最小化。

主动脉瓣环平面被定义为三个主动脉瓣叶最低点组成的平面。有很多方法可以识别这个平面，且结果一致。基本上，主动脉瓣环平面就是图像从窦管交界水平向下滑动到左心室流出道水平且三个瓣叶同时消失时的平面。这个平面可在心脏收缩期或舒张期测量，请注意在心脏收缩的不同时相测量结果可能略有不同（目前心脏收缩中期被认为是测量主动脉环平面最佳时相）。

目前用来测量瓣环平面最简单的方法如下：我们的目标是通过调整横截面来描记瓣环平面（紫色直线为软件默认颜色）；从主动脉根部开始，调整平面方向使得三个主动脉瓣叶大小基本一致（如下图）。

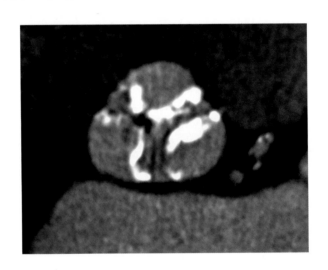

假设每个瓣叶的最低点均对应于瓣膜中间位置，并记录每个瓣膜的方向（例如：上图中右冠瓣的最低点在 12 点方向，左冠瓣的最低点在 4 点方向，无冠瓣的最低点在 8 点方向）。

在横截面上，将坐标轴放在右冠瓣的中间位置（图 2.1），然后向下滚动至左心室流出道方向直到右冠瓣消失的水平（图 2.2）。

在横截面上，将蓝色轴旋转到左冠瓣的最低点（图 2.3，4 点方向），并在所对应的平面（冠状平面）检查紫色轴是否处于左冠瓣最低点；如果不在则需在冠状平面上旋转，直到紫色轴接触到左冠瓣最低点，此时能看到左冠瓣在横截面平面上消失（图 2.4）。

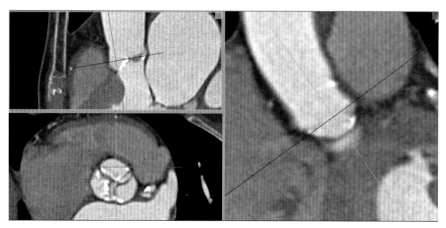

图 2.1　将坐标轴放在右冠瓣的中间位置

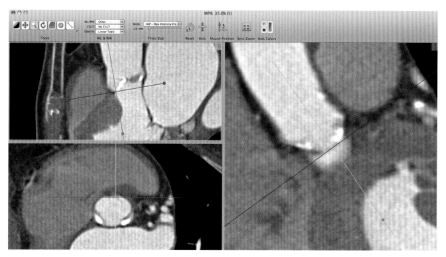

图 2.2　向下滚动至左心室流出道方向直到右冠瓣消失水平

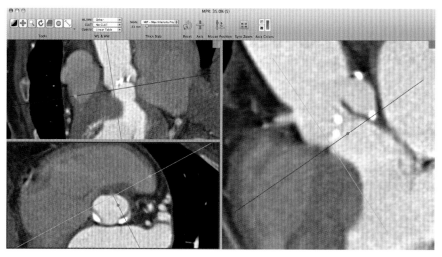

图 2.3　将蓝色轴旋转到左冠瓣的最低点

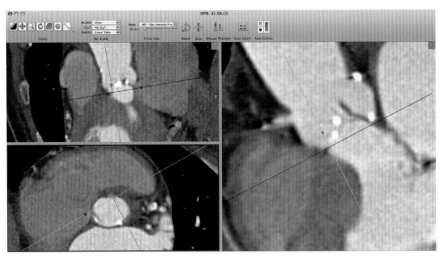

图 2.4  在冠状平面上旋转紫色轴，直到它触及左冠瓣的最低点

回到横截面，将橙色轴旋转到无冠瓣的最低点（图 2.5，8 点方向），同时检查对应的平面（矢状面），观察紫色轴是否处于无冠瓣的最低点；如果没有则需要在矢状面中旋转紫色轴直到它触及无冠瓣的最低点，此时能看到无冠瓣在横截面消失（图 2.6）。

回到横截面，可通过重复上述步骤复核结果：

例如，先以左冠瓣为依据：

- 将坐标轴从右冠瓣拖动到左冠瓣（图 2.7）。
- 将橙色轴旋转到右冠瓣，并在相应的平面上检查紫色轴是否触及最低点；同时，如果有需要的话，可以相应地纠正紫色轴的方向（图 2.8）。

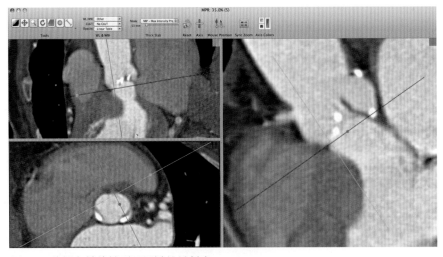

图 2.5  将橙色轴旋转到无冠瓣的最低点

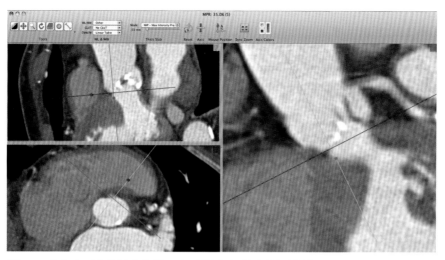

图 2.6　在矢状面中旋转紫色轴，直到其触及无冠瓣的最低点

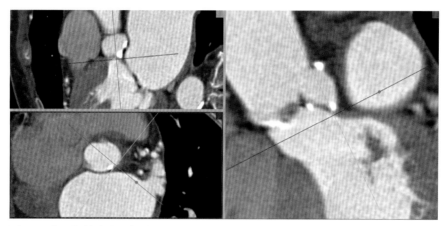

图 2.7　将坐标轴从右冠瓣拖动到左冠瓣

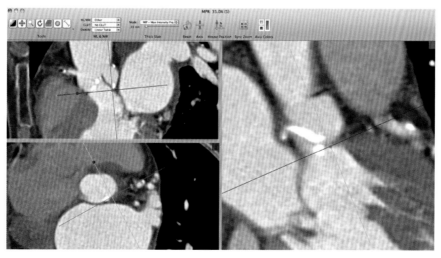

图 2.8　将橙色轴旋转到右冠瓣，同时当紫色轴触及瓣膜最低点时检查相对应的轴，并相应地修正紫色轴的方向

- 将蓝色轴向无冠瓣旋转，并且当紫色轴触及瓣膜最低点时在相应的平面上进行检查；同时，如果需要，可以修正紫色轴的方向（图2.9）。

然后以无冠瓣为依据：

- 在轴向平面中，将轴从左冠瓣拖到无冠瓣（图2.10）。
- 将蓝色轴旋转到右冠瓣，并且当紫色轴触及瓣膜最低点时在相应的平面上进行检查；同时，可以修正相应紫色轴的方向（图2.11）。
- 将橙色轴旋转到左冠瓣，并且当紫色轴触及瓣膜最低点时检查对应的平面，同时相应地修正紫色轴的方向（图2.12）。

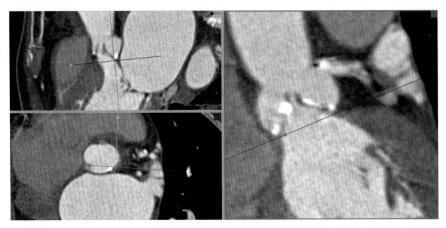

图2.9 将蓝色轴旋转到无冠瓣，并且当紫色轴触及瓣膜最低点时在相应的平面上进行检查，同时相应地修正紫色轴的方向

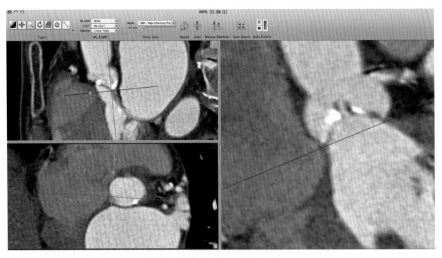

图2.10 将坐标轴从左冠瓣拖到无冠瓣

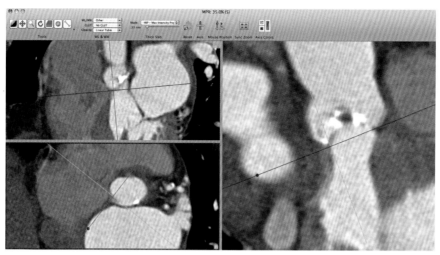

图 2.11　将蓝色轴旋转到右冠瓣，并且当紫色轴触及瓣膜最低点时在相应的平面上
进行检查；同时，可以修正相应紫色轴的方向

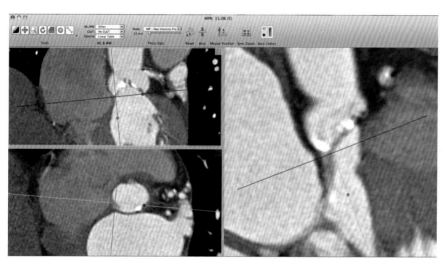

图 2.12　将橙色轴旋转到左冠瓣，并且当紫色轴触及瓣膜最低点时检查对应的平面，
同时相应地修正紫色轴的方向

　　在评估的最后，瓣环平面可在横截面上确定（紫色瓣环平面）。再次复查一遍，
在轴向平面从瓣环平面到窦管交界水平滚动图像，并检查主动脉瓣瓣叶是否在同一时
间出现（或者反过来，将图像从窦管交界水平滚动到左心室流出道，并检查主动脉瓣
瓣叶是否在同一时间消失）。

　　一旦确认了瓣环平面即可开始经线测量（使用长度工具），并且可以开始周长测
量（使用闭合曲线或铅笔绘图工具），同时也将显示瓣环面积信息（图 2.13）。

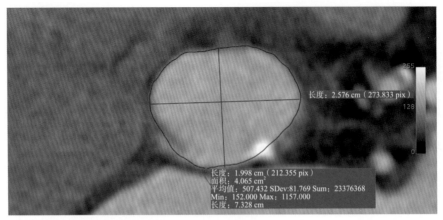

图 2.13　瓣环直径和周长的测量

# 3　主动脉球部测量

（1）主动脉窦部宽度测量（舒张期为佳）：在确定瓣环水平之后，可通过横截面移动图像至主动脉窦中部，通过测量每一个连接点到对应瓣叶的距离来测量每个瓣叶所对应的窦部宽度（图 A）；同样也可以通过测量每一个瓣叶的长度来代替上述方法（图 B）。

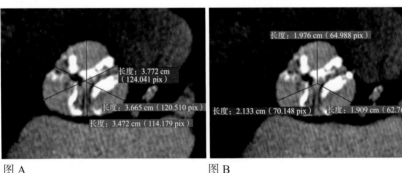

图 A　　　　　　　　　　　　　　　图 B

（2）窦部高度：测量每一个瓣叶所对应的瓣环水平到窦管交界水平的距离（冠状位、矢状位均需测量）。

（3）冠状动脉开口高度测量：在横截面旋转轴线使左主干开口在冠状位上显露，测量瓣环最低点至开口距离，同样方法测量右冠状动脉开口距离。

提示：如果冠状动脉开口高度过低，需测量瓣叶长度以了解堵塞风险（图 2.14）。

（4）主动脉瓣叶钙化评估：在横截面通过前后滚动图像来确认瓣叶钙化的分布和对称性。

提示：瓣叶顶端的团块样钙化可能导致冠状动脉堵塞，如果有怀疑可以在冠状位或矢状位上测量钙化厚度（图 2.15）。

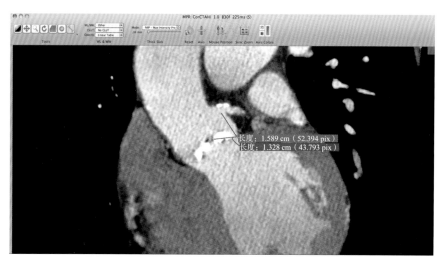

图 2.14 冠状动脉开口及瓣叶长度的测量

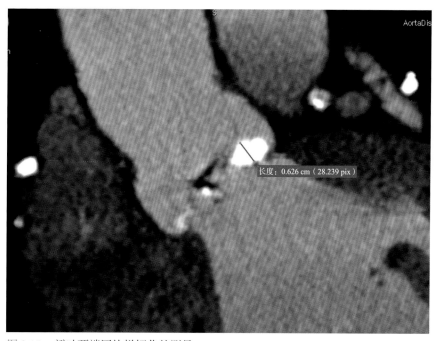

图 2.15 瓣叶顶端团块样钙化的测量

提示

- 测量窦管交界水平内径时应特别注意是否有管壁环形钙化从而判断球囊扩张时球囊型号的选择（图 2.16）。

- 完成瓣环测量后，测量瓣下 3~4 mm 处左室流出道的内径，明确有无流出道狭窄及扩张。
- 测量瓣环与主动脉之间的夹角，明确是否为水平型主动脉，只需从粗略的主动脉窦底做一连线，然后测量其与水平面之间的夹角（图 2.17）。

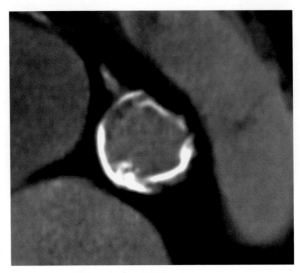

图 2.16　窦管结合部的环形钙化

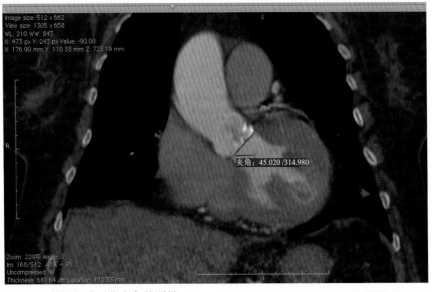

图 2.17　瓣环与水平位夹角的测量

# 4　最佳投照体位

TAVI 中最佳投照角度的计算有多种方法。

在 OsiriX 的旧版本中，最快的方法之一是在 3D MPR 模块中识别瓣环平面，然后在每个窦部的最低点放置一个点（图 2.18）。然后，使用 3D 体绘制模块，调整对比度以便看到三个点，可以使用"旋转焦点"工具旋转投影，直到三个点位于同一直线上。此时 C 臂的投照角度将在右下角显示（L–R 表示左前斜—右前斜，S–I 表示头位—足位）（图 2.19）。

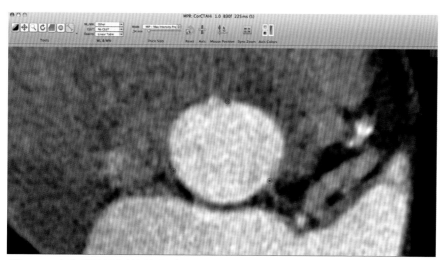

图 2.18　在窦部最低点放置标记点

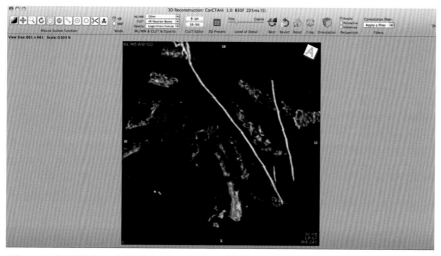

图 2.19　投照体位，在屏幕右下角显示 C 臂的投照角度

提示：如果患者没有直接躺在 CT 位上，这可能导致在确定最佳投影时出现错误；为了纠正这个错误，测量胸骨和垂直线之间的夹角（图 2.20），并从上述方法得到的左前斜—右前斜中减去这个夹角。

---

# 5 入路的评估

提示：

- 在评估入路前，在 2D 影像下，通过调整对比度并滚动鼠标来检查主动脉是否存在夹层、血栓和动脉瘤（图 2.21）。
- 在评估股动脉经皮或手术入路时，注意测量皮肤到穿刺点动脉前壁的距离。

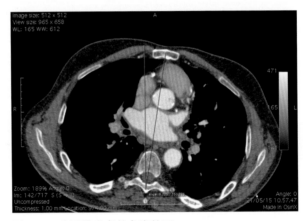

图 2.20 非平卧患者的角度校正

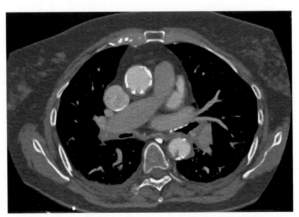

图 2.21 胸降主动脉的不稳定性动脉粥样硬化斑块

# 6　主动脉的三维重建

这是一个需要在血管增强 CT 序列上执行的多步算法。

首先，我们需要确定算法的起点，通过滚动滑轮将影像调整至降主动脉水平，选择 ROI → 增长区域；建议将初始阈值参数设定为 120（可参考 ROI 的增减进行调整），然后点击下降的主动脉，并点击 Compute 以开始运行（图 2.22）。

提示：在完成血管识别后，只需滚动鼠标滑轮，即可发现是否成功地识别了主动脉和髂股动脉。如果算法没有正确识别所有的血管，只需点击血管缺失部分，然后点击 Compute 再次运行血管识别；第二次识别应该足以确定所需的解剖结构。然后关闭 Segmentation Parameters box。

第二步是将当前区域扩展到整个血管及钙化，先后选择 ROI → Brush ROI → Dilatation，并将 structuring element radius 设置为 5，选择 "Apply to all ROIs with the same name"，然后单击 OK。

最后，需要提出目标区域之外的解剖结构。选择 ROI → Set Pixel Values，并将 pixels outside the ROIs 设置为 1024，以剔除 ROI 之外的所有解剖结构（图 2.23）。

在这一步之后，即可以通过 ROI 进行三维重建，先后选择 3D → 3D volume rendering 即可。

提示：如果血管分离中保留了包括一部分骨骼，可以通过使用工具栏中的 forceps 从三维重建图像中删除，选择想要删除的部分，并按退格键删除（图 2.24）。

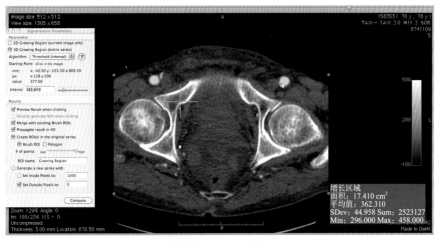

图 2.22　Segmentation Parameters 模块和 ROI 识别

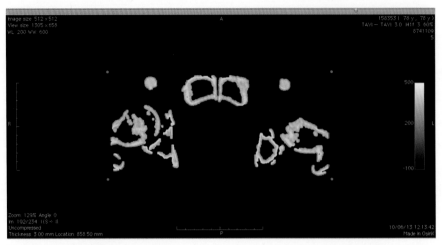

图 2.23　已标记的 ROI

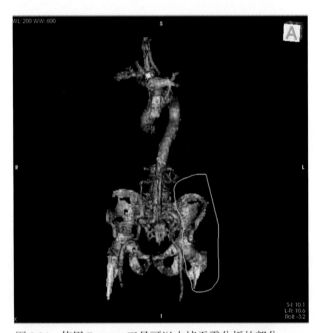

图 2.24　使用 Forceps 工具可以去掉无需分析的部分

# 7　通过 3D Curved MPR 进行血管分析

应用 3D Curved MPR 模块，髂股动脉和锁骨下血管的重建非常简单。首先通过 3D Curved MPR 模块确定层厚，通过在需要重建的血管（从降主动脉至动脉分叉前）中心位置放置标记点，使用 dedicated 工具即可对血管进行半自动三维重建。当降主动脉及双侧股动脉标记点放置完毕后，软件即开始血管重建。双击重建图像以放大视图并进行测量。

提示：甚至可以从股总动脉到降主动脉重建血管。

图 2.25 为右髂股血管重建示例（锁骨下血管，从弓指向腋窝动脉）。

可以在同一重建的曲面重组和拉伸重组模式之间切换；并根据血管的曲折程度来选择更优的重组方式。

测量可以在重建的血管本身或轴向截面对应的垂直线 A、B、C（屏幕的右端）。A 线和 C 线可以拖向重建血管的末端；B 线可以拖动整个系统。

要快速分析血管以了解其内径是否足以容纳预期使用的输送系统，只需画一个圆（通过选择 "测量工具箱" 中的椭圆形工具），直径为该输送系统的外径，并将其放置在 B 轴向截面上。然后在血管内拖动 B 垂直线，看画出的圆是否始终在动脉内；这立即量化了重建血管的可行性（图 2.26）。

注意，在旧的 OsiriX 版本中，圆圈测量工具不能像最新版本中的工具一样同时标记圆圈本身的直径；在这种情况下，应该使用截面积来代替；例如，如果某一输送系统的外径直径为 5 mm，画一个面积为 19.63 mm$^2$（$5 \times 5 \times \pi$）的圆即可替代。

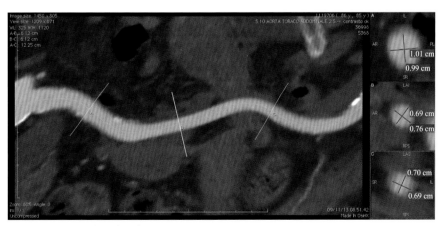

图 2.25　下肢血管重建示例

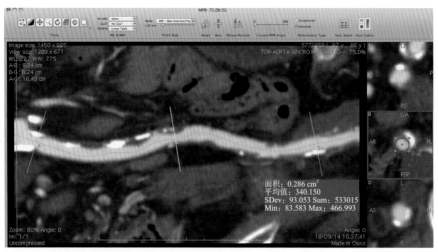

图 2.26　将等同于输送器外径的圆形标记放置在 B 图上，拖动 B 轴以评估该入路是否可行

## 7.1　升主动脉途径

评估升主动脉路径时，可在 3D MPR 模块中确定主动脉瓣环平面后，自瓣环水平至升主动脉沿输送系统预计最低穿刺位置做一连线，并测量升主动脉穿刺口的高度（评估过程中需注意升主动脉前壁有无钙化）。

提示：在升主动脉的前壁放置一个点，系统即可显示最低穿刺点（图 2.27）。

技巧：如果想要评估某患者更适宜选择胸骨小切口或胸骨旁小切口，只需在轴面测量升主动脉与胸骨之间的距离，如果超过 50% 的升主动脉位于胸骨右侧，同时外表皮距升主动脉距离小于 6 cm，建议选择胸骨旁小切口；否则建议选择胸骨小切口。

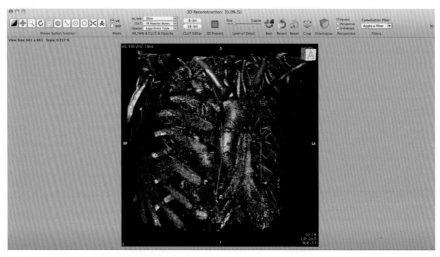

图 2.27　放置在升主动脉的标记点（红色）

使用 3D volume rendering 大致观察患者的桥血管情况 （RIMA grafts 或 SVGs），并调整对比度观察肋骨和主动脉。这也有助于确定在实施胸骨旁小切口术中哪些肋间隙更容易进入。

## 7.2  经心尖途径

使用 3D volume rendering 调整对比度，以确定哪个肋间隙为经心尖途径的最佳入路。

提示：使用 Crop 工具可以分离出需要分析的解剖结构（例如图 2.28 中只分析躯干部分）。

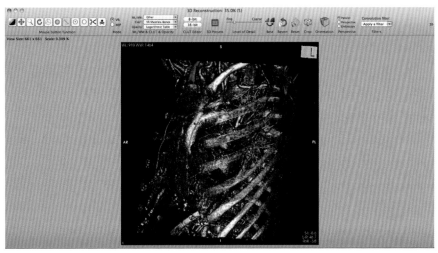

图 2.28  观察躯干的侧面观以确定心尖穿刺点

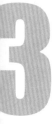

## 第3章

# 技术及器械

编者　Francesco Bedogni, Mauro Agnifili , Luca Testa　译者　刘巍　徐凯　裴汉军

## 1　简介

2002 年，Cribier 与同事在一例无法耐受外科手术、重度主动脉瓣狭窄伴有继发性心源性休克的患者身上完成第一例经导管主动脉瓣置换术（TAVR）[1]。此后，经过长时间的技术发展和动物研究，大量文献报道证实了 TAVR 手术的可行性[2~9]。自该术式应用于临床以来，世界范围内已完成约 100 000 例经导管置入瓣膜手术，其应用率大幅度增加。若干大规模多中心注册研究[10~18]和前瞻性随机对照试验[19~22]的结果一致性地表明这种治疗手段可以考虑成为高风险或外科手术禁忌的重度有症状主动脉瓣狭窄患者的标准治疗策略。近期发表的随机 CoreValve US High-Risk Pivotal 试验[22]首次证实了在高危患者中，TAVR 手术的 1 年生存率显著高于 SAVR。近期多项报道[23~25]同样显示即使是在低风险人群中，两种术式经过倾向匹配评分对比，死亡率也无显著差异。过去十年中取得的这些突破性成果离不开器械的发展和术者经验的积累。瓣膜和输送系统的尺寸从最开始的 24-25Fr 到如今的 14-18Fr，增加了经股动脉入路的输送性，减少了入路并发症。CT 的常规应用可以提供准确测量并决定治疗策略，帮助医生选择最佳入路并减少手术致命弱点瓣周漏的发生。

本章旨在全面回顾 TAVR 手术的技术要点，讨论急性期和晚期结局，并强调当今前景和远期发展。

### 1.1　术前评估

术前人工瓣膜的处理流程见图 3.1。使用多排计算机断层扫描（MDCT）或髂股动脉造影评估髂股动脉内径、迂曲及钙化程度，明确经股动脉入路的可行性（图 3.2）。

通常使用经食管超声（TEE）、主动脉根部造影（冠脉造影过程中）、MDCT 或联合以上技术测量主动脉瓣环的尺寸。精准测量主动脉瓣环的尺寸有助于确定经导管瓣膜的尺寸。尽管多数情况下使用二维 TEE 测量主动脉瓣环尺寸在临床上应用较好，但多项研究仍提示与 MDCT 相比[26~31]，超声往往会低估主动脉瓣环的尺寸。MDCT 研究显示大多数患者的主动脉瓣环为椭圆形，该技术现已成为准确测量主动脉瓣环的金标准，可以评估最大瓣膜尺寸，因为瓣膜尺寸过大会增加主动脉瓣环破裂和冠状动脉闭塞的风险，而瓣膜尺寸较小则有可能增加瓣周漏和瓣膜脱落的风险（图 3.3）。只有在严重肾功能衰竭的患者中，可以考虑使用 TEE 作为替代选择，从而避免造影剂的使用。

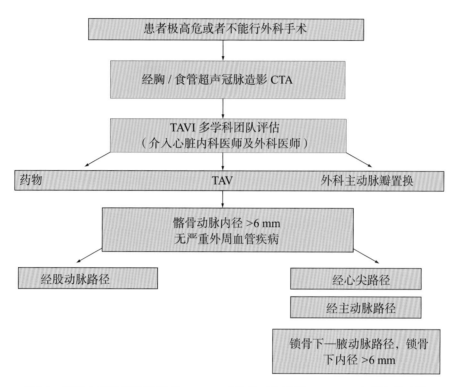

图 3.1　严重主动脉瓣狭窄患者，TAVR 术前的工作流程。LIMA，左侧内乳动脉

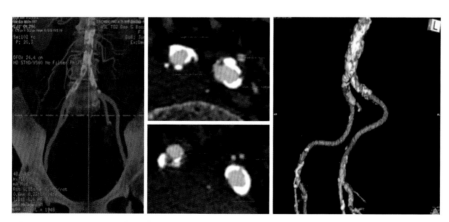

图 3.2　MSCT：股动脉入路，MSCT 扫描髂股动脉的轴向测量（Osiris 软件）；髂股的 3D 重建

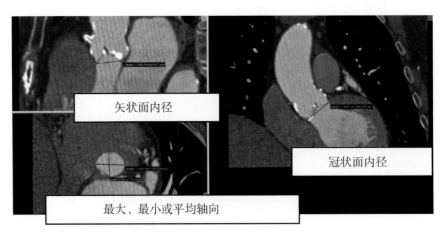

图 3.3　MSCT：瓣环测量（Osiris 软件）

　　术前行冠脉造影评估有无冠状动脉疾病及其严重程度。存在严重而且未经治疗的冠状动脉粥样病变的情况下行 TAVR 手术会引发一些担忧，如在瓣膜置入过程中有可能加重心肌缺血，瓣膜的存在可增加到达冠脉的难度。但另一方面，主动脉瓣重度狭窄的患者行经皮冠状动脉介入治疗（PCI）本身也是问题颇多，鉴于老年患者接受双联抗血小板治疗的必要性以及有可能增加造影剂相关肾损伤的发生风险，TAVR 术前行 PCI 有可能增加并发症发生率。当主要冠状动脉有严重狭窄时，常常在 TAVR 术前行完全或部分冠状动脉血运重建。目前关于该策略安全性及有效性的相关数据还较少[32,33]。

　　除了通过 TAVR 这些特定的流程来评估手术的可行性和制定手术策略，还需要评估其伴随疾病、合并症和患者的衰弱程度，从而进行危险分层，判断手术风险。

# 2　全身麻醉 vs. 镇静

　　行 TAVR 可以选择全身麻醉、局部麻醉和清醒镇静。无论在任何情况下，都强烈推荐手术过程中有麻醉师在场。随着近年来该手术的不断发展，很多中心要求麻醉师"随时待命"。经心尖、经主动脉、经颈动脉入路时必须选择全身麻醉，经锁骨下和外科主动脉入路以及应用经食管超声时推荐全身麻醉。大多数介入手术选择经股动脉途径，因此使用利多卡因和布比卡因诱导局部麻醉，必要时中度意识镇静为最佳选择。患者对该方式的耐受性良好，并发症发生率较低，手术准备时间较短，术后患者也可以较早出院[33,34]。对于有严重阻塞性呼吸系统疾病的患者来说则必须选择这一方法，因为气管插管有可能导致通气功能障碍。简而言之，所有成员都要随时待命，保证严重或危及生命的并发症发生时可以迅速转为全身麻醉。

# 3　经股动脉入路：穿刺技术，鞘管到位相关并发症的预防和治疗

经股动脉入路（图 3.4）是大多数中心行 TAVR 的第一选择。行经皮介入治疗时，大多数中心目前使用血管闭合装置代替外科切开[35]。出血并发症与死亡率高度相关。在 TAVR 应用的早期阶段，注册研究和随机对照试验显示股动脉入路相关并发症发生率相当高，且是早期[13,20]和晚期死亡[36]的重要原因。随着装置尺寸的减小，通过 CT 评估动脉内径、有无钙化、迂曲程度和有无动脉粥样硬化疾病，从而精准穿刺，以及对侧保护大幅度减少了血管并发症[37~40]。TAVR 股动脉穿刺技术与传统股动脉穿刺技术不同。第一步是用导管（猪尾巴，JR，LIMa 导管）经另外一侧的穿刺通路，通过腹主动脉交叉，选择性注射几毫升造影剂明

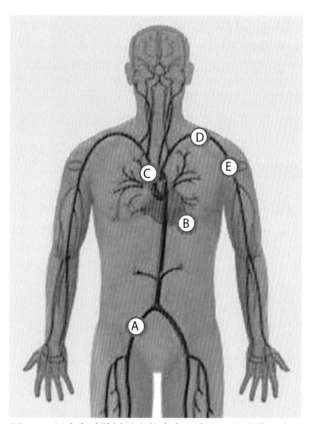

图 3.4　经皮主动脉瓣置入的多个入路。A. 股动脉入路，B. 心尖入路，C. 主动脉入路，D. 锁骨下入路，E. 腋动脉入路（通常左侧）

确主要穿刺部位的影像信息（图 3.5）。理想情况下，后者应高于股总动脉分叉处并位于腹股沟韧带下方。造影剂注入后，将 0.046 cm 的加硬导丝置于股浅动脉的远段（图 3.6）。如果这种对侧交叉方法困难的话，可以从桡动脉放置导丝保护。然后在透视下以相当垂直的角度进行穿刺（图 3.7）。对于经股动脉入路来说，血管预闭合可以用一个 ProStar 或两个 ProGilde 系统（Abbott Laboratories, IL, USA）完成（图 3.8）。在 0.889 cm 加硬导丝置入后，将 18Fr 鞘管置于腹主动脉。在股动脉严重扭曲的情况下，硬导丝如 Lunderquist 或 Backup Meier 导丝的使用非常必要。新型瓣膜 Edwards Sapien 3 和 Medtronic Evolut R 需要较小口径的导引鞘管。所有使用导引鞘管的操作都应该在透视指导下轻柔地完成。如果鞘管送入过程的阻力过大，可考虑先行外周球囊扩张。

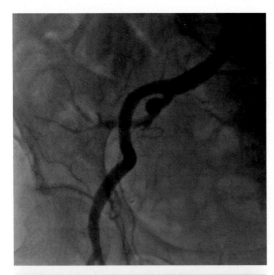

图 3.5　交叉造影，通过 5Fr 鞘管过主动脉交叉，在髂股动脉处应用几毫升造影剂显示主要通路的穿刺部位

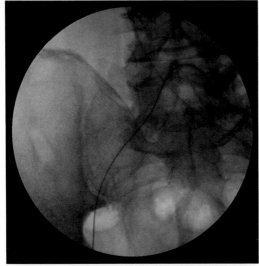

图 3.6　交叉的导丝，应用 5Fr 交叉导管，0.046 cm 加硬导丝放置于股浅动脉的远端

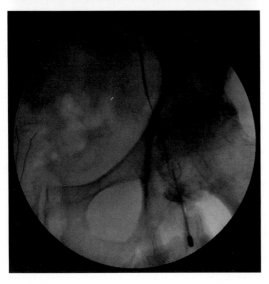

图 3.7　主要血管：股动脉穿刺。透视下进行，针垂直

手术最后，拔出鞘管也是保证 TAVR 手术成功完成的重要因素之一。建议在穿刺点正上方通过压力控制轻柔地将鞘管撤出。如果鞘管回撤困难，我们建议重新插入鞘管内芯以避免"吸吮效应"导致髂动脉撕脱。随后将球囊从对侧通过 0.046 cm 导丝送入，完全阻断股动脉并减少出血，保证安全缝合（图 3.9）。在此之后，需行选择性动脉造影评价最终结果（图 3.10）。如果看到出血，穿刺点处球囊需完全扩张几分钟，使动脉完全闭塞，避免大的出血事件[38]。手术失败时，通过对侧通路经过交叉的导丝送入覆膜支架密封血管（图 3.11）。现如今市面上有不同的 18F 股动脉导引器。Cook 鞘较硬，有助于回撤，在 CoreValve 瓣膜置入一开始即推荐使用（图 3.12）。Medtronic Sentrant、Saint Jude、Jo-tech、Boston Scientific 和 GORE 鞘管同样也是不错的选择。此外还有两种其他的导引器，如"eSheath"和"Solopath"，这两种导引器有一个共同的特征，即传输性较好，可以通过动态的扩张机制减少血管损伤（图 3.13）。

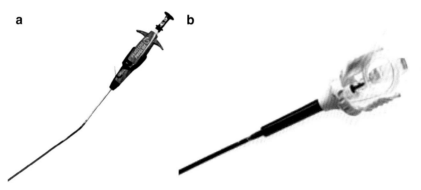

图 3.8　股动脉的预缝合：ProStar（a）和 ProGlide（b）。对于股动脉，可以有两个 ProGlide 或者一个 ProStar 进行缝合

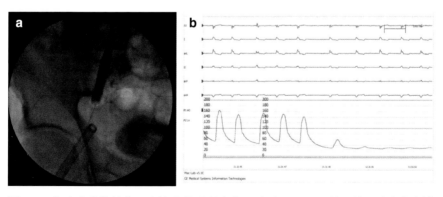

图 3.9　交叉球囊的扩张。在缝合的过程当中，通过 0.046 cm 导丝放置球囊完全堵住股总动脉以止血（a），血管阻塞过程中观察球囊压力下降（b）

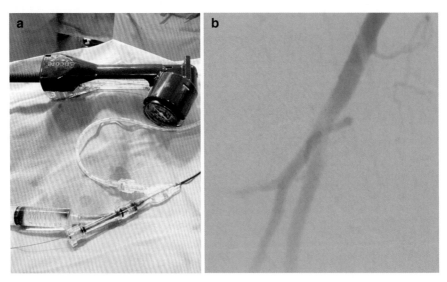

图 3.10  最终的选择性造影。10 mL 的 Luer Lok 注射器连结 Y 接头，手工注射造影剂，放置保护导丝（a），选择性造影评估最后结果（b）

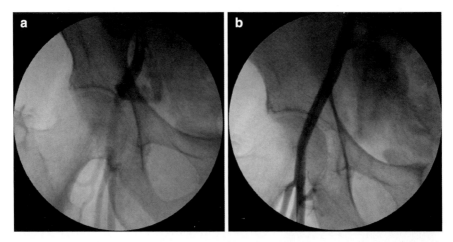

图 3.11  覆膜支架。止血失败时，通过对侧通路，沿交叉导丝送入覆膜支架较容易止血（a）。选择性的血管造影来评估最后结果及止血效果（b）

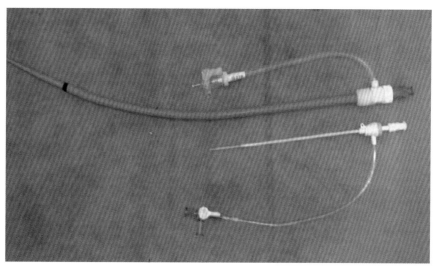

图 3.12　Cook 鞘管。从 CoreValve 置入开始时即应用，其硬度有助于器械回撤

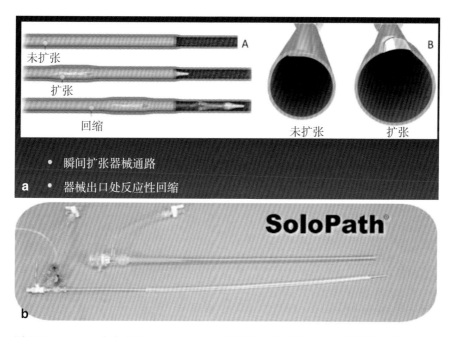

图 3.13　eSheath（a）和 Solopath（b）。这两种导引器有一个共同特征，即通过动态扩张机制减少血管损伤

### 3.1　其他手术入路：经锁骨下动脉、经主动脉、经心尖、经颈动脉

（1）经心尖入路

2006 年，Lichtenstein 及其同事首次经心尖置入 Cribier-Edwards 瓣膜[4]。经心尖入路可以避免导管经过髂骨附近、主动脉弓、降主动脉以及主动脉瓣等部位，因此可以改善传输系统和主动脉瓣环的同轴度。经心尖通路也有许多缺点，如需要全麻、胸廓切开，此外心尖穿孔会造成更多心肌损伤[41]或出血并发症。研究显示，经心尖置入瓣膜的患者预后比经股动脉置入瓣膜更差[20, 25, 42]。

（2）经主动脉入路

2009~2010 年，经主动脉入路（通过胸骨小 J 切口或右侧胸廓切开术）被推荐用于置入 ESV 瓣膜（Edwards Spaien Valve）和 MCV 瓣膜（Medtronic Core Valve）[43]。经主动脉入路的可能优点是避开了髂骨附近和主动脉弓，同时避免了心室尖部穿孔。可能的缺点是局部（胸壁和胸膜）外科并发症。

（3）经锁骨下动脉入路

经锁骨下动脉也被推荐作为经股动脉路径置入 MCV 瓣膜的可替代入路[44, 45]。这一手术入路需要外科分离左右两侧锁骨下动脉。经锁骨下动脉入路减少了血管入路与主动脉瓣膜之间的距离，因此在置入 MCV 瓣膜时，术者对 MCV 瓣膜的控制能力更好。但是，锁骨下动脉任何损伤都会导致较难控制的胸内大出血。锁骨下动脉一些较小的损伤（如由于外科缝合导致的动脉分离或狭窄）较易控制，Schafer 及其同事经皮使用血管封堵器或血管内置入支架可用于治疗这种损伤。

（4）经腋动脉和经颈动脉入路

De Robertis 及其同事报道了第一例经腋动脉置入 MCV 的案例[47]。这一手术路径与经锁骨下动脉入路相比的优势是：腋动脉损伤修复更容易，且没有严重临床并发症。此外，与髂股动脉不同，腋动脉封闭后，可被位于锁骨下动脉的甲状颈干和肩胛下动脉之间的并行动脉替代。此外，对于经颈动脉入路，也有一些病例分析和病例系列进行过报道[48]。

# 4　如何找到最佳投影点：跨主动脉瓣

### 4.1　主动脉造影术

当引入合适的鞘之后，一个猪尾导管被置于无冠瓣的底部，主动脉根部被注射入 10~15 mL 造影剂（速率 15~20 mL/s）。主动脉造影应该在左前斜（LAO）投影的

15° 内获得，以确保可同时看到 3 个主动脉窦部（图 3.14）。通常这种造影体位下，我们可以看到主动脉瓣膜开放从而指导人工瓣膜通过主动脉瓣。如果不能看到瓣膜开放，或许应该在右前斜（RAO）15° 内进行投影。

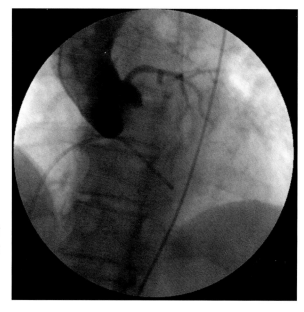

图 3.14　主动脉 3 个瓣环的可视化造影。一个猪尾导管被置于无冠瓣的底部，主动脉根部被注射入 10~15 mL 造影剂。主动脉造影应该在左前斜投影的 15° 内获得，以确保可同时看到 3 个主动脉窦部

　　如果患者肾功能不全，无对比剂下进行的影像可看到瓣膜钙化和瓣口。基线期的动脉影像应保存并提供一个参考标准，从而避免瓣膜置入过程中多次注射造影剂。

## 4.2　通过主动脉瓣

　　通过主动脉瓣的方式由术者判断，这一过程可能会使用 AL1 或 AL2 导管以及标准硬度或柔软的指引导丝。

　　通过主动脉瓣后，AL 导管通过一个标准 J-tip 交换导管被替换为一个猪尾导管，这将有助于更好地进行血流动力学评估，并且可减少使用硬导丝时左室穿孔的风险。

## 4.3　左室中的硬导丝

　　硬导丝既可通过手工制作，也可以是预先定制形状的硬导丝（最小长度：260 cm）。如果手工制作，弯曲部分应既包含导丝的硬端也包含导丝的软端。导丝弯曲程度的大小取决于左心室大小。

　　硬导丝通过猪尾导管指引（比如在 RAO15° 投影），以保证位于左室心尖部。指引导管的猪尾形状可防止人工瓣膜系统前进过程中或瓣膜置换过程中指引导丝用力出现左室穿孔。Amplatz Super Stiff wire（Boston Scientific, MN, US）是非预先定制的导丝，

Confida（Medtronic, MN, US）和 Safari（Boston Scientific, MN, US）是两个预先定制形状的导丝（图 3.15）。

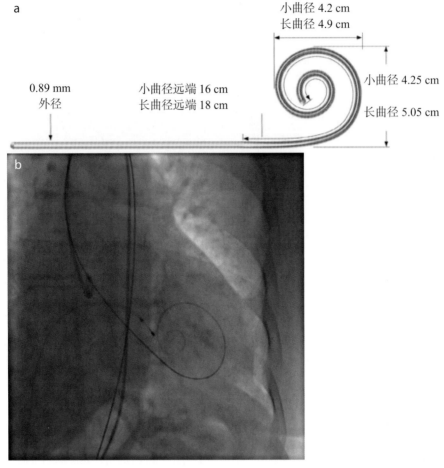

图 3.15　Safari 导丝（a）及 Safari 导丝位于左室内（b）

# 5　预扩张

## 5.1　主动脉球囊扩张

瓣膜置入前，推荐在快速起搏心率（160~180 次 /min）下进行主动脉球囊扩张。球囊直径应略小于瓣环直径，从而减少瓣环破裂风险。直的或狗骨头形，顺应性或非顺应性的球囊均可使用。

当主动脉瓣膜严重钙化时，应使用更小的球囊。

也有很多病例无需使用预扩张就可完成瓣膜置入，特别是在有些瓣膜可以自扩张的情况下，比如 CoreValve、Portico、Boston Lotus、Sapien 3 balloon-expandable valve[49, 50]。我们的经验是，以下情况无需使用预扩张：瓣膜存在量钙化，瓣环较大，主动脉瓣反流，低血流—低压差主动脉瓣狭窄（以避免在左室功能下降时出现快速心室率），瓣中瓣手术（以减少栓塞风险）。

主动脉球囊扩张时同时通过猪尾导管注射造影剂可帮助确定瓣膜假体的大小（图 3.16）。通过球囊直径也可帮助评估置入假体的最佳大小，从而有助于假体和瓣环之间封闭紧密。此外，主动脉球囊扩张可使术者观察到自体瓣叶朝向主动脉窦的运动，以及由钙化结节导致的冠脉阻塞。

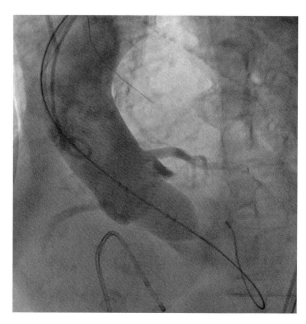

图 3.16　瓣膜成形术及主动脉根部注射。主动脉球囊扩张同时通过猪尾导管注射造影剂可帮助确定瓣膜假体的大小

上述手术过程适用于所有股动脉入路置入主动脉瓣膜的手术，但瓣膜置入过程取决于不同瓣膜型号。

# 6　瓣膜置入技术（球囊扩张 vs. 自扩张）：要点和技巧

## 6.1　Medtronic CoreValve 和 Edwards Valves

Medtronic CoreValve 和 Edwards Valves 这两种经导管心脏瓣膜在欧洲已经被广泛使用很多年，并且也已被美国批准应用（图 3.17）。

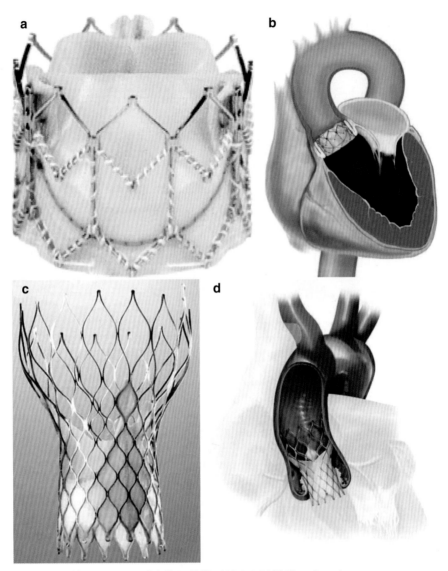

图 3.17 目前用于 TAVR 手术的经导管可置入心脏瓣膜。（a, b）Edwards Sapien XT valve；（c, d）第三代 CoreValve 假体（Medtronic）

这两种器械的具体比较详见表 3.1。Edwards Sapien THV（ESV），瓣叶采用牛心包，扩张方式为球囊扩张，瓣膜为环内放置；Medtronic CoreValve（MCV），瓣叶采用猪心包，扩张方式为自扩张。MCV 的特点之一是它不仅仅锚定在瓣环，还在冠脉上的瓣窦或者窦管交界位置，并且在环上位置工作。

ESV（Cribier-Edwards 原型以及广泛使用的 Sapien THV）和 MCV 的早期版本均需要较大型号的传输系统（22~25Fr），随后升级为需要较小型号的传输系统，并在 2014 年升级为使用 18Fr 的传输系统，这使得经股动脉入路可以在主动脉狭窄人群中被广泛采纳。MCV 器械较长，可置入深度也很长，由于置入过程不需要快速心室率，因此置入过程血流比较稳定；MCV 可以在无球囊预扩张的情况下置入，因此也避免了快速心室率[49]；MCV 放置不当时可被重新取回；由于瓣叶放置错位导致的急性冠脉阻塞发生率低[50]。这两种瓣膜的有效性和安全性已被大量文献支持，其中 ESV 的 2 项随机试验和 MCV 的 1 项随机试验显示，对于不能手术的患者，TAVR 与药物治疗相比可改善患者死亡率。PARTNER A 研究（2011 年，生物瓣膜：ESV）[20] 和 CoreValve US 研究（2014 年）[22] 显示，对于可行外科手术但手术风险较高的患者，TAVR 具有与外科手术相当或更好的中远期预后，因此 TAVR 是这类患者的最佳治疗策略。对于外科手术中等风险或低风险人群，TAVR 是否优于外科手术治疗，相关临床研究还在进行中（PARTNER 2 和 SURTAVR），但是一些倾向性匹配的注册研究已证实，在这一人群中，TAVR 或可取代外科手术[22-24]。对于球囊扩张型瓣膜和自扩张瓣膜的优劣性比较，很多临床研究和亚组分析结论并不统一，因此很难进行比较。CHOICE 研究是目前唯一一项已经发表的，在主动脉严重狭窄的高危人群中比较不同生物瓣膜（Medtronic CoreValve vs. Edwards Sapien XT）的优劣性研究。CHOICE 研究的主要终点是器械成功，结果显示 ESV（球囊扩张）置入后残留中度以上主动脉瓣反流的比例更低，也更少需要置入 1 个以上瓣膜，但是两种生物瓣膜的 30 天临床预后无显著差异[52]。此外，两种生物瓣膜的耐用性也是重要评价指标，目前关于 MCV 和 ESV 置入术后的长期随访显示，两种生物瓣膜置入 3 年或 5 年后均无破损[36, 53, 54]。

表 3.1 Edwards Sapien XT 与 Medtronic CoreValve 比较

| | Edwards Sapien XT | Medtronic CoreValve |
|---|---|---|
| 骨架 | 氯化钴 | 镍钛诺 |
| 瓣叶 | 牛心包 | 猪心包 |
| 扩张 | 球囊扩张 | 自扩张 |
| 可取回 | 否 | 释放前可取回（难度大） |
| 瓣环 / 瓣膜固定 | 是 | 是 |
| 升主动脉稳定 | 否 | 是 |
| 器械直径和传输系统 | 20 mm 和 23 mm（16Fr 扩张管鞘）<br>26 mm（18Fr，扩张管鞘） | 26 mm，29 mm 和 31 mm（18Fr 管鞘和传输系统）<br>23 mm CoreValve Evolut 器械 |
| 瓣环直径（mm） | 18~27 | 18~29 |
| 最小动脉直径 | 6 | 6 |
| 适应证 | 主动脉狭窄<br>主动脉狭窄合并主动脉反流<br>肺动脉位置<br>瓣中瓣 | 主动脉狭窄<br>主动脉狭窄合并主动脉反流<br>瓣中瓣 |
| 经心尖入路 | 可以 | 否 |
| 植入起搏器发生率 | 4%~8% | 15%~40% |
| 随机临床试验 | PARTNER 研究（已完结） | CoreValve US 研究（已完结） |

## 6.2 CoreValve 置入

CoreValve 置入技术与其他自扩张瓣膜置入相似。传输系统在硬导丝的指引下进入左室，直到瓣膜结构通过主动脉瓣。在瓣膜置入过程中，可采用两种方式进行 C 臂投影：①与三个主动脉瓣膜在一个平面上；②与传输系统在一个平面上。如果与主动脉瓣膜在一个平面上，术者可通过 CT 扫描或主动脉根部注射找到正确的投影位点（图 3.14）。通常采用的体位是 LAO 或头位。如果与传输系统在一个平面上，术者可通过"关闭"保护鞘的远端距离来降低"视差效应"（图 3.18）。

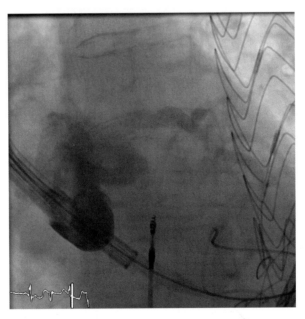

图 3.18　自体瓣膜上的假体对接。假体通过硬的指引导丝向前推进，直到假体瓣膜远端通过主动脉瓣膜。自体瓣膜与假体的最佳对接至关重要

指示层多呈直线状，体位多为左前斜头位。通常情况下，C 臂方位在器械置入过程中保持不变，但为了保证人工瓣膜结构处于恰当位置，C 臂方位可能需要校正几次。由于保护性鞘管和尖端防损伤设计，人工瓣膜置入过程通常比较容易，如果遇到较难推进的情况，推进瓣膜系统，同时拉动导丝有助于控制导丝走向。此外，术者也可使用更硬一点的导丝（如 Lunderquist, Cook Medical, IN, USA）。生物瓣膜置入过程中，动作应轻柔（指引导丝较硬时更应注意动作轻柔），以避免左室穿孔。生物瓣膜置入时，常顺时针转动手中操作手柄。在置入瓣膜过程中，常需要两位术者，一位术者通过推拉置入系统，掌握瓣膜系统进入的深度，一位术者旋转操作手柄。指引导丝的任

何一种校正均会影响瓣膜置入的深度或贴合程度。生物瓣膜置入的最佳深度是生物瓣膜的骨架流入面位于主动脉环下方 2~6 mm（范围：0~12 mm）。瓣膜置入较低可导致心脏瓣周漏或房室传导阻滞[64]，无冠窦的猪导管或在主动脉根部小剂量注射（如以 20 mL/s 注入 10 mL）可用于评估置入深度。

当撤出保护鞘，暴露瓣膜假体后，生物瓣膜系统将进入左室流出道，而缓慢旋转操作手柄，同时通过拉动传输系统或推动指引导丝可以让这一过程更加平缓。此外，为防止生物瓣膜系统进入左室流出道，术者应向传输系统施加压力。继续旋转操作手柄，可使生物瓣膜结构暴露更多并且缓慢打开，从而使器械固定在自体瓣环上（图 3.19）。此时，由于功能区仍未明显展开，Corevalve 假体可能仍然处于关闭状态，从而导致循环血压突然下降。快速旋转操作手柄，直到暴露出 2/3 的瓣膜结构，可提高循环血压。此时，在释放瓣膜之前，可以控制生物瓣膜所处位置，同时也可以通过拉动导管进行

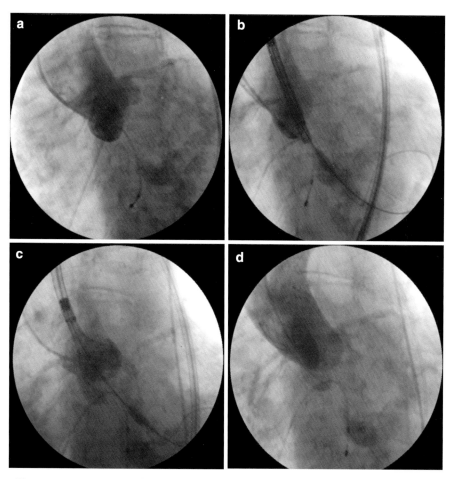

图 3.19　CoreValve 置入过程。（a）主动脉基线期造影；（b）假体置入过程的最初阶段；（c）假体基本被完全置入；（d）假体被完全置入（存在三尖瓣漏）

一些小的调整。释放生物瓣膜时，术者应确保整个传输系统位于升主动脉内，并且指引导丝上没有任何多余压力。从传输系统中分离出残留部分即可保证瓣膜全部释放，只有当术者需要确认瓣膜是否被释放成功后，术者才可以回撤传输系统。当硬导丝穿越生物瓣膜流入通道时，术者可轻轻拉回硬导丝，从而使得输送器头部移出生物瓣膜上端。传输系统一旦拉回降主动脉，传输系统就会关闭。

生物瓣膜置入程度过深可能会导致瓣膜封闭部分位置低于瓣环，从而导致中重度瓣膜漏。这种情况下，术者应放置第二个瓣膜，并位于更高位置（瓣中瓣）。使用抓捕器移动已置入瓣膜，并且将瓣膜放到更高位置可能会导致升主动脉血管并发症，因此，只有在瓣膜位于左室心内结构上或阻塞冠脉口时，才推荐对已置入的生物瓣膜进行抓捕。

## 6.3 Edwards 瓣膜置入

置入 ESV 的技术与自扩张瓣膜的置入完全不同。它是一种特殊的技术而且更具有可预测性。但作为"一次性置入物"，一旦置入位置错误，能纠正的可能性也较小。Edwards XT 和新的 Sapien 3 瓣膜通常在降主动脉装载于球囊上。首先，拉回导管使得瓣膜的远端部分与球囊的中心标记带完全吻合。其次，在血管造影时使得视角垂直于瓣膜，逆时针旋转精准对准轮，以精确地将瓣膜置于球囊标记之间的中心。一旦装载完毕，瓣膜主动脉弓顺时针旋转弯曲轮以偏转导管，避免刮擦主动脉弓。最后，经主动脉瓣缓慢穿过，要避免突然移动。在释放之前，可以通过旋转弯曲轮来调整血管图形的位置和阀的居中。选择快速起搏（低于 180~220 次/min）时通过球囊充气达到瓣膜扩张，尽量减少心输出量，避免瓣膜置入时瓣膜向升主动脉移位，而且球囊膨胀必须保持至少 3 s。在瓣膜释放期间，可以用少量对比剂进行血管造影以评估位置和扩张程度。快速起搏必须在完全偏转后停止，之后回收输送系统至降主动脉并评估结果（图 3.20）。

# 7 结果评估

所有器械评估结果流程基本都是相同的。在 TAVR 后常见的并发症是轻度或微量的瓣周漏（PVL）。据报道，在早期治疗中出现轻度 PVL 的发生率为 15%~40%，这比 SAVR[55~62] 后的发生率高很多。然而，中度至重度 PVL 才对患者的安全性和结果有重要影响，中度至重度 PVL 会导致血流动力学急剧恶化、左心室（LV）重塑和再次置入主动脉瓣膜可能，是预测长期死亡率的主要危险因素之一[13,18,56,57]。主动脉根部血管造影和超声心动图，除了可以用于血流动力学评估外，目前还用于评估手术过

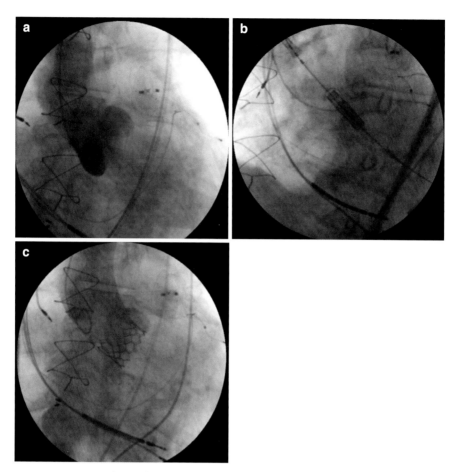

图 3.20　Edwards XT 置入过程。（a）主动脉根部造影的基础像；（b）显示瓣膜置入位置的图像；（c）完全释放的 Edwards Sapien 经导管瓣膜，最终主动脉根部造影无反流

程中出现 PVL 的程度，并能准确指出术中是否需要进一步干预。在手术结束时，同时进行主动脉和左心室压力测量对计算主动脉反流（AR）指数是非常重要的，主动脉反流指数是主动脉舒张压与左心室舒张末期压之间的跨瓣梯度差值与主动脉收缩压的比值：[（主动脉舒张压—左心室舒张末压）/ 收缩压]×100[57]。AR（主动脉瓣反流）指数与患者的 PAR（主动脉瓣周反流）的严重程度（轻、中、重度）呈反比，并可以作为独立因子来预测 1 年内患者死亡的风险。AR 指数可作为风险识别的工具，还可以用于个体反流程度的判定，但是它仍需要在一个更大样本量中进行验证。通过血管造影和超声心动图进行半定量评估，对于获得即刻结果及多种参数非常重要。根据 Sellers[63] 提出的分类方法可知，血管造影在判断 PVL 程度方面受限较多，它与自身瓣膜的反流程度密切相关，但是经导管生物瓣膜则完全不同，因为反流束会打到心室壁使得一些观察者高估反流程度。这也取决于造影时猪尾导管的位置和血管造影的

时机。因此，超声心动图在判断急性结果时非常重要，并可作为出院和随访期间评估结果。在近几年的所有研究中，它被认为是判断残余主动脉瓣反流的金标准。显著的PVL多由于解剖变异/钙化程度重[64~68]或瓣环椭圆率高[69,70]，选择瓣膜尺寸过小[71,72]和/或瓣膜移位[73]所致。

## 8  球囊后扩张

瓣膜膨胀不全或移位可采用球囊后扩张来进行纠正。通过预扩球囊时的造影结果可以辅助选择合适的球囊大小。为避免瓣环破裂，后扩球囊尺寸不应超过瓣环的平均直径。有时使用较小的球囊可能也可以，而且在重度钙化的瓣膜情况下效果更佳。在球囊后扩张时，建议选择快速心室起搏（180~220 次/min）以避免瓣膜栓塞脱位入主动脉。这些方法对球囊扩张和自膨胀瓣膜都是可行的[74]。

## 9  并发症

TAVR 的初始学习阶段是影响围手术期并发症发生率高低的因素[13~19]。随着学习曲线的增加和设备的改进，即使在新器械中依然会有小概率并发症事件的发生，但在这一过程中所产生的并发症概率很低，是可以接受的[69~79]。并发症主要是血管的并发症，传导阻滞，瓣周漏，中风，冠状动脉闭塞和瓣环破裂。

我们之前讨论过如何预防和治疗血管通路的并发症和出血。我们将在下面描述该问题的发生率以及如何尝试减少或避免其他主要并发症。

### 9.1  传导阻滞

虽然通常被认为是良性的，但传导阻滞可能会导致显著的临床症状以及医疗费用问题，特别是在植入永久起搏器或永久心房除颤仪时。

### 9.2  左束支阻滞

据报道，29%~65% 的患者置入自体膨胀的 Medtronic CoreValve 后，会出现新的左束支传导阻滞（LBBB），4%~18% 的患者接受球囊扩张的 Edwards Sapien 阀[58]后也同样会出现 LBBB。据此，可以推测出 TAVI 术后 LBBB 的主要原因是对房室传导组织的机械压迫[57]。事实上，从技术角度来看，即使主动脉瓣球囊扩张成形术也有可能导致 LBBB，但在瓣膜置入中避免置入过深是能够改善新发的 LBBB 发生率的重要方法。约有 30% 的新发 LBBB 会在出院前消失[76,77]。在一项研究[75]中显示，持续性 LBBB 与更差的结局相关，而在 Edwards Sapien[76] 和 CoreValve[77] 两个大型注册研究中该结论被否定。然而，持续性 LBBB 与需要永久起搏器植入的高度房室传导阻滞有密切的关系[75,77]。

## 9.3　房室传导阻滞和永久性起搏器植入

CoreValve 置入后有 14%~44% 的病例报告有高度房室传导阻滞，而 Edwards Sapien 置入后达 12%[78]。这些数据与置入 CoreValve 后 18%~49% 和置入 Edwards Sapien 后 0~12% 的 PPM（永久起搏器）植入率一致[79,80]。尽管 PPM 通常被认为是一个小问题，但 PPM 植入不仅意味着 TAVR 手术出现不良并发症，还可由于左心室与右心室不同步而对心脏功能产生长期影响。当 TAVR 技术用于年轻患者和风险较低的患者时，起搏器植入应用将成为一个问题。另一方面，对于急性高度房室传导阻滞，长期起搏器依赖性的发生率明显低于植入起搏器的数量[81~83]。从技术角度来看其机制类似于 LBBB，导致高度房室阻滞的传导异常被认为是房室结受到机械压迫的结果。事实上，除了其他起搏器植入的预测因子（术前存在的右束支传导阻滞，心房颤动，一度房室传导阻滞等），植入深度和瓣环/假体不匹配似乎对预测术后出现高度房室传导阻滞非常重要[84]。

## 10　瓣周漏的起因和演变

多项研究报道了 TAVR 术后 PVL 的发生率和严重程度[85]。然而不同因素的影响可能导致不同的评估结果，主要方式包括以下不同：①影像检查方式（经胸超声心动图，经食管超声心动图，血管造影）；②评估时间（置入后立即，出院前，术后 30 天）；③经导管心脏瓣膜（THV）系统不同；④分级方法；⑤不良事件判断可以得出结论。当 PVL 在出院前进行评估而没有进行中心核心实验室分析时，6%~59% 的患者没有出现 PVL，而 0~24% 的患者出现中度或重度 PVL[85]。随着时间的推移，PVL 发生率趋于稳定，在某些情况下甚至可以得到改善[85]。尽管一些人认为只有中度或重度反流才会影响长期结果，但 PARTNER 试验的 2 年结果显示即使是轻度 PVL 也可伴有明显的死亡率增加[62]。

## 10.1 中风和脑血管意外

脑血管意外（CVA）的风险与患者依从性和手术并发症有直接的关系。各研究间 CVA 发生率的差异可能与实验设计、样本量、方法，以及患者和特定因素有关，也和不同项目的实际情况及定义有关[86]。

在最近的一项包括随机临床试验和观察性研究的分析中，Khatri 等分析了来自美国 16 063 名接受过经导管主动脉瓣置换术的患者，他们均采用商用瓣膜（Edwards Sapien 和 CoreValve），总体而言，早期卒中发生率（<30 天）低至 2.9%，根据瓣膜类型 CVA 发生率没有显著差异（Sapien 2.9%，CoreValve 3.6%，P 无显著差异）[87]。中风的发生时间与其病理生理有本质上的联系，经导管主动脉瓣置换术的患者，急性（<24 h）和亚急性早期（<30 d）卒中与手术因素密切相关，而晚期卒中（1~12 个月）主要与患者和疾病因素有关[86]。确切地说，早期 / 亚急性卒中 / CVA 的预测因素包括房颤、主动脉瓣狭窄、球囊后扩张、装置栓塞以及主动脉的严重钙化，晚期卒中 / CVA 的预测因素则包括房颤、12 个月内曾有中风先兆、非股动脉途径的 TAVR 以及外周动脉疾病[86]。

利用保护装置可以有针对性地降低中风的患病率。例如为颈动脉支架术的患者研制和设计脑保护装置，以适应主动脉弓或颈总动脉及分支，这些装置通过过滤或转移，使碎屑远离脑循环，避免脑栓塞，维持正常脑灌注。目前该类装置的安全性、有效性和可行性仍在测试中。

抗血栓治疗是 TAVR 期间和之后预防缺血性 CVA 的最重要的部分。虽然 TAVR 手术已经进行了十多年，但是我们对最佳抗血小板和抗凝治疗了解甚少，而且给出的建议也是基于共识[88~90]。鉴于卒中的主要发病率并未随时间推移有明显下降，因此需要更好的抗血栓治疗[88~90]。

## 10.2 冠状动脉闭塞

尽管 TAVR 的严重并发症冠状动脉闭塞是非常罕见的，但其死亡率高达 50%[19,20,22]。这是由于假体瓣膜阻塞冠状动脉口造成的，必须立即采取措施（拉出瓣膜或进行冠状动脉 PCI）以恢复足够的冠脉血流。在"瓣中瓣"手术中，这种并发症更为常见，如相关章节所述。

## 10.3 环状破裂 / 左心室流出道破裂 / 主动脉内血肿

根据近期的研究，这种并发症的累积发生率为 1.1%[85]。可能的预测因素包括中度 / 重度左室流出道钙化和人工瓣膜选择过大[91]。这种并发症死亡率非常高，能够急剧恶化血流动力学，特别是出现破裂时[91]，必须转为外科开胸手术才能挽救生命[91]。

# 11 特殊适应证

TAVR 是为了治疗老年患者的退行性主动脉瓣狭窄，但目前这种创新的治疗方法也开始用于其他不同的解剖和临床病例，有些起初并不是手术适应证，但目前也为这部分患者中的外科高风险者提供了治疗转机。

## 11.1 "瓣中瓣"手术

瓣中瓣（VIV）手术在大多数情况下是安全有效的[92,93]，这是避免二次开胸手术的方法。尽管如此，进行 VIV 手术时存在两个主要的安全问题：瓣膜置入位置不良（15.3%）和冠状动脉阻塞（3.5%）[92]。

在 VIV 手术中，错位风险的升高继发于瓣膜钙化相对较少，并且难以确定手术过程中置入的最佳位置，特别是在一些没有解剖标志物的无支架瓣膜中。左主干开口阻塞在自体瓣膜 TAVR 期间很少报道，但在 VIV 手术中却更常见，这种并发症预后不良，它的产生与主动脉窦内手术瓣膜小叶的空间几何形状有关，也就是说，不仅是瓣膜的类型，也跟瓣膜的"虚拟瓣环"与窦管交界、窦部和冠状动脉开口的关系有关。瓣叶的高度、冠状动脉开口的高度以及人工瓣膜内外尺寸信息必须明确。对于那些不能从厂家使用说明书中检索出以上信息的病例，必须强制进行 CT 检查来完成术前准备。尽管如此，即使有完整的可用信息收集，包括瓣膜退行性类型、超声心动图和 CT 扫描参数、生物瓣膜尺寸、瓣膜相对于主动脉瓣口的位置以及瓣膜类型（支架与无支架），VIV 手术在技术上仍然要求很高，需要我们对操作中的关键点加以重视。经食管超声心动图（TEE）的使用，特别是在处理无支架瓣膜时，可能具有很大价值。然而，大多数病例都是在轻度镇静下进行，而不是全身麻醉，鉴于快速转换为开放心脏手术是比较少见的，因此，TEE 的实现会有难度，取而代之的是创伤性较小的方法。在严重反流的情况下应避免使用预扩张，只有在瓣膜严重狭窄不可能通过时才予以考虑，还有一些情况需要进行后扩张。重度房室传导阻滞和起搏器植入与原发性主动脉瓣狭窄以及永久性左束支传导阻滞的发生率相关性较低[92,93]。

## 11.2 主动脉瓣反流

TAVR 尚未被证实用于主动脉瓣重度反流的治疗，并且关于原发性主动脉瓣严重反流的报道数据有限[94,95]，外科手术是这些患者的最佳治疗方式。然而，在某些情况下，一些患者是无法进行外科手术治疗的，因为术后死亡率/不良事件发生率的风险非常高，因此将 TAVR 视为特许使用治疗。从技术角度来看，术前检查与主动脉瓣狭窄患者相同。

然而，接受 TAVR 治疗主动脉瓣关闭不全的患者通常更年轻，并且因存在多种合并症而病情更重，并常常表现为左心室、流出道和主动脉环的扩张[94, 95]。这个特征解释了大型号经导管置入假体瓣膜呈现高比例的原因。而且，尽管有 10%~20% 的型号增加率，但如此大的人工瓣膜往往易于出现装置错位，需要第二个瓣膜置入。与主动脉瓣狭窄的手术不同，通常没有严重的钙化，不需要预扩张；另一方面，由于假体的固定可能不是最理想的，且没有明显钙化，故其与主动脉瓣狭窄患者相比，发生瓣周漏的机会明显更高。

优化瓣膜定位装置的一个可行的方法，如果仍然缺少外科手术的完美替代方案，可以想象在等待临床数据时，可回收和可重新定位的瓣膜装置能够优化置入的最终结果。

## 12 制定前进方向

随着第二代瓣膜以及操作人员不断增加的经验，TAVR 手术效果显著改进，并且逐渐简化了现在的安全程序，与几年前相比更具可预测性。在表 3.2 中，比较了第一代瓣膜以及第二代瓣膜术后 30 天的临床结果，有证据表明死亡率、瓣周反流和出血并发症降低。新器械在降低因瓣周漏引起的主动脉瓣反流程度方面取得了明显的疗效优势（图 3.21）。不同作用机制和结构特征的器械可以选用，使得术者可以根据患者的临床和解剖特点来选择不同的器械，即"一种器械并不一定适合所有人"。对结果的进一步改善很大程度上取决于个体化治疗，例如股动脉入路困难者，Medtronic Evolut R 或 Sapien 3 可能是较好的选择。在水平型主动脉患者中，Sapien 3，Direct Flow 或 Symetis 是最佳选择。如果出现严重钙化以及二尖瓣或流出道钙化现象，Boston Lotus 由于瓣膜周围的自适应密封，可以更好地适应自体瓣膜的不规则性。在瓣中瓣手术中，特别是在小型瓣膜中，Evolut R 或 Portico 更可取，因为它们比 Edwards 瓣膜具有更低的跨瓣压差，而且在发生冠状动脉闭塞的风险时，它们可以重新定位。在主动脉瓣反流中，存在锚定和固定的问题，ESV 可能不太适用，可能更应选择 Lotus 瓣或 MCV 或 Evolut R。在降主动脉或主动脉弓严重弯曲或钙化的情况下，Boston Lotus 是禁忌证，而应使用更容易通过的瓣膜如 Evolut R、Portico 或 Symetis。对于锁骨下入路，Medtronic 瓣膜或 Portico 可能是首选，而对于经升主动脉入路，除了 Direct Flow 还可以选择不同类型的瓣膜。目前唯一用于经心尖路径的是 Edwards 球囊扩张瓣膜。

表 3.2　第一代和第二代导管瓣膜术后 30 天的临床结果概述

| | CoreValve（US Pivotal 高危组） | Sapien (PARTNER) | Sapien XT（PARTNER Ⅱ） | Sapien 3 | Direct flow | Lotus valve | Portico |
|---|---|---|---|---|---|---|---|
| 死亡率 | 7.5% | 5.0% | 3.5% | 2.1% | 1.9% | 4.2% | 2.9% |
| 中风（出血） | 2.4% | 5.0% | 5.2% | 0.0% | 4.0% | 1.7% | 2.0% |
| 新起搏器 | 22.2% | 3.4% | 0.4% | 12.5% | 17.0% | 28.5% | 0.8% |
| 心肌梗死 | 1.3% | 0.0% | 1.8% | 2.1% | 1.5% | 3.3% | 2.0% |
| 主要血管并发症 | 8.5% | 16.2% | 9.6% | 5.2% | 2.7% | 2.5% | 5.0% |
| 出血 | 11.7% | 16.8% | 7.8% | 2.1% | 2.7% | 5.0% | 3.9% |
| 平均跨瓣压差 | 8.5 mmHg | 11 mmHg | 10 mmHg | 10.7 mmHg | 12.5 mmHg | 11.5 mmHg | 8.7 mmHg |
| 瓣周反流（PVL）（中 / 重度） | 11.5% | 11.4% | 24.2% | 2.0% | 2.0% | 1.0% | 5.0% |

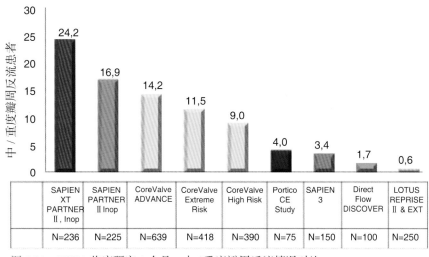

图 3.21　TAVR 临床研究 1 个月，中 / 重度瓣周反流情况对比

**结　论**

　　多年来，术者逐渐积累经验保证了手术的安全性，并可以迅速处理可能出现的并发症。应始终执行细致的风险分层和精确的操作规范以及必要的影像评估，因为它们对 TAVR 的突破性结果至关重要。在未来的 5 年中，随机试验的结果、大量新器械的注册、期待已久的长期数据公布以及可以预料的器械鞘管径线的缩小，必将形成一个更安全、更可预测的治疗模式。TAVR 仍需证明它可以成为传统主动脉瓣置换术的有效替代方式，这就需要将目前的适应证扩展到低风险人群。

# 参考文献

［1］CRIBIER A, ELTCHANINOFF H, BASH A, et al. Percutaneous transcatheter implantation of an aortic valve prosthesis for calcific aortic stenosis: first human case description. Circulation. 2002;106:3006–3008.

［2］CRIBIER A, ELTCHANINOFF H, TRON C, et al. Early experience with percutaneous transcatheterimplantation of heart valve prosthesis for the treatment of end-stage inoperable patients with calcific aortic stenosis. J Am Coll Cardiol. 2004;43:698–703.

［3］WEBB J G, PASUPATI S, HUMPHRIES K, et al. Percutaneous transarterial aortic valve replacement in selected high-risk patients with aortic stenosis. Circulation. 2007;116:755–763.

［4］LICHTENSTEIN S V, CHEUNG A, YE J, et al. Transapical transcatheter aortic valve implantation in humans: initial clinical experience. Circulation. 2006;114:591–596.

［5］SIMON P, DEWEY T, WIMMER-GREINECKER G, et al. Transapical minimally invasive aortic valve implantation: multicenter experience. Circulation. 2007;116(11 Suppl):I240–245.

［6］WALTHER T, KASIMIR M T, DOSS M, et al. One-year interim follow-up results of the TRAVERCE trial: the initial feasibility study for trans-apical aortic-valve implantation. Eur J Cardiothorac Surg. 2011;39:532–537.

［7］RODE'S-CABAU J, DUMONT E, DE LAROCHELLIE'RE R, et al. Feasibility and initial results of percutaneous aortic valve implantation including selection of the transfemoral or transapicalapproach in patients with severe aortic stenosis. Am J Cardiol. 2008;102:1240–1246.

［8］KODALI S K, O'NEILL W W, MOSES J W, et al. Early and late (one year) outcomes following transcatheter aortic valve implantation in patients with severe aortic stenosis (from the United States REVIVAL trial). Am J Cardiol. 2011;107:1058–1064.

［9］GRUBE E, SCHULER G, BUELLESFELD L, et al. Percutaneous aortic valve replacement for severe aortic stenosis in high-risk patients using the second- and current third-generation self- expanding core valve prosthesis: device success and 30-day clinical outcome. J Am Coll Cardiol.2007;50:69–76.

［10］RODE'S-CABAU J, WEBB J G, CHEUNG A, et al. Transcatheter aortic valve implantation for the treatment of severe symptomatic aortic stenosis in patients at very high or prohibitive surgical risk: acute and late outcomes of the multicenter Canadian experience. J Am Coll Cardiol.2010;55:1080–1090.

［11］THOMAS M, SCHYMIK G, WALTHER T, et al. One-year outcomes of cohort 1 in the EdwardsSAPIEN aortic bioprosthesis European outcome (SOURCE) registry: the European regis-try of transcatheter aortic valve implantation using the Edwards SAPIEN valve. Circulation.2011;124:425–433.

［12］PIAZZA N, GRUBE E, GERCKENS U, et al. Procedural and 30-day outcomes following transcatheter aortic valve implantation using the third generation (18 Fr) corevalve revalving system:results from the multicentre, expanded evaluation registry 1-year following CE mark approval.EuroIntervention. 2008;4:242–249.

［13］TAMBURINO C, CAPODANNO D, RAMONDO A, et al. Incidence and predictors of early and late mortality after transcatheter aortic valve implantation in 663 patients with severe aortic stenosis. Circulation. 2011;123:299–308.

［14］ELTCHANINOFF H, PRAT A, GILARD M, FRANCE REGISTRY INVESTIGATORS, et al. Transcatheter aortic valve implantation: early results of the FRANCE (FRench Aortic National

CoreValve and Edwards) registry. Eur Heart J. 2011;32:191–197.

［15］ZAHN R, GERCKENS U, GRUBE E, et al. German transcatheter aortic valve interventions-registry investigators. Transcatheter aortic valve implantation: first results from a multi-centre real world registry. Eur Heart J. 2011;32:198–204.

［16］BOSMANS J M, KEFER J, DE BRUYNE B, Belgian TAVR Registry Participants, et al. Procedural,30-day and one year outcome following core valve or Edwards transcatheter aortic valve implantation: result of the Belgian national Registry. Interact Cardiovasc Thorac Surgery.2011;12:762–767.

［17］MOAT N E, LUDMAN P, DE BELDER M A, et al. Long-term outcomes after transcatheter aortic valve implantation in high-risk patients with severe aortic stenosis: the U.K. TAVR (United Kingdom transcatheter aortic valve implantation) registry. J Am Coll Cardiol. 2011;58:2130.

［18］LINKE A, WENAWESER P, GERCKENS U, TAMBURINO C, BOSMANS J, BLEIZIFFER S, BLACKMAN D,SCHÄFER U, MÜLLER R, SIEVERT H, SØNDERGAARD L, KLUGMANN S, HOFFMANN R, TCHÉTCHÉ D,COLOMBO A, LEGRAND V M, BEDOGNI F, LEPRINCE P, SCHULER G, MAZZITELLI D, EFTYCHIOU C, FRERKER C, BOEKSTEGERS P, WINDECKER S, MOHR F W, WOITEK F, LANGE R, BAUERNSCHMITT R, BRECKER S, advance study Investigators. Treatment of aortic stenosis with a self-expanding transcatheter valve: the international multi-centre ADVANCE study. Eur Heart J. 2014;35(38):2672–2684.

［19］LEON M B, SMITH C R, MACK M, PARTNER Trial Investigators, et al. Transcatheter aortic valve implantation for aortic stenosis in patients who cannot undergo surgery. N Engl J Med. 2010;363:1597–1607.

［20］SMITH C R, LEON M B, MACK M J, et al. Transcatheter versus surgical aortic-valve replacement in high-risk patients. N Engl J Med. 2011;364:2187–2198.

［21］POPMA J J, et al. Transcatheter aortic valve replacement using a self expanding bioprosthesis in patients with severe aortic stenosis in extreme risk for surgery. J Am Coll Cardiol.2014;63(19):1972–1981.

［22］ADAMS D H, POPMA J J, REARDON M J, et al. The U.S. corevalve clinical investigators. transcatheter aortic-valve replacement with a self-expanding prosthesis. N Engl J Med. 2014;370:1790–1798.

［23］LATIB A, MAISANO F, BERTOLDI L, et al. Transcatheter vs surgical aortic valve replacement in intermediate surgical risk patients with aortic valve stenosis: a propensity score matched case control study. Am Heart J. 2012;164:910–917.

［24］PIAZZA N, KALESAN B, VAN MIEGHEN N. A 3 center comparison of 1 year mortality outcomes between transcatheter aortic valve implantation and surgical aortic valve replacement on the basis of propensity score matching among intermediate risk patients. J Am Coll Cardiol Intv.2013;6(5):443–451.

［25］D'ERRIGO P, BARBANTI M, SANTINI F, et al. Risultati dello studio OBSERVANT. Caratteristiche cliniche e risultati a breve termine nella popolazione arruolata sottoposta a sostituzione valvolare aortica (Transcatetere vs Chirurgica). G Ital Cardiol. 2014;15(3):177–184.

［26］A C, DELGADO V, VAN DER KLEY F, et al. Comparison of aortic root dimensions and geometries before and after transcatheter aortic valve implantation by 2- and 3-dimensional transesophageal echocardiography and multislice computed tomography. Circ Cardiovasc Imaging.2010;3:94–102.

［27］KAHLERT P, AL-RASHID F, PLICHT B, et al. Suture-mediated arterial access site closure after trans femoral aortic valve implantation. Catheter Cardiovasc Interv. 2013;8:E139–150.

［28］MESSIKA-ZEITOUN D, SERFATY J M, BROCHET E, et al. Multimodal assessment of the aortic annulus diameter: implications for transcatheter aortic valve implantation. J Am Coll Cardiol.2010;55:186–194.

［29］KOOS R, ALTIOK E, MAHNKEN A H, et al. Evaluation of aortic root for definition of prosthesis size by magnetic resonance imaging and cardiac computed tomography: implications for transcatheter aortic valve implantation. Int J Cardiol. 2012;158:353–358.

［30］TZIKAS A, SCHULTZ C J, PIAZZA N, et al. Assessment of the aortic annulus by multislice computed tomography, contrast aortography, and trans-thoracic echocardiography in patients referred for transcatheter aortic valve implantation. Catheter Cardiovasc Interv. 2011;77:868–875.

［31］SCHULTZ C J, MOELKER A, PIAZZA N, et al. Three dimensional evaluation of the aortic annulus using multislice computer tomography: are manufacturer's guidelines for sizing for percutaneous aortic valve replacement helpful? Eur Heart J. 2010;31:849–856.

［32］GASPARETTO V, FRACCARO C, TARANTINI G, et al. Safety and effectiveness of a selective strategy for coronary artery revascularization before transcatheter aortic valve implantation. Catheter Cardiovasc Interv. 2013;81:376–383.

［33］ABDEL-WAHAB M, MOSTAFA A E, GEIST V, et al. Comparison of outcomes in patients having isolated transcatheter aortic valve implantation versus combined with preprocedural percutaneous coronary intervention. Am J Cardiol. 2012;109:581–586.

［34］DVIR D, JHAVERI R, PICHARD A D. The minimalist approach for transcatheter aortic valve replacement in high-risk patients. J Am Coll Cardiol Intv. 2012;5(5):468–9. doi:10.1016/j.jcin.2012.01.019.

［35］TOGGWEILER S, et al. Percutaneous aortic valve replacement. Vascular outcomes with a fully percutaneous procedure. Jam Coll Cardiol. 2012;59:113–118.

［36］USSIA G P, BARBANTI M, PETRONIO A S, CoreValve Italian Registry Investigators, et al. 3-year outcomes of self-expanding corevalve prosthesis. Eur Heart J. 2012;33:969–976.

［37］HAYASHIDA K, et al. True percutaneous approach for transfemoral aortic valve implantation using the prostar XL device. Impact of learning curve on vascular complications. J Am Coll Cardiol Intv. 2012;5:2007–2014.

［38］ALLI O, et al. Transcatheter aortic valve implantation. Assessing the learning curve. J Am Coll Cardiol Intv. 2012;5:72–79.

［39］GENEREUX P, KODALY S, LEON M B, et al. Clinical outcomes using a new crossover balloon occlusion technique for percutaneous closure after transfemoral aortic valve implantation. JACC Cardiovasc Interv. 2011;4:861–867.

［40］GURVITCH, et al. Transcatheter aortic valve implantation: lesson from the learning curve of the first 270 high-risk patients. Catheter Cardiovasc Inter. 2011;78:977–984.

［41］RODE'S-CABAU J, GUTIE'RREZ M, BAGUR R, et al. Incidence, predictive factors, and prognostic value of myocardial injury following uncomplicated transcatheter aortic valve implantation.J Am Coll Cardiol. 2011;57:1988–1999.

［42］SCHYMIK G, WÜRTH A, BRAMLAGE P, et al. Long-term results of transapical versus transfemoral TAVR in a real world population of 1000 patients with severe symptomatic aortic stenosis. Circ Cardiovasc Interv. 2015;8:e000761.

［43］LATSIOS G, GERCKENS U, GRUBE E. Transaortic transcatheter aortic valve implantation: a novel approach for the truly "no-access option" patients. Catheter Cardiovasc Interv. 2010;75:1129–

1136.

[44] PETRONIO A S, DE CARLO M, BEDOGNI F, et al. Safety and efficacy of the subclavian approach for transcatheter aortic valve implantation with the CoreValve revalving system. Circ Cardiovasc Interv. 2010;3:359–366.

[45] TESTA L, BRAMBILLA N, LAUDISA M L, et al. Right subclavian approach as a feasible alternative for transcatheter aortic valve implantation with the CoreValve ReValving system.EuroIntervention. 2012;8(6):685–690.

[46] SCHA ¨ FER U, HO Y, FRERKER C, et al. Direct percutaneous access technique for transaxillary transcatheter aortic valve implantation: "the Hamburg Sankt Georg approach". JACC CardiovascInterv. 2012;5:477–486.

[47] DEROBERTIS F, ASGAR A, DAVIES S, et al. The left axillary artery – a new approach for transcatheter aortic valve implantation. Eur J Cardiothorac Surg. 2009;36:807–810.

[48] GUYTON R A, BLOCK P C, THOURANI V H, LERAKIS S, BABALIAROS V. Carotid artery access for transcatheter aortic valve replacement. Catheter Cardiovasc Interv. 2013;82(4):E583–6. doi:10.1002/ccd.24596. Epub 2013 Mar 28.

[49] GRUBE E, NABER C, ABIZAID A, et al. Feasibility of transcatheter aortic valve implantation without balloon pre-dilation: a pilot study. JACC Cardiovasc Interv. 2011;4:751–757.

[50] GARCIA E, ALMER'IA C, UNZUE' L, et al. Transfemoral implantation of Edwards Sapien XT aortic valve without previous valvuloplasty: role of 2D/3D transesophageal echocardiography. Catheter Cardiovasc Interv. 2014;84:868–876. Epub ahead of print.

[51] WEBB J, CRIBIER A. Percutaneous transarterial aortic valve implantation: what do we know? Eur Heart J. 2011;32:140–147.

[52] ABDEL-WAHAB M, MEHILLI J, FRERKER C, CHOICE investigators, et al. Comparison of balloon-expandable vs self-expandable valves in patients undergoing transcatheter aortic valve replacement: the CHOICE randomized clinical trial. JAMA. 2014;311:1503–1514.

[53] TOGGWEILER S, HUMPHRIES K H, LEE M, et al. 5-year outcome after transcatheter aortic valve implantation. J Am Coll Cardiol. 2013;61:413–419.

[54] BARBANTI M, PETRONIO A S, ETTORI F, LATIB A, BEDOGNI F, De Marco F, Poli A, Carla Boschetti M,De Carlo M, Fiorina C, Colombo A, Brambilla N, Bruschi G, Martina P, Pandolfi C, Giannini C, Curello S, Sgroi C, Gulino S, Patanè M, Ohno Y, Tamburino C, Attizzani GF, Immè S,Gentili A. 5-year outcomes after transcatheter aortic valve implantation with CoreValve prosthesis. J Am Coll Cardiol Intv. 2015;8:1084–1091. E pub Ahead to print.

[55] DETAINT D, LEPAGE L, HIMBERT D, et al. Determinants of significant paravalvular regurgitation after transcatheter aortic valve: implantation impact of device and annulus discongruence.JACC Cardiovasc Interv. 2009;2:821–827.

[56] ABDEL-WAHAB M, ZAHN R, HORACK M, et al. Aortic regurgitation after transcatheter aortic valve implantation: incidence and early outcome. Results from the German transcatheter aortic valve interventions registry. Heart. 2011;97:899–906.

[57] SINNING J M, HAMMERSTINGL C, VASA-NICOTERA M, et al. Aortic regurgitation index defines severity of peri-prosthetic regurgitation and predicts outcome in patients after transcatheter aortic valve implantation. J Am Coll Cardiol. 2012;59:1134–1141.

[58] SPONGA S, PERRON J, DAGENAIS F, et al. Impact of residual regurgitation after aortic valve replacement. Eur J Cardiothorac Surg. 2012;42:486–492.

［59］SHERIF M A, ABDEL-WAHAB M, STOCKER B, et al. Anatomic and procedural predictors of paravalvular aortic regurgitation after implantation of the medtronic corevalve bioprosthesis. J AmColl Cardiol. 2010;56:1623–1629.

［60］TAKAGI K, LATIB A, AL-LAMEE R, et al. Predictors of moderate-to-severe paravalvular aortic regurgitation immediately after CoreValve implantation and the impact of postdilatation.Catheter Cardiovasc Interv. 2011;78:432–443.

［61］USSIA G P, BARBANTI M, TAMBURINO C. Consequences of underexpansion of a percutaneous aortic valve bioprosthesis. J Invasive Cardiol. 2010;22:E86–89.

［62］KODALI S K, WILLIAMS M R, SMITH C R, et al. Two-year outcomes after transcatheter or surgical aortic-valve replacement. N Engl J Med. 2012;366:1686–1695.

［63］SELLERS R D, LEVY M J, AMPLATZ K, LILLEHEI C W. Left retrograde cardioangiography in acquired cardiac disease: technic, indications, and interpretations in 700 cases. Am J Cardiol.1964;14:437–447.

［64］EWE S H, NG A C, SCHUIJF J D, et al. Location and severity of aortic valve calcium and implications for aortic regurgitation after transcatheter aortic valve implantation. Am J Cardiol.2011;108:1470–1477.

［65］COLLI A, D'AMICO R, KEMPFERT J, et al. Transesophageal echocardiographic scoring for transcatheter aortic valve implantation: impact of aortic cusp calcification on postoperative aortic regurgitation. J Thorac Cardiovasc Surg. 2011;142:1229–1235.

［66］HAENSIG M, LEHMKUHL L, RASTAN A J, et al. Aortic valve calcium scoring is a predictor of significant paravalvular aortic insufficiency in transapical-aortic valve implantation. Eur J Cardiothorac Surg. 2012;41:1234–1243.

［67］KOOS R, MAHNKEN A H, DOHMEN G, et al. Association of aortic valve calcification severity with the degree of aortic regurgitation after transcatheter aortic valve implantation. Int J Cardiol.2011;150:142–145.

［68］YARED K, GARCIA-CAMARERO T, FERNANDEZ-FRIERA L, et al. Impact of aortic regurgitation after transcatheter aortic valve implantation: results from the REVIVAL trial. JACC Cardiovasc Imaging. 2012;5:469–477.

［69］UNBEHAUN A, PASIC M, DREYSSE S, et al. Transapical aortic valve implantation: incidence and predictors of paravalvular leakage and transvalvular regurgitation in a series of 358 patients.J Am Coll Cardiol. 2012;59:211–221.

［70］WONG D T, BERTASO A G, LIEW G Y, et al. Relationship of aortic annular eccentricity and paravalvular regurgitation post transcatheter aortic valve implantation with CoreValve. J Invasive Cardiol. 2013;25:190–195.

［71］BUZZATTI N, MAISANO F, LATIB A, et al. Computed tomography-based evaluation of aortic annulus, prosthesis size and impact on early residual aortic regurgitation after transcatheter aortic valve implantation. Eur J Cardiothorac Surg. 2013;43:43–51.

［72］SCHULTZ C J, TZIKAS A, MOELKER A, et al. Correlates on MSCT of paravalvular aortic regurgitation after transcatheter aortic valve implantation using the medtronic CoreValve prosthesis. Catheter Cardiovasc Interv. 2011;78:446–455.

［73］BLOCK P C. Leaks and the "great ship" TAVR. Catheter Cardiovasc Interv. 2010;75:873–874.

［74］GENEREUX P, HEAD S J, HAHN R, et al. Paravalvular leak after transcatheter aortic valve replacement: the new Achilles' heel? A comprehensive review of the literature. J Am Coll

Cardiol.2013;61:1125.

［75］HOUTHUIZEN P, VAN GARSSE L A F M, POELS T T, DE JAEGERE P, VAN DER BOON R M A, SWINKELS B M, et al. Left bundle-branch block induced by trans-catheter aortic valve implantation increases risk of death. Circulation. 2012;126(6):720–728.

［76］URENA M, MOK M, SERRA V, DUMONT E, NOMBELA-FRANCO L, DELAROCHELLIÈRE R, et al. Predictive factors and long-term clinical consequences of persistent left bundle branch block following trans-catheter aortic valve implantation with a balloon-expandable valve. J Am Coll Cardiol.2012;60(18):1743–1752.

［77］TESTA L, LATIB A, DE MARCO F, DE CARLO M, AGNIFILI M, LATINI R A, et al. Clinical impact of persistent left bundle-branch block after transcatheter aortic valve implantation with CoreValve revalving system. Circulation. 2013;127(12):1300–1307.

［78］VAN DER BOON R M, NUIS R-J, VAN MIEGHEM N M, JORDAENS L, RODÉS-CABAU J, VAN DOMBURG RT, et al. New conduction abnormalities after TAVR–frequency and causes. Nat Rev Cardiol.2012;9(8):454–463.

［79］SINHAL A, ALTWEGG L, PASUPATI S, HUMPHRIES K H, ALLARD M, MARTIN P, et al. Atrioventricular block after transcatheter balloon expandable aortic valve implantation. JACC Cardiovasc Interv. 2008;1(3):305–309.

［80］JILAIHAWI H, CHIN D, VASA-NICOTERA M, JEILAN M, SPYT T, NG G A, et al. Predictors for permanent pacemaker requirement after trans-catheter aortic valve implantation with the CoreValve bioprosthesis. Am Heart J. 2009;157(5):860–866.

［81］VAN DER BOON R M A, VAN MIEGHEM N M, THEUNS D A, NUIS R-J, NAUTA S T, SERRUYS P W, et al.Pacemaker dependency after transcatheter aortic valve implantation with the self-expanding medtronic CoreValve system. Int J Cardiol. 2013;168(2):1269.

［82］SIMMS A D, HOGARTH A J, HUDSON E A, WORSNOP V L, BLACKMAN D J, O'REGAN D J, et al. Ongoing requirement for pacing post-transcatheter aortic valve implantation and surgical aortic valve replacement. Interact Cardiovasc Thorac Surg. 2013;17(2):328–333.

［83］PEREIRA E, FERREIRA N, CAEIRO D, PRIMO J, ADÃO L, OLIVEIRA M, et al. Transcatheter aortic valve implantation and requirements of pacing over time. Pacing Clin Electrophysiol. 2013;36(5):559–569.

［84］VAN DER BOON R M, HOUTHUIZEN P, NUIS R J, VAN MIEGHEM N M, PRINZEN F, DE JAEGERE P P. Clinical implications of conduction abnormalities and arrhythmias after transcatheter aortic valve implantation. Curr Cardiol Rep. 2014;16(1):429.

［85］GÉNÉREUX P, HEAD S J, VAN MIEGHEM N M, et al. Clinical outcomes after transcatheter aortic valve replacement using valve academic research consortium definitions: a weighted meta-analysis of 3,519 patients from 16 studies. J Am Coll Cardiol. 2012;59:2317–2326.

［86］MASTORIS I, SCHOOS M M, DANGAS G D, MEHRAN R. Stroke after transcatheter aortic valve replacement: incidence, risk factors, prognosis, and preventive strategies. Clin Cardiol.2014;12:756–764.

［87］KHATRI P J, WEBB J G, ROD'ES-CABAU J, et al. Adverse effects associated with transcatheter aortic valve implantation: a meta-analysis of contemporary studies. Ann Intern Med. 2013;158:35–46.

［88］HOLMES JR D R, MACK M J, KAUL S, et al. 2012 ACCF/AATS/SCAI/STS expert consensus document on transcatheter aortic valve replacement. J Am Coll Cardiol. 2012;59:1200–1254.

［89］VAHANIAN A, ALFIERI O, ANDREOTTI F, et al. Guidelines on the management of valvular heart disease (version 2012): the joint task force on the management of valvular heart disease of the European society of cardiology (ESC) and the European association for cardio-thoracic surgery (EACTS). Eur J Cardiothorac Surg. 2012;42:S1–44.

［90］WEBB J, ROD'ES-CABAU J, FREMES S, et al. Transcatheter aortic valve implantation: a Canadian cardiovascular Society position statement. Can J Cardiol. 2012;28:520–528.

［91］BARBANTI M, YANG T H, RODES CABAU J, et al. Anatomical and procedural features associated with aortic root rupture during balloon expandable transcatheter aortic valve replacement.Circulation. 2013;128:244–253.

［92］DVIR D, WEBB J G, BLEIZIFFER S, PASIC M, WAKSMAN R, KODALI S, BARBANTI M, LATIB A, SCHAEFER U, RODÉS-CABAU J, TREEDE H, PIAZZA N, HILDICK-SMITH D, HIMBERT D, WALTHER T, HENGSTENBERG C, NISSEN H, BEKEREDJIAN R, PRESBITERO P, FERRARI E, SEGEV A, DE WEGER A, WINDECKER S, MOAT N E, NAPODANO M, WILBRING M, CERILLO A G, BRECKER S, TCHETCHE D, LEFÈVRE T, DE MARCO F, FIORINA C, PETRONIO A S, TELES R C, TESTA L, LABORDE J C, LEON M B, KORNOWSKI R. Valve-in-valve international data registry investigators. Transcatheter aortic valve implantation in failed bioprosthetic surgical valves. JAMA. 2014;312(2):162–170.

［93］BEDOGNI F, LAUDISA M L, PIZZOCRI S, TAMBURINO C, USSIA G P, PETRONIO A S, NAPODANO M, RAMONDO A, PRESBITERO P, ETTORI F, SANTORO G, KLUGMAN S, DE MARCO F, BRAMBILLA N, TESTA L. Transcatheter valve-in-valve implantation using Corevalve Revalving System for failed surgical aortic bioprostheses. JACC Cardiovasc Interv. 2011;11:1228–1234.

［94］ROY D A, SCHAEFER U, GUETTA V, HILDICK-SMITH D, MÖLLMANN H, DUMONTEIL N, MODINE T, BOSMANS J, PETRONIO AS, MOAT N, LINKE A, MORIS C, CHAMPAGNAC D, PARMA R, OCHALA A, MEDVEDOFSKY D, PATTERSON T, WOITEK F, JAHANGIRI M, LABORDE J C, BRECKER S J. Transcatheter aortic valve implantation for pure severe native aortic valve regurgitation. J Am Coll Cardiol.2013;61(15):1577–1584.

［95］TESTA L, LATIB A, ROSSI M L, DE MARCO F, DE CARLO M, FIORINA C, OREGLIA J, PETRONIO A S, ETTORI F, DE SERVI S, KLUGMANN S, USSIA G P, TAMBURINO C, PANISI P, BRAMBILLA N, COLOMBO A, PRESBITERO P, BEDOGNI F. CoreValve implantation for severe aortic regurgitation: a multicentre registry. EuroIntervention. 2014;10(6):739–745.

## 第4章

# 主动脉瓣瓣周漏：经皮介入治疗方案

编者　Sameer Gafoor, Predrag Matic, Fawad Kazemi, Luisa Heuer, Jennifer Franke, Stefan Bertog, Laura Vaskelyte, Ilona Hofmann, Horst Sievert　译者　杨　剑

## 1　简介

机械瓣置换手术后瓣周漏（PVL）发生率为5%~17%[1]，二尖瓣瓣周漏较主动脉瓣瓣周漏更为常见[2,3]。除反流外，PVL的其他症状包括溶血（13%~47%）和心力衰竭（85%）[4,5]。1%~5%的瓣周漏预后不良，包括严重的反流或死亡率增加[6~8]。

术后短时间内发生的瓣周漏可能是由于缝合环和瓣环之间的不完全封闭（通常是由瓣环钙化）引起的。由于感染组织较为疏松，故感染患者发生的瓣周漏更为严重。此外，缝合（连续缝合方式或使用小的单丝聚丙烯缝线）类型和缝合技术，缝合环的种类和心肌保护方法的选择均可导致人工瓣膜的瓣周漏。

外科手术是传统的治疗瓣周漏的方法，包括重新缝合和再次换瓣。然而，首次、再次以及第三次进行外科手术的死亡率分别为13%、15%和35%[9]。此外，从瓣周漏复发的情况来看，再次外科手术的治愈率更小。有证据表明，早期干预可降低死亡率[4]。其他技术，包括腔镜辅助、微创手术技术，也可能降低死亡率[10]。然而，对于手术风险很高、症状极重的患者，介入治疗较为理想。

PVL封堵术的主要禁忌包括存在局部或全身感染，人工瓣膜不稳定，以及心内存在血栓[7]。

## 2　瓣周漏的影像学

PVL很难量化。无创的成像方法包括：经胸超声心动图（TTE）、经食管超声心动图（TEE）、CT和磁共振成像（MRI）。了解每一种技术在机械瓣和生物瓣成像方面的优势和局限性十分重要，关键在于观察瓣周漏的位置、发生原因、缺损大小、形状、严重程度和数量。

超声心动图是一种诊断和筛选 PVL 的简便方法。经胸和经食管超声心动图具有不同的优势，可作为基线和围手术期成像对比。重要的是区分正常与病理性的反流，排除人工瓣膜阴影[11]。对于二尖瓣 PVL，通常使用 TTE 和 TEE 评估；对于主动脉瓣 PVL，通常使用 TTE 评估。

血管造影可以应用于主动脉瓣瓣周漏的成像，通过改变 C 形臂的投射角度以找到最佳的投影角度。最好的方法是用导丝穿过漏口，并通过漏口放置一个鞘管。

CT 和 MRI 为 PVL 提供了新的诊断方法。CT 和 MRI 检查有助于显示瓣周漏反流的情况和确定漏口大小，根据心电门控进行影像重建可用于收缩期和舒张期的影像评估。然而，由于钙化或人工机械瓣膜本身的影响，可能加重 CT 和 MRI 下的伪影，同时，CT 也存在辐射和造影剂相关损害的风险。部分中心已将 CT 和 MRI 用于术中介入治疗，最大程度减少手术时间[12-14]。

---

## 3 瓣周漏的位置

主动脉瓣 PVL 位置是由 TEE 中的短轴切面上的钟表位置所描述的。左冠窦与右冠窦的连接部位为 5 点，右侧与无冠窦之间连接部位为 8 点，而无冠窦和左冠状窦连接部位为 11 点。主动脉瓣 PVL 最可能发生于 7 点到 11 点之间（46%）以及 11 点到 3 点之间的位置（36%）[15]。

---

## 4 瓣周漏的大小

PVL 的大小通常较难评估，通常血流通过漏口比较分散。此外，许多漏口是新月形的，这增加了评估 PVL 大小的难度。目前超声心动图常用于收缩期评估 PVL 漏口的大小。CT 或 MR 评估可以进一步了解漏口的形状和大小[16]，也可以通过球囊的方法进行有创测量，但由于瓣环钙化或漏口边缘锐利，可能导致球囊陷落于瓣周漏处，所以我们并不推荐使用球囊扩张测量的方法。

---

## 5 手术路径

目前 PVL 介入治疗主要有三个路径：经股动脉途径、经房间隔穿刺途径和经心尖途径。

经股动脉逆行途径常用于主动脉瓣瓣周漏或二尖瓣内侧瓣周漏。主动脉瓣瓣周漏是通过一种亲水的 0.889 mm 导丝（例如 Glidewire, Terumo Medical Corp., Somerset, New Jersey）完成的。对于二尖瓣内侧瓣周漏，使用 JR4 或 IM 导管；也可以加用一个 EBU4 导管。一旦导丝通过瓣周漏，导管可沿导丝通过漏口。然后通过超声心动图来测量漏口的大小、位置、形状等。根据漏口的大小和形状选择合适的封堵器、输送鞘及导管。将亲水导丝交换为 Amplatz 的加硬导丝（St. Jude Corporation, Minneapolis, MN, USA）及输送长鞘和指引导管。这时可以用 TEE 来评价瓣周漏的位置，然后将封堵器通过鞘管输送并释放。如果导丝和导管能够通过漏口，而输送鞘无法通过时，此时需要使用经房间隔途径或经心尖途径通过抓捕导丝的方法来建立通路。在建立轨道后，当用力推进导管时，需要用导管（通常使用 5Fr 的 MP）来保护导丝，这对于保护心室内结构尤为重要。

经房间隔路径需要透视和经食管超声心动图的引导（使用 30°、110° 视图），对于二尖瓣 PVL 和复杂的主动脉瓣 PVL 非常有帮助。对于复杂的主动脉瓣 PVL，瓣周漏可通过逆行股动脉途径入路，并通过使用鹅颈圈套器（例如 ev3, Plymouth, MN, USA），将左心房中的导丝抓捕建立通路。

对于主动脉瓣和二尖瓣均是机械心脏瓣膜的情况，通过以上两种方法难以完成，而经心尖途径可以是此类型二尖瓣瓣周漏的有效方法。应用冠状动脉造影来观察冠状动脉的位置（显示左前降支位置以便于左室穿刺）。进行穿刺时，需要 TTE 或透视的指导。放置 4Fr 鞘后给予肝素 100 U/kg。封堵器放置后，心室穿刺位置的安全关闭是同等重要的。可以使用 PDA 封堵器（St. Jude Corporation, Minneapolis, MN, USA）等进行介入封堵[17]。术后用鱼精蛋白来中和肝素。重要的是观察冠状动脉穿孔、心脏压塞和血胸等并发症。可应用经胸超声心动图和胸部 X 线检查来进行随访。

# 6 瓣周漏封堵器的选择

由于目前缺乏专用于瓣周漏的封堵器，常用的替代产品包括 VSD 封堵器、Amplatzer 动脉导管封堵器、房间隔缺损封堵器、Plug 血管塞（St. Jude Corporation, Minneapolis, MN）等相关类型封堵器。其他封堵器包括：弹簧圈、Gianturco-Grifka 血管闭塞装置[18]、CardioSEAL、Rashkind 双面伞封堵器[19]。Occlutech 封堵器是唯一 CE 批准的用于瓣周漏的专用器材。

介入封堵时使用一种能够近似于瓣周漏大小和形状的装置是很重要的。此外，观察有无冠状动脉或机械瓣叶的阻塞是介入技术的关键。有时，置入第一个封堵器后不一定完全合适，必须更换型号或者类型。因此，需要在确定完全封堵效果后再释放封堵器。

封堵器很少能完全填补漏口，因为它们经常不会匹配瓣周漏的大小或形状。为了实现瓣周漏的完全封堵，通常需使用较大或多个器材。这增加了感染风险，也会影响人工瓣膜的活动[20,21]。然而，值得注意的是，对于一个没有外科手术机会的患者，瓣周漏的封堵能够缓解症状，减少溶血，并推迟手术。这种情况需要更多合适的封堵器材来处理瓣周漏。

鉴于此，我们对瓣周漏匹配的封堵器选择提供了一个参考的范例。对于一个小的圆柱形漏口，我们通常使用 AVP Ⅱ。对于一个椭圆形的漏口，首选 AVP Ⅲ 封堵器。对于有明显的角度和小颈部的瓣周漏，需要考虑应用 AVP Ⅳ。这些封堵器的大小选择通常来自于 2D 和 3D 超声心动图测量。血管造影对主动脉瓣 PVL 也很有用，可以用适当的 C 臂角度测量。我们不建议使用外部鞘管大小来测量瓣周漏，因为钙化和扭曲等因素会导致导管跨越瓣周漏变得困难。然而，一旦导管成功地穿过瓣周漏，超声心动图可以用于评估导管旁反流束，偶尔情况下可非常理想地测量瓣周反流量。

---

# 7   主动脉瓣瓣周漏

对于主动脉瓣瓣周漏，首选的手术路径是经股动脉逆行途径。重要的是不仅要确定漏口大小，而且要确定瓣周漏的位置，并且使用 TEE 来确定瓣周漏的时钟位置关系。可使用 JR4, MP 或 Amplatz-1 等导管配合亲水的 0.889 mm 导丝（Glidewire, Terumo Medical Corp., Somerset, New Jersey）来穿过瓣周漏。一旦导丝通过漏口，导管就可沿导丝通过。瓣周漏的大小决定了封堵器的大小，也决定了导引导管或输送长鞘的直径。为了达到这一目的，我们经常使用一种 COOK 鞘（Cook Corporation, Bloomington, IN, USA）。应用 Amplatz 的超硬导丝来交换导管或长鞘。一旦长鞘就位，TEE 就被用来监视反流束的周期性变化。继而选择一个适当的封堵器，并在释放之前对其应用 TEE 进行评估。但是要注意，如果该患者存在影响机械瓣膜或者冠状动脉阻塞等情况，需要立即移除封堵器。

由于瓣周漏的形态曲折或不规则（通常是由钙或纤维组织引起），在手术过程中可能会出现各种各样的问题。如果导丝穿过瓣周漏，但导管/鞘管通过困难时，可以使用较小的导管/鞘管。如果根据超声心动图测量需要大的导管，这时需要更强的支持，可以通过建立一个轨道来实现——通过经房间隔通路或经心尖通路，将导丝从左心室心尖处牵拉出来。图 4.1 和图 4.2 显示了主动脉瓣 PVL 封堵示例。

　　一旦封堵器就位，排除封堵器的并发症是很重要的。应该对人工主动脉瓣进行评估，最好是通过超声心动图和透视检查，以确保瓣叶运动不受影响（图 4.1，4.2）。如果封堵器位于左和右冠窦的区域，则应通过选择性血管造影术或 TEE 来显示冠状动脉的通畅性。如果该装置位于无冠窦的区域，应评估二尖瓣前瓣是否受到影响。

　　封堵器放置成功的标准包括减少主动脉瓣反流和患者症状的改善。如果出现症状，可以在 6 个月或更早的时候应用 TTE 进行定期随访。对于溶血患者，也应检查游离血红蛋白 / 红细胞压积水平。

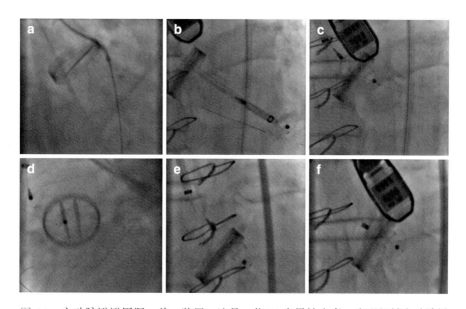

图 4.1　主动脉瓣瓣周漏，单一装置。这是一位 74 岁男性患者，出现机械主动脉瓣瓣周漏。瓣周漏位于无冠窦区，呈偏心形态，在超声心动图上测量大小为 10 mm × 3 mm。建立右股动脉通路，放置 5Fr 鞘。使用 5Fr AL1 导引导管和 Terumo 亲水性 0.889 mm 导丝以逆行方式穿过瓣周漏（a）。交换以 Amplatz 超硬导丝和 7Fr Cook 鞘并放置在左心室（b）。应用 0.356 mm Ironman 导丝通过瓣周漏进入左心室的通路保护。尝试用 10 mm PDA 封堵器装置，但未能成功封堵缺口（c），移除该封堵器后保留 0.356 mm 导丝（d）。应用 4Fr 125 cm JR4 导管同轴放置在输送鞘内，并穿过瓣周漏（未显示）重新建立通路。然后在瓣周漏（e）上放置一个 12/3 mm 的 AVP Ⅲ 封堵器装置。经超声心动图检查显示少量残余分流，机械瓣膜功能良好，释放装置（f）

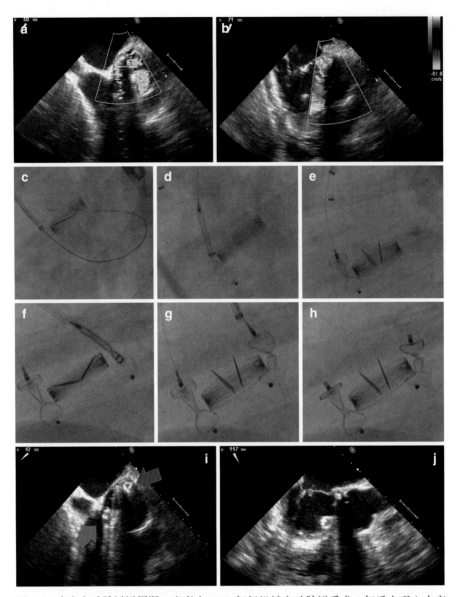

图 4.2 多发主动脉瓣瓣周漏。患者在 2008 年行机械主动脉瓣手术 4 年后出现心力衰竭和严重反流症状。在左冠窦区有一个 5 mm×11 mm 的 PVL，无冠窦区有一个 5 mm×8 mm 的 PVL（a，b）。使用 5Fr MP 导管和 0.889 mm 亲水性导丝穿过无冠窦的瓣周漏。然后通过 Amplatz ES 0.889 mm 导丝（c）交换 10 Fr Cook Shuttle 长鞘。通过长鞘输送一个 5 mm×14 mm 的 AVP Ⅲ（d），并释放（e）。通过对侧股动脉途径也获得相似的通路，并使用类似的技术穿过左冠窦附近的瓣周漏，置入一个 5 mm×14 mm 的 AVP Ⅲ封堵器（f~h）。42° 和 117° 的超声心动图随访显示无冠窦（绿色箭头）和左冠窦（红箭头）（i，j）区域封堵器位置良好。而主动脉瓣和二尖瓣均在 TEE 上活动良好

# 8　并发症

瓣周漏[17]可引起多种并发症。穿刺部位并发症发生率为0.7%~4%。人工瓣膜干扰的发生率为3.5%和5%。其他并发症包括中风、心内膜炎、术后溶血和封堵器侵蚀。0.7%~2%的患者需要急诊心脏手术，死亡率为1.4%~2%。有一组报道称，经皮PVL封堵30天的主要并发症（死亡、心肌梗死、卒中、大出血和急诊手术）发生率为8.7%[17]。

从主动脉途径置入的封堵器可以移位到其他部位，较大封堵器通常不会游走到颅内血管，而是常出现在髂动脉分支。在二尖瓣瓣周漏封堵导致栓塞时也是如此，另外封堵器也可能会被卡在左心室流出道中，这种情况下往往需要外科手术。

术后溶血，这在封堵器完全内皮化后就会恢复。这一过程可能需要6个月的时间。

# 9　长期的结果

Kliger等[17]所定义的技术成功，是指在没有明显的残余反流或人工瓣膜故障的情况下，正确地封堵瓣周漏。临床成功指的是改善NYHA心功能分级至少一个等级和/或改善机械性溶血。文献有两个大的临床病例报道，分别为57个[12]和141个[22]PVL。技术成功率从77%到86%，临床成功率从67%到77%。Ruiz等人[12]长期报道随访6、12、18个月，临床成功率分别为91.9%、89.2%和86.5%。Sorajja等[23]发现PVL关闭后1~2年生存率为70%~75%，3年预估生存率为64.5%。

> **结　论**
>
> 瓣周漏的治疗需要完善术前影像学检查、合理规划手术方式以及选择个性化方案。通过技术和封堵器的合理选择，可以在技术和临床应用上取得成功。对于符合适应证的病例，介入封堵治疗已成为首选的方法。

## 参考文献

［1］VONGPATANASIN W, HILLIS L D, LANGE R A. Prosthetic heart valves. N Engl J Med. 1996;335:407–416.

［2］HAMMERMEISTER K, SETHI G K, HENDERSON W G, GROVER F L, Oprian C, Rahimtoola S H. Outcomes 15 years after valve replacement with a mechanical versus a bioprosthetic valve: final report of the Veterans Affairs randomized trial. J Am Coll Cardiol. 2000;36:1152–1158.

［3］IONESCU A, FRASER A G, BUTCHART E G. Prevalence and clinical significance of incidental para-prosthetic valvar regurgitation: a prospective study using transoesophageal echocardiography. Heart.

2003;89:1316–1321.

[ 4 ] GENONI M, FRANZEN D, VOGT P, et al. Paravalvular leakage after mitral valve replacement: improved long-term survival with aggressive surgery? Eur J Cardiothorac Surg. 2000;17:14–19.

[ 5 ] DE CICCO G, RUSSO C, MOREO A, et al. Mitral valve periprosthetic leakage: anatomical observations in 135 patients from a multicentre study. Eur J Cardiothorac Surg. 2006;30:887–891.

[ 6 ] RALLIDIS L S, MOYSSAKIS I E, IKONOMIDIS I, NIHOYANNOPOULOS P. Natural history of early aortic paraprosthetic regurgitation: a five-year follow-up. Am Heart J. 1999;138:351–357.

[ 7 ] PATE G E, AL ZUBAIDI A, CHANDAVIMOL M, THOMPSON C R, MUNT B I, WEBB J G. Percutaneous closure of prosthetic paravalvular leaks: case series and review. Catheter Cardiovasc Interv. 2006;68:528–533.

[ 8 ] DAVILA-ROMAN V G, WAGGONER A D, KENNARD E D, et al. Prevalence and severity of paravalvular regurgitation in the artificial valve endocarditis reduction trial (AVERT) echocardiography study. J Am Coll Cardiol. 2004;44:1467–1472.

[ 9 ] ECHEVARRIA J R, BERNAL J M, RABASA J M, MORALES D, REVILLA Y, REVUELTA J M. Reoperation for bioprosthetic valve dysfunction. A decade of clinical experience. Eur J Cardiothorac Surg. 1991;5:523–526. discussion 7.

[ 10 ] CASSELMAN F P, LA MEIR M, JEANMART H, et al. Endoscopic mitral and tricuspid valve surgery after previous cardiac surgery. Circulation. 2007;116:I270–275.

[ 11 ] ZOGHBI W A. New recommendations for evaluation of prosthetic valves with echocardiography and doppler ultrasound. Methodist Debakey Cardiovasc J. 2010;6:20–26.

[ 12 ] RUIZ C E, JELNIN V, KRONZON I, et al. Clinical outcomes in patients undergoing percutaneous closure of periprosthetic paravalvular leaks. J Am Coll Cardiol. 2011;58:2210–2217.

[ 13 ] JELNIN V, CO J, MUNEER B, SWAMINATHAN B, TOSKA S, RUIZ C E. Three dimensional CT angiog- raphy for patients with congenital heart disease: scanning protocol for pediatric patients. Catheter Cardiovasc Interv. 2006;67:120–126.

[ 14 ] JELNIN V, DUDIY Y, EINHORN B N, KRONZON I, COHEN H A, RUIZ C E. Clinical experience with percutaneous left ventricular transapical access for interventions in structural heart defects a safe access and secure exit. JACC Cardiovasc Interv. 2011;4:868–874.

[ 15 ] KRISHNASWAMY A, KAPADIA S R, TUZCU E M. Percutaneous paravalvular leak closure – imaging, techniques and outcomes. Circ J. 2013;77:19–27.

[ 16 ] RUIZ C E, COHEN H, VALLE-FERNANDEZ R D, JELNIN V, PERK G, KRONZON I. Closure of prosthetic paravalvular leaks: a long way to go. Eur Heart J Suppl. 2010;12:E52–62.

[ 17 ] KLIGER C, EIROS R, ISASTI G, et al. Review of surgical prosthetic paravalvular leaks: diagnosis and catheter-based closure. Eur Heart J. 2013;34:638–649.

[ 18 ] EISENHAUER A C, PIEMONTE T C, WATSON P S. Closure of prosthetic paravalvular mitral regurgita tion with the Gianturco-Grifka vascular occlusion device. Catheter Cardiovasc Interv. 2001;54:234–238.

[ 19 ] ZAMORANO J L, BADANO L P, BRUCE C, et al. EAE/ASE recommendations for the use of echocar- diography in new transcatheter interventions for valvular heart disease. Eur Heart J. 2011;32:2189–2214.

[ 20 ] MERIN O, BITRAN D, FINK D, ASHER E, SILBERMAN S. Mechanical valve obstruction caused by an occlusion device. J Thorac Cardiovasc Surg. 2007;133:806–807.

[ 21 ] GARCIA-VILLARREAL O A. Amplatzer devices are not geometrically adapted to close paravalvular leaks. Ann Thorac Surg. 2013;95:774.

[ 22 ] SORAJJA P, CABALKA A K, HAGLER D J, RIHAL C S. Percutaneous repair of paravalvular prosthetic regurgitation: acute and 30-day outcomes in 115 patients. Circ Cardiovasc Interv. 2011;4:314–321.

[ 23 ] SORAJJA P, CABALKA A K, HAGLER D J, RIHAL C S. Long-term follow-up of percutaneous repair of paravalvular prosthetic regurgitation. J Am Coll Cardiol. 2011;58:2218–2224.

## 第5章

# 导管室复杂病例及并发症（一）

编者　Neil Ruparelia, Azeem Latib, Antonio Colombo　译者　王媛　Misbahul Ferdous

## 1 临床资料

女性患者，81岁，因"急性心衰"由急诊转至心脏团队。患者3年前行冠状动脉旁路移植术（大隐静脉—左钝缘支血管桥），并行二尖瓣置换术（25 mm Mosaic valve, Medtronic, Minnesota, USA）、主动脉瓣置换术（25 mm Epic valve, St. Jude, Minnesota, USA），术后恢复良好。术后2年，患者突发细菌性心内膜炎侵犯人工主动脉瓣，经过长时程青霉素、庆大霉素药物治疗后好转，但遗留无症状性中度主动脉瓣关闭不全。

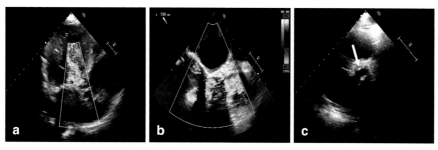

图5.1　主动脉瓣评估。经胸超声示人工主动脉瓣膜功能异常伴重度主动脉瓣反流（a），经食管超声确认（b）。经胸超声短轴切面示可移动钙化团块（箭头所示）（c）

此次入院（心内膜炎后1年），急性期给予患者静脉利尿及倍他乐克、血管紧张素转换酶抑制剂、保钾利尿药的对症药物治疗。患者病情稳定后，行经胸心脏超声检查，结果显示人工瓣膜瓣叶穿孔致重度中心性主动脉瓣反流，伴中到重度主动脉瓣狭窄（平均压差：37mmHg）（图5.1 a,b）。此外，超声结果提示可移动性钙化人工瓣膜附着物（图5.1c）。左心室射血分数50%，左心室舒张末期内径61 mm，收缩末期内径42 mm，肺动脉压65 mmHg。

鉴于该患者急诊入院时处于心脏失代偿期，伴有人工瓣膜功能异常，该病例于心脏团队会议上讨论。患者外科手术高危（Logistic EuroSCORE评分21%；STS评分11.33%），故考虑行经导管主动脉瓣置换术最佳。

## 2 患者检查

患者进一步行旨在辅助手术计划制定的相关检查。血常规检查示血红蛋白、血小板计数未见异常。生化检查示肾功能、肝功能正常，未提示炎症。颈动脉超声检查、肺功能检查等未见异常。

CT检查示人工瓣膜瓣环内径为16.5 mm（图5.2a,b），同时呈现左室流出道解剖学结构（图5.2c）及二尖瓣位置（图5.2d）。左冠状动脉开口高度12 mm，右冠状动脉开口高度14 mm。周围血管评估示右入路最小管径6.1 mm，左入路最小管径5.7 mm，双侧不伴显著钙化或迂曲。

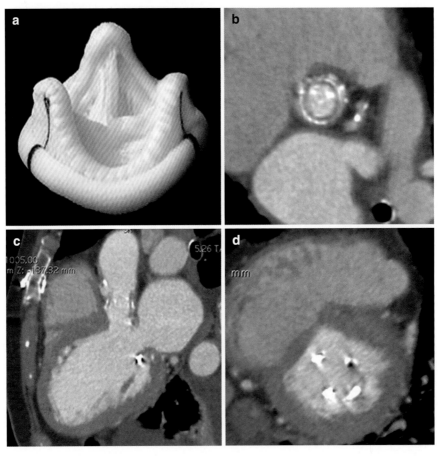

图5.2 CT检查。St.Jude Epic人工主动脉瓣膜（a）；人工瓣膜（b）、左室流出道（c）、二尖瓣（d）的CT影像

## 3　考虑因素

决定最佳手术策略的待考虑因素包括：

- 入路选择
- 对伴有重度主动脉瓣反流的患者，行瓣中瓣操作的器械选择
- 既往人工二尖瓣瓣膜置换患者的器械选择
- 对存在既往心内膜炎致人工主动脉瓣可移动钙化附着物的患者，需采用脑保护装置

## 4　手术策略制定

### 4.1　入路选择

股动脉入路为现阶段默认入路，该入路优点如下：镇静下操作可行，操作及恢复时间短等[1,2]。基于经导管主动脉瓣输送装置的优化革新，现股动脉入路最小管径推荐为 >5.5 mm。本例患者具备良好股动脉解剖学条件，故选择股动脉入路方式。

### 4.2　瓣中瓣操作

外科二次开胸主动脉瓣置换术死亡率约为 5%[3]，在合并症较多的高龄患者中甚至可高达 20%[4]。瓣中瓣全球注册研究[5]已证实外科人工瓣膜衰败后行 TAVI 的可行性，研究显示手术成功率为 93%，术后 30 天死亡率 8.4%。本例患者 25 mm Medtronic Epic 瓣膜瓣环内径 17 mm，符合经导管瓣中瓣治疗的内径要求。

### 4.3　器械选择

正确的器械选择对于经导管主动脉置入术的成功至关重要。鉴于下述要点，该步骤对于本例患者尤为关键：

（1）瓣中瓣操作相关冠脉闭塞风险较高[5]。

（2）已有的人工二尖瓣瓣膜增加了经导管主动脉瓣置入瓣膜最佳定位确定的难度。

（3）人工瓣膜内径较小，经导管瓣膜置入后存在压差较高可能[5]。

鉴于上述要点，我们选择使用 Medtronic Evolut R 23 mm 瓣膜。首先，瓣膜设计颈

缩区域降低冠脉闭塞风险。其次，不同于其他瓣膜（例如 Portico 瓣膜），CoreValve 瓣环上释放，使瓣中瓣经导管瓣膜置入术后压差较低[6]。再次，考虑存在人工二尖瓣瓣膜，我们担忧瓣膜首次释放难以达到最佳定位位置[7]。Evolut R 瓣膜为规避非最佳瓣膜位置或冠脉闭塞发生，而具备的可再次释放及完全收回鞘管内设计，对于该例患者尤为适合。

### 4.4 脑保护装置

TAVI 术后 1 年中风发生率达 5%~7%[8]，MRI 检查示 80% 患者伴无症状性脑损伤[9]。脑保护装置有益于降低术后上述相关事件发生率，且近年备受关注。一项近期研究证实采用 Claret 血栓保护装置（Claret Medical, Santa Rosa, California, USA）可降低 TAVI 术后缺血损伤体积[10]，次研究结果临床应用尚未明确。考虑到存在附着于人工瓣膜的可移动钙化团块，该患者应用脑保护装置，有降低瓣膜置入后血栓事件风险可能，但该装置不能有效保护左椎动脉。

综上，基于后续检查及患者特异性要素，团队决定对该患者行股动脉入路置入 23 mm Medtronic Evolut R 瓣膜，并使用 CLARET 脑部血栓保护装置。

---

## 5 手术过程

手术采用局麻伴镇静的麻醉方式，采用股动脉入路。造影下建立左侧股动脉入路，对侧股动脉穿刺前于对侧股动脉置入 0.457 mm 导丝，旨在出现血管并发症时用于观察动脉情况。置入两侧血管闭合装置 ProGlide（Abbott Vascular, Santa Clara, California, USA）后，通过右侧桡动脉入路置入 CLARET 脑保护装置（图 5.3）。

Amplatz 导管及直头 0.889 mm 导丝辅助完成跨瓣后，导丝更换为 Amplatz Super Stiff 导丝（BostonScientific, Natick, MA, USA），抵于左室心尖处。造影示重度主动脉瓣反流（图 5.4a），有创血流动力学监测示左室压力与主动脉舒张压基本持平，同样确认重度主动脉瓣反流（图 5.4b）。

由右侧股动脉入路置入 14 French Medtronic Evolut R 股动脉输送系统，经 Amplatz Supper Stiff 导丝引导完成跨过外科瓣膜。瓣膜部分脱出鞘管时，造影示瓣膜位置过低（图 5.4），因此瓣膜回收入鞘，再次释放到较高且更为适宜位置。

最终造影结果良好且未见主动脉瓣反流（图 5.5a），血流动力学改善（图 5.5b）。体表心电图未见新发传导阻滞。经胸超声心电图示 TAVI 瓣膜功能良好，平均压差 19 mmHg（图 5.6a）。移除 CLARET 脑保护装置后，筛网未见小碎片（图 5.6b）。移除股动脉鞘管，双侧使用 ProGlide 装置闭合入路。

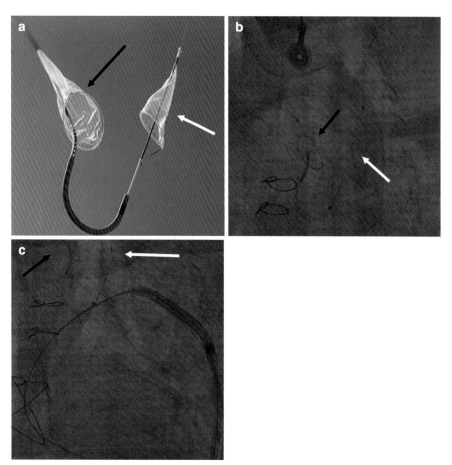

图 5.3　Claret 脑栓塞保护装置。Claret 脑栓塞保护装置（a）的近端筛网（黑色箭头）及远端筛网（白色箭头）。透视下示 Claret 脑栓塞保护装置的近端筛网（黑色箭头）及远端筛网（白色箭头，b）。透视下瓣膜置入时脑保护装置的最终位置（c）

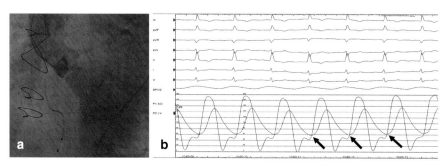

图 5.4　主动脉瓣反流评估。主动脉造影示重度主动脉瓣反流（a）。侵入性血流动力学评估示舒张末期两侧压力基本持平（黑色箭头），确认重度主动脉瓣反流存在（b）

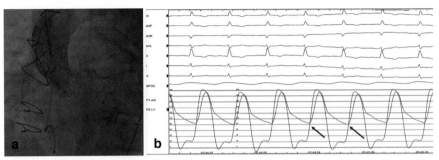

图 5.5　最终结果。最终造影结果显示效果良好，未见冠脉闭塞或主动脉瓣反流（a）；血流动力学亦改善（b）

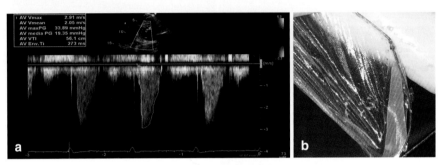

图 5.6　最终超声及术后筛网。术后即刻经胸超声检查示主动脉瓣平均压差 19 mmHg（a），未见主动脉瓣反流。去除 Claret 脑保护装置后，筛网上未见碎片（b）

## 6　术后流程及随访

术后患者转回病房。患者恢复良好，术后 4 日出院。术后 1 个月随访，经胸超声显示 TAVI 瓣膜功能良好，患者症状显著改善（NYHA Ⅰ级）。

### 小　结

本例挑战性病例强调了细致考量手术操作各技术层面及预估可能发生情况的重要性。借助术前相关临床评估及影像学检查，我们可制订包括正确瓣膜型号选择、辅助器械选取在内的细致手术计划，这些都将有益于获得良好手术结果。

### 参考文献

[ 1 ] WIEGERINCK E M, BOERLAGE-VAN DIJK K, KOCH K T, YONG Z Y, VIS M M, PLANKEN R N, EBERL S, DE MOL B A, PIEK J J, TIJSSEN J G, BAAN JR J. Towards minimally invasiveness: transcatheter aortic valve implantation under local analgesia exclusively. Int J Cardiol. 2014;176:1050–1052.

[2] DURAND E, BORZ B, GODIN M, TRON C, LITZLER P Y, BESSOU J P, BEJAR K, FRACCARO C, SANCHEZ-GIRON C, DACHER J N, BAUER F, CRIBIER A, ELTCHANINOFF H. Transfemoral aortic valve replacement with the Edwards SAPIEN and Edwards SAPIEN XT prosthesis using exclusively local anesthesia and fluoroscopic guidance: feasibility and 30-day outcomes. J Am Coll Cardiol Intv. 2012;5:461–467.

[3] CHRISTIANSEN S, SCHMID M, AUTSCHBACH R. Perioperative risk of redo aortic valve replacement. Ann Thorac Cardiovasc Surg Off J Assoc Thorac Cardiovasc Surg. 2009;15:105–110.

[4] VOGT P R, BRUNNER-LAROCCA H, SIDLER P, ZUND G, TRUNIGER K, LACHAT M, TURINA J, TURINA M I. Reoperative surgery for degenerated aortic bioprostheses: predictors for emergency surgery and reoperative mortality. Eur J Cardio Thorac Surg Off J Eur Assoc Cardiothorac Surg.2000;17:134–139.

[5] DVIR D, WEBB J, BRECKER S, BLEIZIFFER S, HILDICK-SMITH D, COLOMBO A, DESCOUTURES F, HENGSTENBERG C, MOAT N E, BEKEREDJIAN R, NAPODANO M, TESTA L, LEFEVRE T, GUETTA V, NISSEN H, HERNANDEZ J M, ROY D, TELES R C, SEGEV A, DUMONTEIL N, FIORINA C, GOTZMANN M, TCHETCHE D, ABDEL-WAHAB M, DE MARCO F, BAUMBACH A, LABORDE J C, KORNOWSKI R. Transcatheter aortic valve replacement for degenerative bioprosthetic surgical valves: results from the global valve-in-valve registry. Circulation. 2012;126:2335–2344.

[6] AZADANI A N, JAUSSAUD N, MATTHEWS P B, GE L, GUY T S, CHUTER T A, TSENG E E. Valve-in-valve implantation using a novel supravalvular transcatheter aortic valve: proof of concept. Ann Thorac Surg. 2009;88:1864–1869.

[7] SOON J L, YE J, LICHTENSTEIN S V, WOOD D, WEBB J G, CHEUNG A. Transapical transcatheter aortic valve implantation in the presence of a mitral prosthesis. J Am Coll Cardiol. 2011;58:715–721.

[8] SMITH C R, LEON M B, MACK M J, MILLER D C, MOSES J W, SVENSSON L G, TUZCU E M, WEBB J G, FONTANA G P, MAKKAR R R, WILLIAMS M, DEWEY T, KAPADIA S, BABALIAROS V, THOURANI V H, CORSO P, PICHARD A D, BAVARIA J E, HERRMANN H C, AKIN J J, ANDERSON W N, WANG D, POCOCK S J, INVESTIGATORS P T. Transcatheter versus surgical aortic-valve replacement in high-risk patients. N Engl J Med. 2011;364:2187–2198.

[9] KAHLERT P, KNIPP S C, SCHLAMANN M, THIELMANN M, AL-RASHID F, WEBER M, JOHANSSON U, WENDT D, JAKOB H G, FORSTING M, SACK S, ERBEL R, EGGEBRECHT H. Silent and apparent cerebral ischemia after percutaneous transfemoral aortic valve implantation: a diffusion-weighted magnetic resonance imaging study. Circulation. 2010;121:870–878.

[10] HAUSSIG S, MANGNER N, DWYER M G, LEHMKUHL L, LUCKE C, WOITEK F, HOLZHEY D M, MOHR F W, GUTBERLET M, ZIVADINOV R, SCHULER G, LINKE A. JAMA. 2016;316(6):592–601.

[11] BUCHANAN G L, CHIEFFO A, MONTORFANO M, MACCAGNI D, MAISANO F, LATIB A, COVELLO R D, GRIMALDI A, ALFIERI O, COLOMBO A. A "modified crossover technique" for vascular access management in high-risk patients undergoing transfemoral transcatheter aortic valve implantation.Catheter Cardiovasc Interv Off J Soc Cardiac Angiography Interv. 2013;81:579–583.

## 第6章

# 导管室复杂病例和并发症（二）：经导管主动脉瓣置入术中瓣环及左室流出道破裂

编者　Salvatore Sacc à , Tomoyuki Umemoto, Andrea Pacchioni, Bernhard Reimers
译者　赵振燕

## 1　简介

对于外科主动脉瓣置换手术（SAVR）风险高的患者，经导管主动脉瓣置入（TAVI）是一项替代治疗。手术并发症不仅包括血管损伤，还有一系列可能危及生命的并发症：如脑卒中、传导阻滞、冠状动脉堵塞、置入物移位、心脏穿孔、二尖瓣损伤、瓣环或瓣根破裂。其中，瓣环或瓣根断裂可能导致灾难性后果[1]。

## 2　病例

一例 85 岁女性患者因慢性心衰进行性加重来诊。经食管超声显示主动脉瓣重度狭窄并左室收缩功能减低（主动脉瓣口面积 0.6 $cm^2/m^2$，LVEF 40%）。患者既往有慢性阻塞性肺病和慢性肾衰。由于外科手术风险高（EuroSCORE 20%），心脏治疗组建议患者行 TAVI。

## 3　手术操作过程

CTA 显示主动脉瓣环直径为 21×26 mm，周长 76.9 mm，面积 458 $mm^2$（图 6.1）。可应用 23 mm 或 26 mm EDWARDS Sapien XT。于左侧股总动脉置入 6F 导引鞘管，猪尾导管放置在右侧股总动脉。造影指引下于右侧股总动脉置入 10F Prostar（Abbott Vascular）及 10F 导引鞘管。为预防 18F 鞘管置入或缝合后股总动脉闭塞或狭窄，将 V-18 导丝（Boston Scientific）经左侧股总动脉预置于右侧股浅动脉。全身肝素化（75

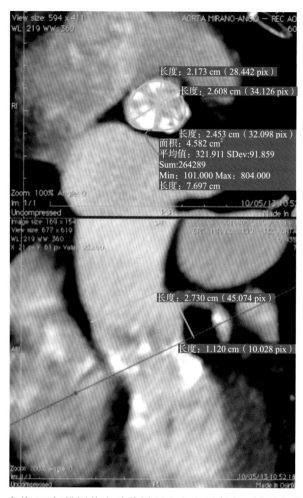

图 6.1 术前 CT 扫描评价主动脉瓣环和左主干高度，瓣环大小适合在
Edwards Sapien 23 mm 和 26 mm 之间。左心室流出道可见清晰的巨大钙化

UI/kg）后，猪尾导管置于主动脉根部，经静脉置入临时起搏器。经 Amplatz（Boston
Scientific）超硬导丝将 10F 鞘更换为 18F 鞘，常规左室置管，经猪尾导管置入 Amplatz
（Boston Scientific）超硬导丝。23 mm 球囊（NuMed AB Medica, Italy）行主动脉瓣成形，
并再次测量瓣环大小（图 6.2）。选择 26 mm Sapien XT 人工瓣膜，以 24 mL 球囊扩张
放置于主动脉瓣（图 6.3），扩张后血流动力学崩溃。行心脏按压同时，主动脉弓造影
显示心包造影剂渗出（图 6.4）。立刻行心包穿刺及穿刺引流，穿刺引流后血流动力学
轻度改善，用左 6Fr Amplatz 1.0 导引导管行造影发现主动脉瓣环及左室流出道破裂（图
6.5），此时可以行外科修补，但患者血流动力学不稳定。另外由于破裂孔可能比较小，
我们决定行弹簧圈栓塞。经静脉应用肾上腺素及回输穿刺引流血液（1 000 mL）后，
血流动力学稳定，无需心肺支持。随后行弹簧圈栓塞：左室 6Fr Amplatz 1.0 导引导管

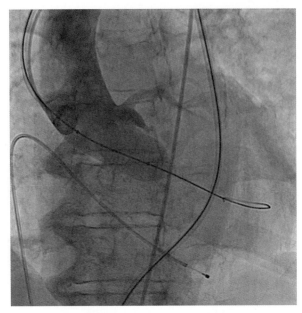

图 6.2　在球囊瓣膜成形术中用 23 mm 球囊再次检查瓣环大小，它看起来很小，所以首选 26 mm 的瓣膜

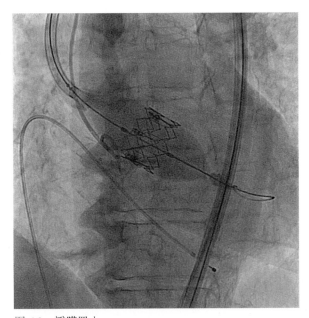

图 6.3　瓣膜置入

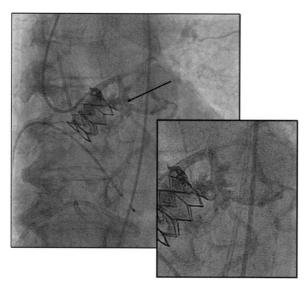

图 6.4　主动脉造影显示造影剂进入心包间隙（黑箭头）

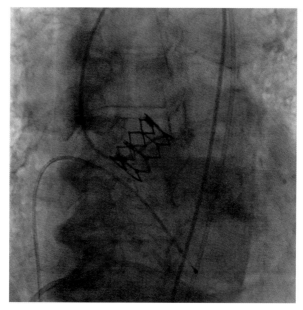

图 6.5　用左 6Fr Amplatz 1.0 导引导管在心包行选择性
导管插入术，注入造影剂

置于破裂口，小剂量造影剂明确瓣环及流出道破裂位置；微导管 PROGREAT（Terumo）
置于破裂口内，经微导管在心包内释放 VORTEX 弹簧圈（图 6.6）。多个弹簧圈释放后，
主动脉造影及左室造影显示，出血完全止住（图 6.7）。术后患者转至监护室，行气管
插管而后气管切开。患者神志清楚，人工瓣膜置入有效。不幸的是，患者出现急性肾
衰竭，于入院 27 天死于支气管镜后肺内大出血。

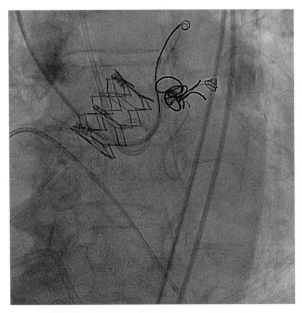

图 6.6　经左 Amplatz 导引导管在心包腔内弹簧圈栓塞

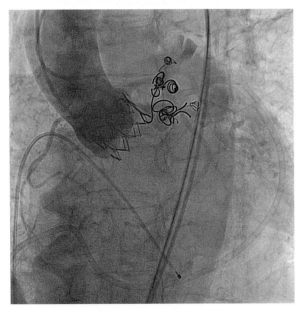

图 6.7　最后血管造影显示破裂口被完整密封

## 4　讨论

经导管主动脉瓣置入术的血管并发症很常见（有报道 22%）[2]。灾难性并发症如瓣环或主动脉根部破裂很少见，文献报道发生率为 0.6%~4.2%[1,3~5]。瓣环或主动脉根部破裂即刻会出现心脏压塞及血流动力学崩溃。

总结本病例，导致主动脉瓣环及左室流出道破裂的因素可能为：

- 所选的人工瓣膜比实际瓣环直径大。术后再次严格测量，我们意识到可能高估了瓣环周长及直径，更小的瓣膜（Edwards Sapien XT 23 mm）可能更合适（图6.8，6.9）。
- 巨大的主动脉钙化。CTA 长轴及短轴切面均可见瓣膜下大段钙化。对比破裂后造影，破裂口在钙化斑块周围。

对于这种瓣膜下钙化严重的患者我们应该如何处理？自膨胀人工瓣膜可能是一种解决方案，虽然瓣周漏可能发生，由于主动脉反流可能导致更严重的结局。

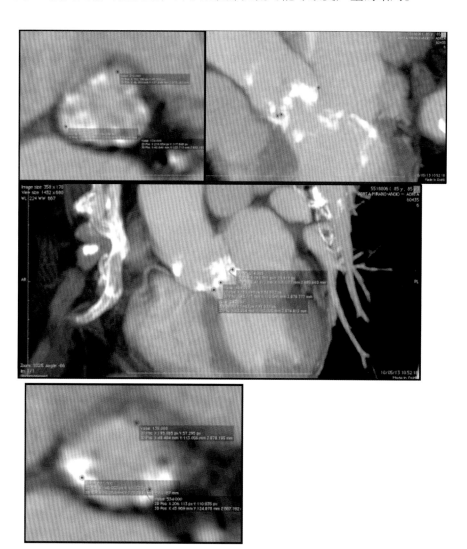

图 6.8 TAVI 术后的瓣环大小重新评估；第一次评估时显示错误的测量结果，当瓣环被正确测量时，代表每个瓣叶部最低点的蓝点应该在同一平面上

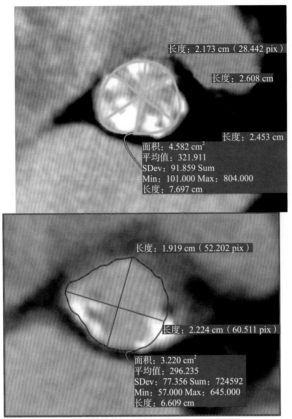

图 6.9 经过正确测量，瓣环尺寸变小，可以选择 23 mm 的瓣膜

　　关键是多途径测量瓣环（CTA 及经食管超声），精确选择人工瓣膜型号。

　　一旦瓣环或主动脉根部破裂，首先要关注血流动力学的稳定，应用正性肌力药物、心包穿刺等，必要时行心肺体外循环支持，然后造影严密观察损伤部位。如果血流动力学稳定可以行外科修补手术。如果即将出现灾难性后果，应尝试经皮介入治疗。

　　这是首例经弹簧圈栓塞治疗主动脉瓣环和主动脉根部破裂的成功案例。当然，也可能出现血栓栓塞或弹簧圈移位等并发症，但弹簧圈栓塞很可能有效。

　　总之，为避免并发症，应谨记：

- 应用多模式影像检查（CTA 和 TEE）选择合适的人工瓣膜。
- 主动脉瓣周巨大斑块和窦管交界区狭窄者瓣环或主动脉弓破裂风险高。

## 参考文献

[1] BARBANTI M, YANG T H, RODÈS CABAU J, et al. Anatomical and procedural features associated with aortic root rupture during balloon-expandable transcatheter aortic valve replacement.Circulation. 2013;128(3):244–53. doi:10.1161/CIRCULATIONAHA.113.002947.

[2] PERRIN N, et al. Management of vascular complications following transcatheter aortic valve implantation. Arch Cardiovasc Dis. 2015;108:491–501.

［3］GERHARD S, et al. Ruptures of the device landing zone in patients undergoing transcatheter aortic valve implantation: an analysis of TAVR Karlsruhe（TAVRK） patients. Clin Res Cardiol. 2014;103(11):912–920.

［4］HAYASHIDA K, et al. Potential mechanism of annulus rupture during transcatheter aortic valve implantation. Catheter Cardiovasc Interv. 2013;82(5):E724–726.

［5］ZHAO Q M, et al. Procedural results and 30-day clinical events analysis following Edwards transcatheter aortic valve implantation in 48 consecutive patients: initial experience. Chin MedJ（ Engl ）. 2012;125(16):2807–2810.

## 第7章

# 导管室复杂病例及并发症（三）：术前准备的重要性

编者　Chiara Fraccaro, Luca Nai Fovino, Giuseppe Tarantini　译者　李　捷

## 1　病史

76 岁的男性患者因严重症状性退行性主动脉瓣狭窄转诊到心脏团队进行评估。既往病史包括：高血压、吸烟、慢性阻塞性肺病、2 型糖尿病合并视网膜病变、冠状动脉多支病变并于左冠状动脉行介入血运重建，左心室射血分数正常。此外，他因外周血管疾病曾行双侧腘动脉经皮腔内血管成形术。患者轻度劳力活动即出现呼吸困难症状（NYHA Ⅲ级）。经评估为传统主动脉瓣换瓣手术高危患者（logistic EuroSCORE 15.80%，EuroSCORE Ⅱ 1.59%，STS 评分发病率 / 死亡率 20.95%），因此计划行 TAVI。

## 2　诊疗计划

三维 CT 测量主动脉瓣环：最大瓣环直径 28.5 mm，最小瓣环直径 22.5 mm，平均瓣环直径 26 mm，周长 79 mm，面积 4.65 cm$^2$（直径 24.33 mm）。根据公司的建议，选择 26 mm 的 Edwards Sapien 3 瓣膜。此外，CT 扫描（图 7.1a~c）显示的髂—股动脉广泛钙化，无明显迂曲。髂—股动脉最小直径为 6.0 mm（右）和 4.8 mm（左）。虽然没有明确的狭窄存在，但双侧入路都不具有足够大的直径以允许大血管鞘通过。然而，我们通过血管造影和 CT 扫描仔细分析解剖特征后，认为该患者先行右侧股总动脉（CFA）血管成形术后可以通过微创经股动脉路径进行 TAVI。

## 3　手术过程

在局部麻醉和轻度镇静下，先进行右侧股总动脉及髂外动脉血管成形术。从对侧腹股沟入路，使用导丝通过技术将导丝置于股浅动脉（SFA）后进行球囊扩张（Mustang球囊扩张导管 8 mm × 40 mm，9 mm × 30 mm 和 10 mm × 30 mm，Boston Scientifc，US）。在复查血管造影时，右侧髂动脉可见造影剂外渗，随后置入两个覆膜支架（Advanta 8 mm × 38 mm，Rastatt，德国）（图 7.2）。

X 线引导下穿刺股浅动脉建立右侧动脉入路。用 9F 血管鞘预处理后，使用预缝合技术，换入 10F ProStar XL 缝合装置（Abbott Vascular Devices），留下缝线后取出针芯。加硬导丝置入左心室后，置入 16F 输送鞘（Edwards eSheath）。使用 23 mm 球囊预扩张瓣膜后，在右室快速起搏下置入 26 mm 的 Edwards Sapien 3 瓣膜。然后移除血管鞘，

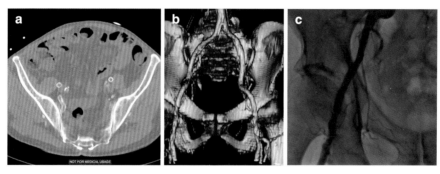

图 7.1　术前多手段影像评估血管入路情况。CT 显示广泛的髂—股动脉钙化（a、b），血管造影无明显狭窄（c）

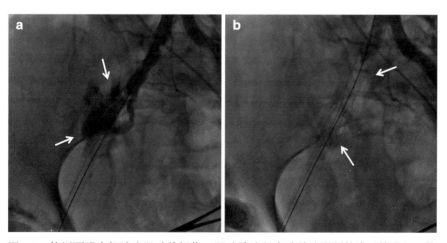

图 7.2　使用覆膜支架治疗股动脉损伤。股动脉途径穿孔并造影剂外渗（箭头），使用覆膜支架闭合穿孔处（箭头）

收紧 Prostar 的预埋缝合线。经对侧血管造影发现血管入路存在造影剂外渗（图 7.3）。因此，沿先前置于远端股浅动脉中的导丝，于股浅动脉置入覆膜支架。最终血管造影证实没有残余造影剂外渗。在出院前，血管 CT 扫描显示支架完全通畅并且完全覆盖原出血点（图 7.4）。

## 4 病例分析

血管并发症如髂股夹层和穿孔，穿刺部位狭窄、血栓、闭塞，动脉撕脱，假性动脉瘤，经皮缝合失败，穿刺部位出血和感染仍然是经股动脉 TAVI 的主要问题。主要的 VARC 血管并发症对病死率具有重要影响。其发生率从 PARTNER 试验中的 16%（使用 22F 和 24F 输送系统）[1] 至 SOURCE XT 注册研究的 6%（使用 18F 和 19F 鞘）[2]。外周动脉疾病的高发病率以及手术时必要的抗血栓治疗进一步增加了患者的风险。根据现有文献，这些并发症主要预测因素包括：小血管尺寸、中度或重度髂—股动脉钙化以及中心经验不足[3-5]。因此，术前运用血管造影和 CT 扫描对入路部位进行充分的影像学评估，是减少并发症风险的重要方法。特别是，CTA 被认为是评估血管大小、钙化程度、最小管腔直径、斑块负荷和血管迂曲度的金标准，并且还用于诊断包括夹层的高风险特征和复杂的动脉粥样硬化。

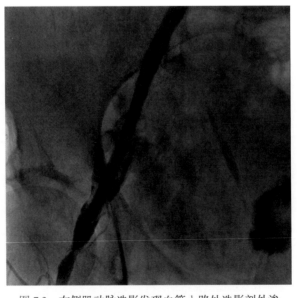

图 7.3 右侧股动脉造影发现血管入路处造影剂外渗

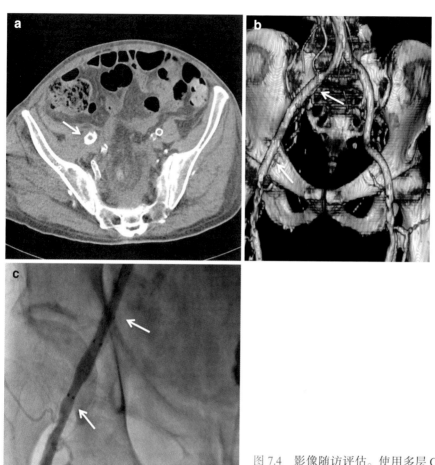

图 7.4　影像随访评估。使用多层 CT 扫描随访评估血管损伤部位，同时血管造影显示支架通畅，没有明显血管再狭窄

在本例中，尽管髂股血管的直径处于可承受的下限并且股动脉严重钙化，我们还是选择了股动脉途径。值得注意的是，在没有动脉粥样硬化性疾病的情况下，股动脉有一定的顺应性，可以容纳稍大于动脉的血管鞘。而当存在中度或重度钙化时，血管鞘的大小不应该大于最小的动脉直径。特别是马蹄形（U 形）或圆周形钙化存在时（例如在本例中），基本不存在任何血管顺应性。经皮技术和材料的改进以及输送系统外径的减少，拓展了经股动脉 TAVI 的可行标准。例如，新的可扩张导管鞘允许在输送系统通过期间短暂的鞘管扩张，减少了血管路径扩张的时间，从而减少了血管损伤。

手术治疗入路部位血管穿孔或夹层是可行的，但这可能导致治疗延迟、住院时间延长以及伤口感染风险。包括覆膜支架置入在内的血管腔内技术，可以实现侵入性较小并有效的动脉损伤管理，从而迅速止血。唯一值得关注的是，覆膜支架置入髂—股动脉可能容易出现支架断裂和血管阻塞。

综上，TAVI 的血管并发症仍然是介入心脏科医生的重要挑战。术前精确的多手段血管评估，选择最合适的血管入路，以降低此类风险是非常必要的。在大多数情况下，经皮腔内处理血管并发症是可行的，技术成功率高，临床结果良好。但应在随访时注意临床和器械评估，确认支架的通畅性和完整性。

## 参考文献

［1］LEON M B, SMITH C R, MACK M, et al. Transcatheter aortic-valve implantation for aortic stenosis in patients who cannot undergo surgery. N Engl J Med. 2010;363:1597–1607.

［2］SCHYMIK G, LEFEVRE T, BARTORELLI A L, et al. European experience with the second-generation edwards sapien xt transcatheter heart valve in patients with severe aortic stenosis 1-year out-comes from the source xt registry. Jacc Cardiovasc Interv. 2015;8:657–669.

［3］LANGE R, BLEIZIFFER S, PIAZZA N, et al. Incidence and treatment of procedural cardiovascular complications associated with trans-arterial and trans-apical interventional aortic valve implantation in 412 consecutive patients. Eur J Cardiothorac Surg. 2011;40:1105–1113.

［4］HAYASHIDA K, LEFEVRE T, CHEVALIER B, et al. Transfemoral aortic valve implantation new criteria to predict vascular complications. Jacc Cardiovasc Interv. 2011;4:851–858.

［5］TOGGWEILER S, GURVITCH R, LEIPSIC J, et al. Percutaneous aortic valve replacement. J Am Coll Cardiol. 2012;59:113–118.

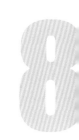

# 第8章

# 目前及下一代经导管瓣膜介绍

编者　Francesco Bedogni, Mauro Agnifili, Luca Testa　译者　罗彤　韩志刚

自 2014 年第一季度，新一代的经导管瓣膜（图 8.1）陆续获得在欧洲临床应用的 CE 认证或美国 FDA 的审查。这些新瓣膜旨在克服或减少第一代瓣膜（Edwards XT 和 CoreValve）的不足，比如瓣周漏、血管并发症、心律失常和中风。下文将讨论新一代经股动脉瓣膜的技术特点和初步的临床结果。

## 1　Medtronic Evolut R

经导管主动脉瓣膜 CoreValve Evolut R（图 8.1a）有 23 mm、26 mm 和 29 mm 三个尺寸，由来自一片猪心包的三个瓣叶缝合在架体上，并增加了"裙边"结构以减少瓣周漏及获得更好的流体动力学。架体为自膨胀式的镍钛记忆合金，在 X 线透视下可见。瓣膜可经 18Fr 鞘管进入，23 mm 瓣膜对应瓣环内径为 18~20 mm，26 mm 瓣膜对应瓣环内径为 20~23 mm，29 mm 瓣膜对应瓣环内径为 23~26 mm。支架为可自膨胀的镍钛记忆合金，网眼为菱形，X 线透视下可见以利于准确定位。支架被设计为有 3 个水平的径向支撑力，特别是瓣膜流入道的部分，径向支撑力可使瓣膜贴合患者自身的瓣环，减少瓣周漏，预防架体移位。支架上部的 2 个钩体用于在升主动脉释放并固定瓣膜。CoreValve Evolut R 在置入过程中可再回收再定位，最多 2 次。瓣膜释放 80% 以内可以回收。不管患者自身的瓣环大小如何，该瓣膜设计可以保持相同的径向支撑力，尽量减少瓣周漏。释放系统包括 EnVeo 系统，其中的 InLine 导入器用于经皮插入人工瓣膜，导管外径为 18Fr，远端中心部分为 15Fr 并带有 Accutrak 稳定性层。沿着输送器的近端是 InLine 导入器，外径 18Fr，置入瓣膜时不再需要其他导入器械。器械远端是不透过 X 线的防损伤的头端。镍钛记忆合金位于一个保护鞘内使人工瓣膜保持收紧状态。置入过程中反方向转动释放手柄，该保护鞘可以使瓣膜回收，最多 2 次。瓣膜释放超过 80% 则不能再回收。Evolut R 在 2014 年第四季度上市，临床数据尚少。CE 研究中共 60 例患者，Evolut R 显示其具有优秀的操作性、30 天有效性和安全性（死亡率 0%）[1]。

## 2　Edwards Sapien 3

Edwards Sapien 3（S3）经导管心脏瓣膜（图 8.1b）是球囊扩张式 EVS 瓣膜的最新改进型。自 2014 年第一季度上市，组成部分包括可由球囊扩张的钴铬合金支架、心包缝制的 3 叶瓣膜和由聚对苯二甲酸乙二醇酯（PET）构成的内外裙边。S3 有 23 mm、26 mm 和 29 mm 三种型号，20 mm 的型号也将上市。瓣膜由 3 片牛心包组成。S3 经导管瓣膜可经股动脉、心尖和升主动脉 3 种路径置入。置入前，人工瓣膜由一个特殊的压握装置安装在输送系统的球囊上。人工瓣膜定位在自体主动脉瓣狭窄处，充起球囊释放瓣膜，随后抽瘪并撤出球囊。经股动脉路径时，14Fr 的 Edwards eSheath 可扩张式导入器用于 23 mm 和 26 mm 瓣膜，16Fr 用于 29 mm 瓣膜，均小于 Sapien XT。释放系统的导管可以弯曲，内部是球囊导管。球囊内推入预先计算好量的造影剂和盐水的混合液，使人工瓣膜膨胀。通过转动一个手柄，可以使远端弯曲，使瓣膜对准瓣环平面。这款瓣膜的一个重要新特点是，支架末端包裹着裙边，可以与钙化组织更好地贴合以减少瓣周漏。2013 年发表的首次人体试验显示，S3 及输送系统可能可以在更广泛的患者中顺利地经皮置入，并可能定位更准确和更少瓣周反流[2]。最近在 2015 年 3 月 San Diego 的 ACC 会上，S Kodali 报告了高危和中危患者置入 S3 的 30 天结果。死亡率和中风率在两组患者均很低（高危和中危患者，心血管死亡率分别为 1.4% 和 0.9%，中风率分别为 0.9% 和 1.0%）[3]。PARTNER2 随机研究目前正在入组，以比较 S3 和外科换瓣在中危患者的效果。

## 3　Boston（BSI）Lotus

Lotus™（图 8.1c）是一种经导管瓣膜系统，经 0.889 mm 的导引器后退式释放，有 23 mm、25 mm 和 27 mm 三种型号。系统包括 2 个主要部件：人工主动脉瓣膜和包括一根导管在内的输送系统。瓣膜在生产阶段就预装在输送系统上。23 mm 的 Lotus™ 瓣膜可兼容 18Fr 动脉鞘管，25 mm 和 27 mm 的兼容 20Fr 鞘管。瓣膜为 3 叶式牛心包，支撑结构由单根镍钛记忆合金丝编织而成，金属丝刚好止于中心部分，并有一个钽质管作为置入时透视下可见的标记。三个瓣叶为牛心包片经戊二醛固定后缝合在一起。释放时，编织结构回撤使纵向缩短而径向膨胀，因此通过安全机制使瓣膜位置固定。这个安全机制使术者可以锁定瓣膜位置、解锁并回收、重新定位后再次释放、甚至完全撤出体外。完全释放后，所有尺寸的瓣膜高度均为 19 mm。被称作 Adaptive Seal™ 的聚氨酯—聚碳酸酯的外涂层，可以减少瓣周漏。输送系统包括 3 个主要部件：一个

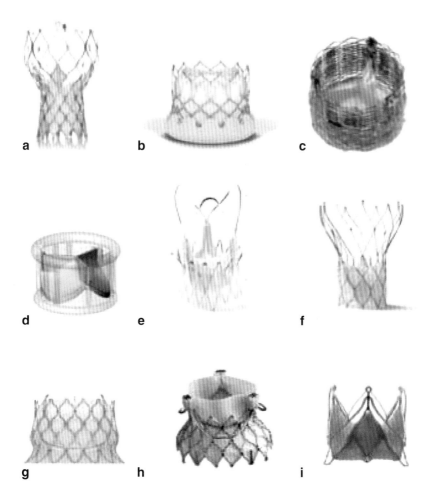

图 8.1　目前临床可用的新瓣膜。目前可用或正在研发的经导管瓣膜： (a)Medtronic Evolut (Medtronic Inc, Minneapolis, MN, USA); (b)Sapien 3 (Edwards Lifesciences, Irvine, CA, USA); (c)Lotus Medical (Boston Scientific Corporation, Natick, MA, USA)valve; (d)Direct Flow Medical valve(Direct Flow Medical, Santa Rosa, CA, USA); (e)Symetis Acurate(Symetis SA, Lausanne, Switzerland ) valve; (f) Portico(St Jude Medical, St Paul, MN, USA) valve; (g)Centera(Edwards Lifesciences); (h)Engager (Medtronic Inc., Minneapolis, MN, USA) transapical valve; (i)Transapical JenaValve (JenaValve Technology, Munich, Germany)

内导管（多腔导管）连接着瓣膜，一个外导管（外导入器）以及一个手柄用于定位及释放瓣膜。这个系统的主要优势在于可以完全回收直到瓣膜被完全释放，以及有一个外适应性膜（Adaptive Seal™）以便于贴合自身瓣膜，填补不规则的瓣周缝隙，减少瓣周漏。输送系统外径大是其主要缺点，但在 2015 年第四季度将可以使用 X 线下可见的外径更小的新输送系统。Lotus 瓣膜的置入过程见图 8.2。BSI Lotus 自 2014 年上市，目前的结果令人鼓舞，与竞争产品相比可以减少瓣周漏[4, 5]。REPRISE Ⅱ CE-Mark 研究评价在极高危 / 高危患者中的安全性和有效性，成功率（一个瓣膜准确定位且没有围手术期死亡）为99.2%，6个月死亡率为8.4%，起搏器率为29.4%。该研究中，仅1%的患者有少量以上的瓣周漏，未见到严重的主动脉瓣反流。2015年 EuroPCR上，Van Mieghem 报告了 RESPOND 上市后安全性和有效性研究的最初250例的中期分析。这个单臂注册研究计划入选1 000例使用23 mm、25 mm和27 mm瓣膜的真实世界患者。全因死亡率为2.0%，中风率3.3%，未见中或重度主动脉瓣反流。该研究中起搏器率达33.7%，但不同中心间有很大差异，术后30天时仅1/3的患者仍有起搏器依赖[6]。

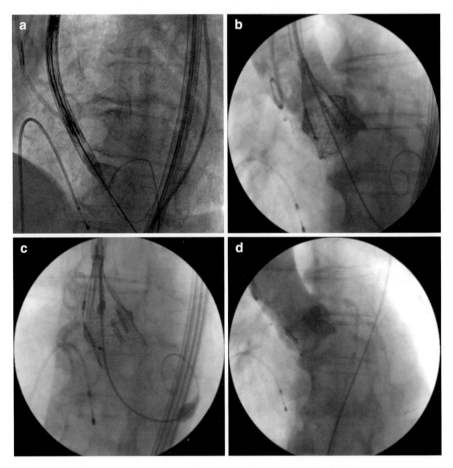

图8.2 （a）内含未膨胀的 Lotus 人工瓣膜的输送系统跨过自身瓣膜；（b）图片显示瓣膜释放；（c）Lotus 瓣膜最终分离；（d）经导管置入 Lotus 瓣膜后升主动脉造影未见主动脉瓣反流

# 4　Saint Jude Portico

　　Portico 瓣膜（图 8.1f）由一个自膨胀式镍钛合金支架和三个牛心包瓣叶以及一个猪心包密封袖口组成。提供四个尺寸 23 mm、25 mm、27 mm 和 29 mm，可用于直径 19~27 mm 的瓣环。在释放 80%~90% 之前可以完全被重新捕获、回收和再定位。在这个时刻，支架的瓣环部分和主动脉瓣环充分接触，可以在最终释放前评价瓣膜位置和血流动力学功能。而且，瓣叶被设计成在瓣环内主动脉位置即可工作，从而帮助在释放过程中保持血流动力学稳定。一个猪心包袖口缝在支架周围以提供密封和减少瓣周漏。相对于 CoreValve 镍钛支架在流入部分具有较大网眼和非展开结构。流出部分的三个保留袢扣使瓣膜附着在传送系统上。瓣膜可以在室温下准备和装载，不需要使用冰盐水。Portico 输送系统通过经股动脉、经腋动脉或经主动脉途径置入瓣膜。系统为 Over-the-wire 结构设计，柔软可兼容 0.889 mm 导丝，可以实现逐步可控的瓣膜释放（图 8.3）。

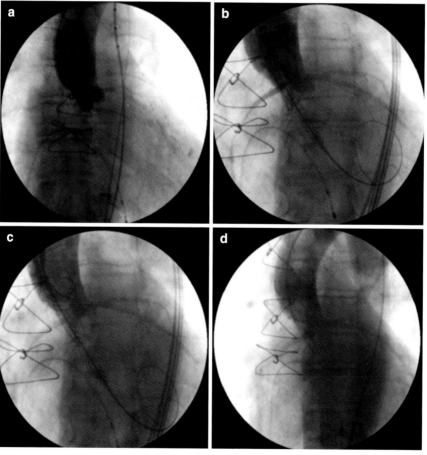

图 8.3　（a）主动脉根部造影基础影像；（b）瓣膜开始释放阶段；（c）瓣膜释放后期阶段；（d）瓣膜完全释放

如果需要，系统可以回收进鞘管并重新定位两次，如果两次仍不成功应该回收并更换一个新的瓣膜。位于输送系统近端的手柄具有以下功能：

（1）两个滑动装置按钮：保护鞘管快速移动。滑动机装置用来打开输送系统以装载瓣膜，也可用作回收前在降主动脉将瓣膜重新回撤入输送系统的内鞘。

（2）一个释放和重新收入鞘管的旋钮：作用是在装载和释放瓣膜时调整保护鞘的位置。

（3）两个锁定按钮：控制滑动装置的运动。

（4）一个释放控制杆：用来防止瓣膜调整至最佳位置前意外完全释放。

G. Manoharan 在 2014 年 PCR 和 TCT 报告了 Portico 瓣膜置入后的近期和 1 年结果，令人鼓舞。103 名高危患者接受治疗：30 天和 1 年死亡率为 2.9% 和 8.8%，中风率为 2.9% 和 3.9%，起搏器植入率低至 9.7% 和 10.7%；而最终中度或重度主动脉瓣反流率为 11.7%。一项欧洲上市后注册研究（PORTICO）和一项在美国为通过 FDA 批准的前瞻性随机研究正在进行中。

# 5 Direct Flow

Direct Flow 经导管主动脉瓣膜系统包括三个主要部分：牛心包瓣膜、置入导管和交换系统。自 2013 年问世，Direct Flow 是一个非金属的牛心包组织瓣叶，生物瓣膜提供 23 mm、25 mm、27 mm 和 29 mm 型号。生物瓣膜通过 18F 鞘管输送，设计允许在最终释放之前完全再定位和再回收，但是撤出后不能再次送入输送鞘。生物瓣膜被设计成可以包围和附着自身瓣环，从而实现主动锚定以减少瓣周漏、脱落和移位。生物瓣膜可以实现很少的造影剂或无造影剂释放。输送系统是一个 over-the-wire 多轴导管，兼容标准 0.889 mm 导丝。交换系统是一个液体通路装置，用来在定位完成后将多聚物交换到生物瓣膜里。交换系统由三部分构成。第一部分是 Direct Flow 不透 X 线的交换溶液（RES）用来填充生物瓣膜的加压通道使生物瓣膜在自身瓣环处定位时可视。第二部分是一个以多聚物置换 RES 的注射器，通过在一个闭环系统中加压完成。第三部分是拥有专利权的 Direct Flow 医疗多聚物。多聚物是以环氧树脂为基础的材料，在体内通过加压通道注入。一旦多聚物被注入生物瓣膜，会形成生物瓣膜的支架结构。Direct Flow 置入过程如图 8.4 所示。Schofer 2014 年发表非随机的多中心研究 DISCOVER CE。30 天无任何原因死亡率达 99%。VARC 标准定义的 30 天联合安全事件比例达 91%，器械成功率 93%。置入后超声心动图检查显示轻度或无主动脉瓣反流率达 99%，平均压差（12.6±7.1）mmHg，有效瓣口面积（1.50±0.56）cm$^2$，纽约心

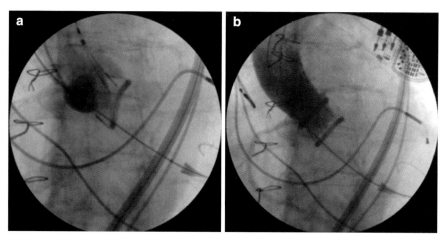

图 8.4　（a）Direct Flow 置入，基底环膨胀；（b）经导管 Direct Flow 置入后，主动脉瓣关闭不全消失

脏病学会心功能分级 Ⅰ 级或 Ⅱ 级达 92%。同一作者在 2014 年 EuroPCR 公布一年结果证实了这个瓣膜的安全性和有效性。一年存活率为 90%，主动脉反流低于轻度，起搏器植入率为 17%。Direct Flow 瓣膜系统现在已经不存在了。

---

# 6　Symetis Acurate Neo

该系统由两部分组成：主动脉生物瓣膜 Acurate neo™（图 8.1e）和一个一次性的输送系统，Acurate TF™ 系统。Acurate neo™ 主动脉生物瓣膜由以下 3 部分组成：①猪心包瓣膜；②生物瓣膜缝合固定的镍钛合金自膨式支架；③缝合在支架内侧和外侧表面猪心包双裙边结构。自 2015 年第一季度以来经股动脉入路的 Acurate neo™ 提供三个尺寸：23 mm，25 mm 和 27 mm。输送系统可用长度为 105 cm，可以通过 0.089 mm 导丝兼容 15F Terumo Solopath 可膨胀式鞘管或者 18F 超大 Cook Check-Flo 鞘管。输送系统可以用于三种型号的 Acurate neo™ 瓣膜。瓣膜首先被固定在主动脉侧，然后在瓣环位置释放（图 8.5）。独特的由上至下的释放方式可以在迂曲的主动脉内实现同轴线性置入。瓣膜在瓣环位置上工作。经心尖的 CE 认证研究在 2009~2011 年间开展，90 名患者一年存活率达 80%。最近，Acurate TF CE 认证研究发表后经股动脉瓣膜获得 CE 认证，研究取得了 30 天死亡率 3.4%，中风 2.2%，起搏器植入率 9%，以及只有 4.9% 的 ≥ 2 级的瓣周漏。

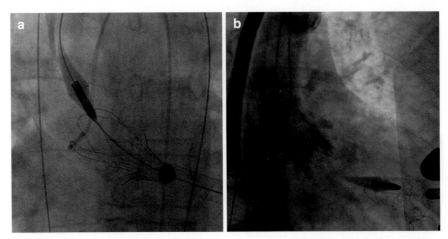

图 8.5　Symetis Acurate 瓣膜置入过程。（a）释放瓣膜上面的冠状部分锚合于自身瓣叶；（b）造影显示存在扩张后少量瓣周反流

## 参考文献

［1］MEREDITH I T, et al. Early results from the CoreValve Evolut R CE Study (2101–295). Presented at the annual meeting of the American College of Cardiology. March 14, 2015.

［2］BINDER R K, RODÉS-CABAU J, WOOD D A, MOK M, LEIPSIC J, DE LAROCHELLIÈRE R, TOGGWEILER S, DUMONT E, FREEMAN M, WILLSON A B, WEBB J G. A new balloon-expandable transcatheter heart valve. J Am Coll Cardiol Intv. 2013;6(3):293–300.

［3］KODALI S, On behalf of PARTNER investigators. American College of Cardiology (ACC) 2015 March 15, 2015; San Diego.

［4］MEREDITH A M, et al. Reprise I. Euro Interv. 2014;9(11):1264–1270.

［5］Meredith et al. REPRISE II Trial JACC 2014.

［6］VAN MIEGHEM N M, On behalf of the RESPOND Investigators. First report from the RESPOND study: post-market evaluation of a fully repositionable and retrievable aortic valve in 250 patients treated in routine clinical practice. EuroPCR 2015.

［7］GANESH MANOHARAN, On behalf of the Portico ™ Valve CE Mark Investigators. Multicentre clinical study evaluating a novel resheathable self-expanding transcatheter aortic valve system preliminary results: acute and 1-year outcomes EuroPCR 2014 oral presentation.

［8］SCHOFER J, COLOMBO A, KLUGMANN S, et al. Prospective multicenter evaluation of the direct flow medical transcatheter aortic valve. J Am Coll Cardiol. 2014;63(8):763–768.

［9］KEMPFERT J, HOLZHEY D, HOFMANN S, GIRDAUSKAS E, TREEDE H, SCHRÖFEL H, THIELMANN M, WALTHER T. First registry results from the newly approved ACURATE TA ™ TAVR system. Eur J Cardiothorac Surg. 2015;48(1):137–141.

［10］MÖLLMANN H, DIEMERT P, GRUBE E, BALDUS S, KEMPFERT J, ABIZAID A. Symetis ACURATE TF ™ aortic bioprosthesis. Euro Interv. 2013;9:S107–110.

# 第二部分

## 二尖瓣的介入治疗

## 第 9 章

# 严重的二尖瓣反流治疗：经皮选择、患者选择和术前评估

编者　Michele Pighi，Anita W. Asgar　译者　潘文志　王建德

## 1　简介

二尖瓣反流（MR）是心脏瓣膜病最常见的形式之一，在老年人群中发病率高达10%[1]。MR 有两种形式：由于二尖瓣的结构异常而发生反流的原发性 MR，在没有内在瓣膜疾病的情况下发生的继发性 MR。最近由 ESC 和 ACC / AHA 共同发表适用于原发性 MR 和继发性 MR 干预的适应证[2,3]。根据这些指南，外科手术是有重症症状的原发性 MR 患者的首选治疗方案；然而，尽管如此，由于手术风险高，许多患者不接受手术[3]。这在继发性 MR 患者中尤其普遍，并且对死亡率有显著影响[4]。

对于那些原发性高风险患者和继发性 MR 患者，低风险治疗方案是急迫需求。因此，欧洲目前批准的两种经导管二尖瓣修复装置——MitraClip 和 Carillon 成为过去十年的研究重点。

我们将描述这些治疗 MR 的经导管选择，重点在于患者选择和术前评估。

## 2　治疗 MR 的解剖学和经皮途径

### 2.1　解剖目标

二尖瓣（MV）的正常功能取决于六个部分：二尖瓣环[1]，瓣膜瓣叶[2]，腱索[3]，乳头肌[4]，左心室壁[5]和左心房壁[6]（图 9.1）。

这些组分中的每一个都代表 MR 治疗的潜在目标。下面将着重描述三种解剖结构（瓣环、瓣叶和腱索）和目前市场上可用的代表性经皮器械。

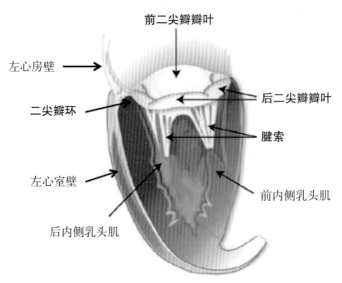

前二尖瓣瓣叶

左心房壁

二尖瓣环

后二尖瓣瓣叶

腱索

左心室壁

前内侧乳头肌

后内侧乳头肌

图 9.1　二尖瓣装置。粗体字表示目前市场上可用的经皮器械的解剖目标（经 Asgar[5] 等人许可修改）

### 2.1.1　二尖瓣环

二尖瓣环是一个与瓣叶相连的纤维环。它不是二尖瓣周围的连续环，而是更多的 D 形[6]。瓣环和前瓣叶的直线边缘位于室间隔和 MV 之间的主动脉瓣后方[6]。瓣环扩张倾向于沿着中隔外侧轴发生，导致瓣叶对位和 MR 发生。

（1）直接瓣环成形术（Cardioband 系统）

经皮瓣环成形术方法直接瞄准瓣环或通过冠状窦间接调控二尖瓣环。通过房间隔穿刺或逆行通过主动脉瓣和左心室（LV）可以进入瓣环。将这些器械置入瓣环可以直接减小其周长。

Cardioband 系统（Valtech，以色列）在经食管超声心动图指导下，通过利用经房间隔经皮置入左心耳心房侧的一系列小螺丝钉锚，将瓣环成形植入物与经股静脉输送系统相结合。通过随后可以拉紧的涤纶套筒连接锚固件，可减少二尖瓣环的周长。欧洲 CE Mark 试验的早期结果显示，在 6 个月的随访中，MR 显著减少，心功能分级改善，最终获得了 CE 标志的批准。

该技术的关键在于利用计算机断层扫描（CT）来评估瓣环的大小从而进行仔细的术前计划，适当的荧光透视投影以明确经中隔穿刺的位置。

（2）间接法成形术（Carillon 系统）

冠状窦(CS)与二尖瓣环的解剖关系激发了人们对使用CS减少二尖瓣环尺寸的兴趣。CS 位于心脏横膈膜或后表面的冠状沟后部，并且在很多情况下位于二尖瓣环附近。

Carillon（Cardiac Dimensions，USA）是一种自膨式镍钛合金器械，半螺旋形远端和近端锚栓通过镍钛合金桥连接，通过颈静脉途径置入冠状静脉窦。该系统产生的张力导致收紧后二尖瓣环向前推动。

Carillon 二尖瓣环成形术器械欧盟研究（AMADEUS）是基于冠状窦经皮介入治疗减少功能性二尖瓣反流的首次研究[7]。本研究纳入 48 例有扩张型心肌病症状的患者，至少为中度功能性二尖瓣反流，LVEF<40%。参加试验的 48 名患者中，有 30 名患者置入了 Carillon 器械。18 名患者由于入路问题、急性 MR 不足或冠状动脉损害而未接受治疗。30 天的主要不良事件发生率为 13%。在 6 个月时，五种不同量化超声心动图测量值之间的 MR 减少程度从 22% 到 32%。尽管生活质量和功能指标有所改善，但在 6 个月时左心室重构没有显著变化。该器械随后进行了改进以增加阻力并降低断裂风险。该装置的功效在经导管置入卡氏二尖瓣环成形术装置（TITAN）试验[8]中进行了测试，包括 53 名患者，其中 36 名置入了该器械。

TITAN 试验显示手术后 30 天死亡率为 1.9%，无其他严重并发症。与未接受植入物的受试者相比，成功的器械治疗显示 MR 分级显著降低，LV 重塑良好，生活质量得到改善[8]。

### 2.1.2　二尖瓣瓣叶

MV 被描述为围绕插入二尖瓣口周围的连续覆膜[9]。瓣叶的自由边有几个凹痕，其中两个——前外侧和后内侧的连合处，将瓣叶分成前部和后部。后瓣叶较短并且在心室入口部分的左侧房室交界周围延伸三分之二。

在成人，后叶沿着细长自由边缘有三个扇区（节段）。Carpentier 命名法[10]（图9.2）描述了最侧面的节段为 P1，它位于前外侧连合附近；P2 位于中央，大小不等；而最内侧的 P3 段位于后内侧连合处附近。半圆形前瓣叶比后瓣叶长得多，并且包括环形周长的三分之一。该瓣叶的突出特点是与主动脉瓣的左冠状动脉和非冠状动脉瓣的

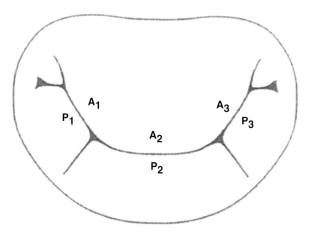

图 9.2　Carpentier 对 MV 瓣叶结构的分类。MV 从左心房看：
A，前面；P，后面（经 Shah[11]许可改编）

纤维连续性以及与主动脉瓣膜之间的间叶三角形紧贴在膜间隔上。前瓣叶也分为三个区域：对应于后瓣叶的相邻区域的 A1，A2 和 A3。

经皮二尖瓣瓣叶修复（MitraClip 系统）

自从 20 世纪 90 年代早期由 Alfieri 开创以来，缘对缘修复已被用作治疗 MR 的手术技术[12]。该技术涉及将前瓣叶的一部分缝合到后瓣叶的对应部分，使得两个瓣叶永久靠近并产生双孔。使用 MitraClip 系统（Abbott Vascular，Abbott Park，IL，USA）进行经皮技术，该系统由 MR 部位应用夹子组成，由此再现缘对缘手术技术。MitraClip 是在 TEE 指导下、在全身麻醉下进行的经静脉手术。经中隔穿刺后，夹子通过导引导管推进到左心房并转向二尖瓣瓣叶。使用 TEE 指导，确定 MR 的部位，并将夹子置于反流射流的部位。

一旦适当定位，夹子闭合并评估对 MR 的影响。夹子可以根据需要打开和重新定位以实现最佳的 MR 减少。夹子的闭合导致瓣叶接合并在前部和后部之间形成桥接。

### 2.1.3 腱索

二尖瓣瓣叶具有从乳头肌延伸出插入瓣叶的扇形腱索。根据他们附着的位置，有三种腱索。主腱索连接到两个瓣叶粗糙区域的游离缘。次级腱索连接到粗糙区域（即瓣叶本体）的心室表面。三级腱索位于后瓣叶（唯一具有基底区的瓣叶）中。这些腱索直接附着在心室壁上。后内侧乳头肌连接两个瓣叶的内侧一半的腱索（即后内侧连合 P3、A3 以及 P2、A2 的一半）。类似地，前外侧乳头肌腱索连接到 MV 瓣叶的外侧一半（即前外侧连合 A1、P1 和 P2、A2 的一半）。在前瓣叶的次级腱索中，有两个是最大和最厚的被称为支撑腱索，这些支撑腱索来自每个乳头肌的尖端，并且被认为是最强的。

Chordal 置入（NeoChord 系统）

主要用于退行性 MR（后瓣叶脱垂）的合成腱索技术可以通过经心尖或房间隔方法置入，并且它们锚定在左心室心肌和瓣叶之间。在合适的患者中，通过调整腱索长度可以减少或消除 MR。目前，NeoChord DS1000（NeoChord，Inc，Minnetonka，MN）是唯一的 CE 标记的腱索置入系统。该装置是一种经心尖插入的工具，可以捕获连枷瓣叶节段，用针穿刺它，然后连接标准的聚四氟乙烯人造腱索，然后将该腱索锚定到心尖入口部位，并使用质量良好的缝合线。目前的临床证据包括 Seeburger 等人的 TACT 试验[13]，该试验在欧洲的七个中心招募了 30 名患者。在最初的人群中，26 例（86.7%）患者获得急性手术成功（放置 ≥ 1 个 NeoChord 以及将 MR 从 3+/4+ 降至 ≤ 2+）。根据外科医生的判断，四名患者未接受该器械的修复。主要不良事件包括 1 例死亡和 1 例轻度中风。在 30 天时，17 名患者 MR 等级为 2+ 或更高。

# 3　MR 的病理生理学

前后二尖瓣瓣叶适当的收缩接合取决于二尖瓣各部件的正常解剖和功能：瓣环、瓣叶、腱索、乳头肌和左心室壁。由于瓣叶接合不足以及两个腔之间的压力梯度，MR 由心室收缩期间从左心室到左心房的血液逆行流动组成。

根据 Carpentier 及其同事描述的"病理生理学三联征"，根据瓣叶的运动可区分出三种主要类型的 MR：

- Ⅰ 型：正常瓣叶运动。
- Ⅱ 型：瓣叶脱垂或过度运动。
- Ⅲ 型：限制瓣叶运动。

Ⅰ 型通常是二尖瓣环扩张的结果，继发于左心室扩张（因此包括扩张型心肌病或缺血性心脏病患者）；该组还包括继发于心内膜炎的瓣叶穿孔的患者。

相反，Ⅱ 型是在腱索伸展或断裂后发生的，但也可以在患有冠状动脉疾病的患者中观察到，因为它们可能遭受乳头肌断裂或拉伸。

最后，Ⅲ 型进一步分为 Ⅲ a 和 Ⅲ b，取决于限制是否发生在心室舒张期或收缩期。它与风湿性疾病、缺血性心脏病和扩张型心肌病有关。

MR 的病理生理学分类根据其病因学分为两种主要形式：原发性或退行性 MR，继发性或功能性 MR。

## 3.1　原发性（退行性）MR

器质性或退行性疾病被定义为浸润性或发育不良组织变化导致二尖瓣腱索伸长或破裂的一系列病症，导致瓣叶脱垂并且通常伴随环状扩张[14]。在器质性二尖瓣的疾病谱中，一种疾病是纤维弹性不足，其特征在于正常大小的瓣膜瓣叶中的组织不足，所述瓣叶变薄且几乎透明并且腱索细而薄。MR 最常见的原因是与单个脱垂节段（通常为 P2）相关的单个腱索的断裂，导致 Carpentier 的 Ⅱ 型瓣叶功能障碍。在慢性病中，脱垂段可能会因局部黏液变性的过程而扩张和增厚。

退行性 MR 疾病谱中的另一种是 Barlow 病，其特征是大的瓣膜中多个瓣叶节段显著的过量组织。瓣叶组织增厚并且冗长，具有破裂或未破裂的厚长的网状腱索[14]。

MR 严重程度取决于脱垂瓣叶节段的数量（Carpentier 的 Ⅱ 型）。最后，MR 的病理生理学根据瓣膜损伤是急性还是慢性过程而有所不同。一般引起原发性急性 MR 的原因是腱索自发性破裂、急性心内膜炎或胸部创伤[15]。在急性期，这通常伴随自发性腱索或继发于心肌梗死的乳头肌断裂，左心室和左心房突然容量超负荷。左心室容量超负荷增加了左心室的搏出做功。增加的左心室充盈压与收缩期从左心室向左心房转移的血液，共同导致左心房压力升高。这种增加的压力传递到肺部，导致急性肺水肿和呼吸困难。在慢性 MR 的情况下，左心房和左心室有足够的时间进行代偿性改变，允许增加心房和肺静脉顺应性。

因此，患者多年来通常不会出现肺水肿的症状。慢性代偿期导致偏心性左心室肥大。前负荷增加和左室肥大导致舒张末期容积增加，随着时间的推移，可致左心室功能障碍。这种肌肉功能障碍损害心室收缩期间的排空，反流量和左心房压力增加导致肺充血，最终导致肺水肿，如果不及时治疗，则会导致心源性休克。

## 3.2 继发性（功能性）MR

由于心室扩张和功能障碍，传统功能性 MR 已被描述为 MV 结构正常、功能受损。然而，心肌适应的新见解也显示了二尖瓣瓣叶的异常。事实上，功能性二尖瓣反流不仅仅是心室功能障碍的一种疾病，并且可以体现在心室、瓣膜或瓣膜间的相互作用及适应方面[16,17]。由缺血性或非缺血性心肌病引起左心室（LV）扩张，继发损害结构正常 MV 的瓣叶接合，导致继发性 MR。具体而言，LV 功能障碍和重塑导致心尖和外侧乳头肌移位、瓣叶束缚、二尖瓣环扩张和变平，并减小瓣膜闭合力。因为这些变化取决于负荷条件和心动周期的阶段，所以继发性 MR 在性质上是动态的[18]。正常的鞍环形状对于维持正常瓣叶压力很重要。这种形状的丢失和 LV 重塑的环状扁平导致继发性 MR 增加的瓣叶应力。此外，LV 收缩功能障碍降低了 MV 闭合的强度，这抵消了乳头肌位移产生的瓣叶束缚力。这些病理变化最终导致瓣叶接合失败并且由于左心室功能不全导致瓣膜闭合力下降从而诱发 MR[19]。MR 可以进一步分为缺血性或非缺血性。在缺血性 MR（更常见的病因学）中，心肌梗死（MI）后的 LV 重塑导致乳头肌移位，进而导致 MV 的收缩期隆起。整体左心室射血分数（LVEF）不一定减少；尽管 LVEF 保留[20]，但局部室壁运动异常与重塑可能引发的 MV 束缚足够导致严重的 MR。对称或不对称的瓣叶束缚可能发生。对称束缚与收缩功能障碍、全面重塑以及具有中央反流的 LV 球形度增加有关。不对称束缚最常见于局部重塑影响后部乳头状肌肉，两个瓣叶的后凸（最明显在后瓣叶的内侧或 P3 部分）导致后向不对称反流（Carpentier 的ⅢB 型）。二尖瓣环的扩张通常发生在继发性 MR 的病理生理学滞后期，通常是不对称的，并且更多地涉及后环。乳头肌梗死是继发性 MR 少见的原因[21]。非缺血性 MR，最常见的原因是长期高血压或特发性扩张型心肌病，其特征为全 LV 扩张、球形度增加和（通常）位于中央的反流。对称的二尖瓣环扩张在中隔外侧方向最大，并与 LV 功能障碍的严重程度相关[22]。

# 4　患者选择

## 4.1　原发性 MR

在慢性原发性 MR 中，MV（瓣叶、腱索、乳头肌、瓣环）中至少一种成分的异常导致瓣膜功能不全，收缩期左心室至左心房血液反流。退行性 MR 的解剖基础包括弥漫性黏液瘤改变（Barlow 病），与纤维弹性不足相关的局部异常。MV 的黏液样变性的特征是增厚的（>5 mm）、多余的瓣叶和腱索，并且在心脏收缩期间瓣膜瓣叶鼓起进入左心房。

根据 ACC/AHA 瓣膜心脏病指南[3]，原发性 MR 被分为表 9.1 中所示的四类之一。

表 9.1　MR 的主要阶段

| 等级 | 定义 | 瓣膜解剖 | 瓣膜血流动力学 | 血流动力学结果 | 症状 |
|---|---|---|---|---|---|
| A | 有 MR 危险 | 伴有正常接合的轻度 MV 脱垂 轻度瓣膜增厚和瓣叶限制 | 多普勒超声无射流或小中心射流区 <20%LA 小静脉挛缩 <0.3cm | 无 | 无 |
| B | 中度 MR | 伴有正常接合的严重二尖瓣脱垂 伴有瓣叶限制和中心接合丧失的风湿瓣 IE 病史 | 中心射流 MR 20%~40%LA 或收缩晚期偏心射流 MR 静脉挛缩 <0.7 cm 反流体积 <60 mL 反流分数 <50%ERO< 0.40 cm² 血管造影分级 1+-2+ | 轻度 LA 增大 无 LV 增大 正常肺压 | 无 |
| C | 无症状的严重 MR | 重度 MV 脱垂伴有接合或枷锁瓣叶丧失 风湿性瓣膜改变伴瓣叶受限和中心接合丧失 IE 病史 瓣叶增厚伴放射性心脏病 | 中心射流 MR>40%LA 全收缩期偏心射流 MR 静脉挛缩 ≥ 0.7 cm 反流量 ≥ 60 mL 反流分数 ≥ 50% ERO ≥ 0.40 cm² 血管造影分级 3+-4 + | 中度或重度左房扩大 左室扩大 肺动脉高压可能存在于休息或运动时 C1：LVEF>60%，LVESD<40 mm C2：LVEF ≤ 60%，LVESD ≥ 40 mm | 无 |
| D | 症状严重的 MR | 重度 MV 脱垂伴有接合或枷锁瓣叶丧失 风湿性瓣膜改变伴瓣叶受限和中心接合丧失 IE 病史 瓣叶增厚伴放射性心脏病 | 中心射流 MR> 40%LA 全收缩期偏心射流 MR 静脉挛缩 ≥ 0.7 cm 反流量 ≥ 60 mL 反流分数 ≥ 50% ERO ≥ 0.40 cm² 血管造影分级 3+-4 + | 中度或重度左房扩大 左室扩大 肺动脉高压 | 运动耐量降低 劳力性呼吸困难 |

经 Nishimura[3] 等人的许可改编。

ERO：显示有效的反流口；IE：感染性心内膜炎；LA：左心房；LV：左心室；LVEF：左心室射血分数；LVESD：左心室收缩末期尺寸；MR：二尖瓣反流

对于原发性 MR 的干预，ACC/AHA 指南建议对有慢性重度原发性 MR（D 期）和 LVEF>30% 的有症状患者以及无症状慢性重度原发性 MR 和 LV 功能障碍患者（LVEF 30%~60% 和 / 或 LVESD ≥ 40 mm，C2 期）（推荐等级 Ⅰ；证据水平 B）进行手术。

相反，指南建议对于严重症状的患者（NYHA Ⅲ ~ Ⅳ 级），以及修复过程有良好解剖结构且合理的预期寿命但具有手术禁忌的慢性严重原发性 MR（D 期），虽经过指南推荐药物治疗（GDMT）仍然症状严重患者，可以考虑经导管 MV 修复 HF（推荐级别 b；证据水平 B）。

类似地，欧洲指南建议，对于有严重症状的原发性 MR 患者，符合超声标准，"心脏团队"判断为无法手术或存在高度手术风险，并且预期寿命大于 1 年（推荐等级 Ⅱ b；证据等级 C）的患者可以考虑经皮缘对缘手术。

### 4.1.1 经胸 / 食管超声心动图评估

经胸超声心动图（TTE）是慢性原发性 MR 临床决策过程中最重要的诊断试验之一。根据 ACC/AHA 指南，对于原发性 MR（B~D 阶段）患者，在症状改变后评估 MV 结构和左心室功能以及（阶段 A~D）评估左心室大小和功能、右心室功能和左心房大小、肺动脉压力和原发性 MR（阶段 A~D）的机制及严重程度。因此，TTE 代表对右心室和左心室功能的严重程度、机制和影响的评估[23]。

经食管超声（TEE）不建议用于常规评估和随访慢性原发性 MR 患者，但当 TTE 图像不充分时（例如由于感染性心内膜炎引起的 MR），为更精确地定量反流的严重程度可以使用 TEE。特别是，术中 TEE 被认为是建立慢性原发性 MR（C 和 D 阶段）的解剖学基础和指导 MR 治疗的标准成像模式。三维 TEE 可能有助于进一步观察异常 MV 解剖结构。此外，术中 TEE 特别有助于评估修复的充分性。

最后，三维超声心动图的使用变得越来越普遍，以评估瓣膜病理，特别是表征连枷或脱垂段的性质，其代表了预测成功修复可能性的基本信息（分离的 P2 和 A2 病理学更有可能成功修复）。此外，三维 TEE 对识别多个扇区的累及、定位 MV 裂隙以及术中评估 MV 修复的充分性非常有帮助。

### 4.1.2 经导管治疗的合理选择

可用于治疗原发性 MR 的经导管器械仅限于 MitraClip 系统（Abbott Vascular, USA）和 NeoChord DS1000（NeoChord, Inc, Minnetonka, MN）。

#### MitraClip

根据最新的欧洲心脏病学会（ESC）指南，对于符合超声心动图标准的严重原发性 MR 患者，被"心脏团队"评估为不可操作或具有高手术风险，并且预期寿命大于 1 年（推荐等级 Ⅱ b；证据等级 C），可考虑采用经皮缘对缘的手术。

此外，ACC/AHA 指南指出，对于具有良好的修复手术解剖和合理的预期寿命的慢性严重原发性 MR（D 期）的症状性患者（NYHA Ⅲ ~ Ⅳ 级），由于严重合并症而具有很高的手术风险，尽管采用最佳 GDMT 治疗，心力衰竭（推荐等级Ⅱb；证据水平 B）症状仍然严重，可考虑经导管 MV 修复。

除了符合推荐的经导管治疗指南外，还需要进一步完善患者选择。根据 EVEREST Ⅱ试验[24]，表 9.2 详细说明了使用 MitraClip 系统进行经皮瓣膜修复的临床和解剖学纳入及排除标准[24]。

表 9.2　MitraClip 系统的主要纳入和排除标准

**纳入标准**

年龄 ≥ 18 岁

中度至重度（3+）或严重（4+）慢性 MV 反流伴有症状或无症状，但左心室射血分数（LVEF）<60%，LV 收缩末期直径 > 45 mm

MV 手术（包括体外循环）的高风险候选人

起源于 MV 的 A2 和 P2 扇区的原发性反流性射流。如果存在第二束射流，则必须被视为无临床症状

足够瓣叶组织以便于机械接合

非风湿性 / 心内膜炎瓣膜形态

治疗医师确定经房间隔穿刺可行

**排除标准**

预期治疗前 12 周出现急性心肌梗死的证据

需要进行其他心脏手术：包括冠状动脉疾病，心房颤动，肺动脉瓣、主动脉瓣或三尖瓣疾病

二尖瓣瓣孔面积 <4.0 cm²

如果瓣叶连枷存在：

连枷 / 宽度 ≥ 15 mm

连叶间隙 ≥ 10 mm

如果瓣叶接合存在：

接合深度 ≥ 2 mm

接合长度 <2 mm

严重的二尖瓣环状钙化

任何可能妨碍夹子置入的瓣叶解剖结构

血流动力学不稳定定义为收缩压 <90 mmHg，无后负荷减少或心源性休克或需要正性肌力支持或主动脉内球囊反搏

出于任何原因需要进行紧急手术

MV 瓣叶的收缩前部运动

肥厚型心肌病

心内肿块、血栓或赘生物的超声心动图证据

活动性心内膜炎的病史

活动期风湿性心脏病病史

（续表）

| |
|---|
| 不管是否修复的房间隔缺损病史 |
| 与临床症状（例如脑缺血）有关的卵圆孔未闭的病史或者先前已修复的或研究者判断存在可能干扰经房间隔穿刺的情况，如房间隔瘤 |
| 中风史或 6 个月内记录的 TIA |
| 经食管超声心动图禁忌的患者 |

### NeoChord

关于 NeoChord DS1000 患者选择的唯一信息属于 TACT 试验中使用的入选标准[13]。主要纳入标准是存在严重的 MR，由于孤立 Carpentier Ⅱ 型 MV 瓣叶后脱垂和无环形扩张伴有手术指征。相反，主要排除标准包括继发性 MR、严重左心室功能不全（左心室舒张末期内径 > 6.5 cm）、前叶或双叶型 MV 脱垂、永久性心房颤动，以及有手术指征的伴发心脏疾病。

## 4.2 继发性 MR

### 4.2.1 经胸 / 食管超声心动图评估

功能性 MR 的超声心动图表征是在没有结构性瓣膜异常情况下，MV 瓣叶的病理性束缚。纳入半定量和定量测量［如喷射面积、反流口宽度、有效反流口面积（EROA）、反流分数和体积、肺静脉血流模式］的 MR 定量的综合方法（表 9.3），由国际指南[3]推荐（表 9.4）。

表 9.3　超声心动图评估反流程度的方法

| 2D 回声 | 颜色 | 脉冲波多普勒 | 连续波多普勒 |
|---|---|---|---|
| MV 形态学 | 射流区域 | 反流量 | 射流谱分析 |
| 左房容积 | 反流口宽度 | 反流分数 | 收缩期肺动脉压 |
| 左室容积 | 汇合区域 PISA-ERO 区域 | ERO 区<br>A 波，E 波肺静脉血流 | |

ERO 表示有效的反流口，PISA 为近端等速表面积

表 9.4　原发性和继发性重度 MR 的超声心动图标准

| 参数 | 原发性 MR | 继发性 MR |
|---|---|---|
| EROA | $\geqslant 0.4\ cm^2$ | $\geqslant 0.2\ cm^2$ |
| 反流量 | $\geqslant 60\ mL$ | $\geqslant 30\ mL$ |
| 反流分数 | $\geqslant 50\%$ | $\geqslant 50\%$ |
| 反流口宽度 | 0.7 cm | — |
| 射流区域 | 中心射流 >40%LA 或全收缩期偏心射流 | — |

经 Asgar[5] 等人许可修改

值得注意的是，功能性MR依赖于后负荷，其严重程度的确定必须考虑左心室压力。因此，强调 MR 严重程度不能在全身血管阻力下降的全身麻醉下进行，因为全麻下全身血管阻力是下降的，这会导致观察到的反流程度显著降低。

### 4.2.2 选择合适的经导管治疗

迄今为止，继发性 MR 最有效的治疗方法是针对潜在的左心室功能不全，包括指南推荐最优药物治疗心力衰竭[3]和心脏再同步化治疗（CRT）[25]。手术和经导管MV 修复或置换作为策略来阻断从左心室容量负荷过渡到 MR 增加的进行性恶性循环的作用尚不确定，尽管一些患者可能会改善症状。最后，机械性左室辅助装置和心脏移植应考虑到严重心力衰竭和继发性 MR 难治标准疗法的患者[5]。

关于经皮选择，用于治疗继发 MR 的两种当前可用的经导管器械是 Carillon 装置（Cardiac Dimensions，Kirkland，Washington DC，USA） 和 MitraClip 系统（Abbott Vascular，Menlo Park，CA，USA）。

（1）Carillon 装置

由于 Carillon 装置的可用性和经验有限，关于患者选择的唯一信息是 AMADEUS 和 TITAN 试验的入选标准。入选标准包括扩张型缺血性或非缺血性心肌病，至少有中度（2+）功能性 MR，左心室射血分数（<40%；NYHA Ⅱ ~ Ⅳ级；6 分钟步行距离 150~450 m）和稳定性心力衰竭用药方案（即利尿剂，β–受体阻滞剂和血管紧张素转换酶抑制剂或血管紧张素受体阻滞剂 3 个月）。主要排除标准为严重的三尖瓣关闭不全，肾功能不全（血清肌酐 2.2 mg/dL），存在显著的 MV 病理改变，以及冠状窦（CS）中已有起搏导线。

Carillon 装置的主要技术限制是 CS 与二尖瓣环没有固定关系，这一点已在各种解剖和体内成像研究中得到证实[26,27]。此外，Sahni[28]等人最近的一份报告，在成人尸体心脏中研究冠状窦与二尖瓣环的空间关系，显示 CS 占据二尖瓣环的平均距离为（3.2 ± 0.8）cm，之后大多数情况下（90.8%）它将环朝向左心房表面后部。然而，在 9.2% 的病例中，CS 没有显示出与瓣环有任何平行和近端的关系，在一点处斜向穿过，导致置入的瓣环成形装置产生的张力不精确和间接地传递到瓣环，从而降低了 MR 减少的功效。这些研究结果表明，经皮经静脉手术的成功仅限于 CS 斜向二尖瓣瓣环平面（冠状动脉穿过 CS 深部）和 CS 大小合适的情况。因此，对解剖结构良好的患者进行仔细的术前选择以及尺寸与冠状静脉系统兼容的器械设计是实现手术成功的关键。

（2）MitraClip

评估 MitraClip 技术可行性的主要标准如下：

- 起源于 A2 和 P2 扇区的原发性反流。如果存在第二束流，则必须被视为无临床意义。
- 有足够的瓣叶组织用于机械接合。

- 非风湿性 / 心内膜炎的瓣膜形态。
- 经主治医师确定经房间隔穿刺可行。

相反，以下标准代表使用 MitraClip 器械时的禁忌：

- 二尖瓣瓣口面积 <4.0 cm$^2$。
- 严重的二尖瓣瓣环钙化。
- 任何可能妨碍夹子置入的瓣叶解剖结构。
- 行经食管超声有禁忌的患者。

MitraClip 自 2008 年获得 CE 标志以来一直在欧洲市场上销售。因此，已经有大量数据公布针对继发性 MR，这证明了该技术的安全性和有效性[29~31]。这些证据为二级 MR 管理提出了具体建议。2012 年 ESC 关于心脏瓣膜疾病的指南建议考虑，无法手术或手术高风险的严重继发性 MR 患者[2]，如经 GDMT 和 CRT 仍有症状（推荐等级 Ⅱ b；证据水平 B）可以接受 MitraClip 治疗。2013 年 ACCF/AHA HF 指南还建议，在"谨慎选择候选人"[25]（推荐等级 Ⅱ b；证据水平 B）后，尽管有 GDMT，有症状的严重继发性 MR 患者应考虑 MitraClip。对于继发性 MR 的经导管 MV 修复术并未获得 2014 年 ACCF/AHA 心脏瓣膜病指南的官方建议，但推荐用于有手术风险的症状性的严重原发性 MR[3]（推荐等级 Ⅱ b；B 级证据）。

---

**框9.1　方框中的提示（如何通过 TEE 评估二尖瓣反流）**

TEE 评估二尖瓣反流的检查表：
- 关注二尖瓣和瓣叶以及二尖瓣反流的机制
- 病因：退行性、功能性或混合性
- 瓣叶：连枷、脱垂、受限、裂口等
- 左心室功能：射血分数和左心室大小
- 左心房大小：急性与慢性二尖瓣反流
- 瓣下装置：
　－腱索关系：接近和支持
　－乳头肌
- 反流束的起源和 PISA 的位置
- 房间隔：房间隔缺损、PFO、卵圆窝大小、动脉瘤等
- 其他：左心耳中的血栓、赘生物、钙等
（表 9.5 和表 9.6）。

---

表 9.5　主要经食管超声心动图观察二尖瓣反流

| TEE 视图 | 特征 | 技术方面 |
| --- | --- | --- |
| 0° 视角 | | |
| 上面 | A1/P1 扇区<br>主动脉瓣<br>LV 流出道（LV 缩小） | ME 五腔观 |

（续表）

| TEE 视图 | 特征 | 技术方面 |
|---|---|---|
| 中央 | A2/P2 扇区<br>LV 腔完全可视化<br>测量：功能性 MR（接合长度）<br>退化性 MR（连枷缝隙） | ME 四腔观<br>推进探头 1~3 cm |
| 下面 | A3/P3 扇区<br>冠状窦<br>三尖瓣 | 通过进一步推进探头 1~3 cm ME 四腔室视图 |
| 60°~90° 视角 | | |
| 前面 | A1，A2 和 A3 扇区 | 该视图在瓣膜的前侧获得 |
| 中线 | P1，A2 和 P3 扇区 | 该视图在瓣膜的中线获得 |
| 后面 | P1，P2 和 P3 扇区 | 该视图在瓣膜的后侧获得 |
| 110°~130° 视角 | | |
| 外侧 | A1 和 P1 扇区 | 该视图在阀门的外侧获得 |
| 中央 | A2 和 P2 扇区 | 该视图是瓣膜的核心部分 |
| 内侧 | A3 和 P3 扇区 | 该视图在瓣膜的内侧获得 |
| 肺静脉视角 | | |
| 左上静脉（0~30°）<br>右上静脉（90°~120°）<br>肺静脉血流 | 存在收缩期血流反转 | 彩色血流和 PW 多普勒<br>彩色血流和 PW 多普勒<br>PW 多普勒 |
| 经胃短轴（0~20°） | 测量连枷<br>喷气机起源<br>二尖瓣瓣口面积 | 彩色血流多普勒 |
| 3D "en face" 视图 | 补充并确认初步诊断 | 3D 经胃短轴 |

表 9.6　解剖测量的 TEE 评估

| 解剖学测量 | 特点 | TEE 评估 |
|---|---|---|
| 退行性二尖瓣反流（DMR） | | |
| 连枷缝隙 | 瓣叶节段的心室侧与相对瓣叶边缘的心房侧之间的最大距离 | 该距离是在两个视图中垂直于瓣环平面测量的（收缩期），并使用最大测量值<br>评估意见：<br>四腔长轴<br>左室流出道 |
| 连枷宽度 | 在经胃短轴视图中沿着接合线测量的连枷瓣叶节段的宽度 | 在收缩期以经胃短轴视图测量 |

（续表）

| TEE 视图 | 特征 | 技术方面 |
|---|---|---|
| **功能性二尖瓣反流（FMR）** | | |
| 垂直接合长度 | 在心房向心室方向收缩期间接触或可接触的瓣叶的垂直长度 | 同时彩色和非彩色视图有助于确认反流性病变的位置并测量接合长度 |
| | 测量可用于插入 MitraClip 装置的臂中瓣叶组织的长度 | 评估观点：<br>四室视图 |
| 中心射流起源 | A2/P2 区反流束的评估 | 评估意见：<br>双腔间连合<br>经胃短轴 |
| 二尖瓣面积 | 二尖瓣口的平面测量 | 评估观点：<br>经胃短轴 |
| 抓取区域的钙化 | A2 和 / 或 P2 扇区抓取区域（定义为可用瓣叶组织的最远端 7mm 处）的钙化证据 | 评估观点：<br>中心 0° |

# 5 未来和持续的挑战

自经导管主动脉瓣置换引入并广泛传播以来，将这种方法扩展至其他瓣膜疾病的兴趣日益增加。经导管 MV 置换（TMVR）可能成为治疗高手术风险的严重 MR 患者的替代方案[32]。迄今为止，有许多标签外使用的经皮瓣膜（Melody，Edwards Sapien 和 Sapien XT）用于退化的二尖瓣手术生物瓣膜，即所谓的瓣中瓣技术[33]。尽管这些经验取得了成功并取得了相对满意的结果，但主要问题仍然是患有原发性 MV 的患者。事实上，设计用于 TMVR 的瓣膜的关键障碍之一是难以将生物瓣固定到二尖瓣瓣环上。

尽管如此，在临床前阶段或早期人体试验中，越来越多的 TMVR 选择，包括不同的方法，如经心房、经心尖和房间隔。同时，经导管二尖瓣修复似乎是高危原发性 MR 患者的安全选择。继发性 MR 的目前临床经验证明该技术也是有益处的。随机临床试验的结果可帮助了解该技术相对于 GDMT 和 CRT 治疗的优势。

## 参考文献

［1］IUNG B, VAHANIAN A. Epidemiology of acquired valvular heart disease. Can J Cardiol. 2014; 30(9):962–970.

［2］Authors/Task Force Members, VAHANIAN A, ALFIERI O, ANDREOTTI F, ANTUNES M J, BARON-ESQUIVIAS G, et al. Guidelines on the management of valvular heart disease (version 2012): the Joint Task Force on the Management of Valvular Heart Disease of the European Society of Cardiology (ESC) and the European Association for Cardio-Thoracic Surgery (EACTS). Eur Heart J. 2012;33(19):2451–2496.

［3］NISHIMURA R A, OTTO C M, BONOW R O, CARABELLO B A, ERWIN J P, GUYTON R A, et al. 2014 AHA/ACC guideline for the management of patients with valvular heart disease: a report of the American College of Cardiology/American Heart Association Task Force on Practice Guidelines. J Am Coll Cardiol. 2014. pp. e57–185.

［4］GOEL S S, BAJAJ N, AGGARWAL B, GUPTA S, PODDAR K L, IGE M, et al. Prevalence and outcomes of unoperated patients with severe symptomatic mitral regurgitation and heart failure: comprehensive analysis to determine the potential role of MitraClip for this unmet need. J Am Coll Cardiol. 2014;63(2):185–186.

［5］ASGAR A W, MACK M J, STONE G W. Secondary mitral regurgitation in heart failure: pathophysiology,prognosis, and therapeutic considerations. J Am Coll Cardiol. 2015;65(12):1231–1248.

［6］HO S Y. Anatomy of the mitral valve. Heart. 2002.

［7］SCHOFER J, SIMINIAK T, HAUDE M, HERRMAN J P, VAINER J, WU J C, et al. Percutaneous mitral annuloplasty for functional mitral regurgitation: results of the CARILLON mitral annuloplasty device European union study. Circulation. 2009;120(4):326–333.

［8］SIMINIAK T, WU J C, HAUDE M, HOPPE U C, SADOWSKI J, LIPIECKI J, et al. Treatment of functional mitral regurgitation by percutaneous annuloplasty: results of the TITAN Trial. Eur J Heart Fail. 2014;14(8):931–938.

［9］HARKEN D E, ELLIS L B, DEXTER L, FARRAND R E, DICKSON J F. The responsibility of the physician in the selection of patients with mitral stenosis for surgical treatment. Circulation. 1952; 5(3):349–362.

［10］CARPENTIER A F, LESSANA A, RELLAND J Y M, BELLI E, MIHAILEANU S, BERREBI A J, et al. The "Physio-Ring": an advanced concept in mitral valve annuloplasty. ATS. 1995;60(5):1177–1186.

［11］SHAH P M. Current concepts in mitral valve prolapse – diagnosis and management. J Cardiol.2010;56(2):125–133.

［12］ALFIERI O, MAISANO F, DE BONIS M, STEFANO P L, Torracca L, Oppizzi M, et al. The double-orifice technique in mitral valve repair: a simple solution for complex problems. J Thorac Cardiovasc Surg. 2001;122(4):674–681.

［13］SEEBURGER J, RINALDI M, NIELSEN S L, SALIZZONI S, LANGE R, SCHOENBURG M, et al. Off-pump transapical implantation of artificial neo-chordae to correct mitral regurgitation: the TACT Trial (Transapical Artificial Chordae Tendineae) proof of concept. J Am Coll Cardiol.2014;63(9):914–919.

［14］ANYANWU A C, ADAMS D H. Etiologic classification of degenerative mitral valve disease: Barlow's disease and fibroelastic deficiency. Semin Thorac Cardiovasc Surg. 2007;19(2):90–96.

［15］FENSTER M S, FELDMAN M D. Mitral regurgitation: an overview. Curr Probl Cardiol. 1995; 20(4):199–276.

［16］YIU S F, ENRIQUEZ-SARANO M, TRIBOUILLOY C, SEWARD J B, TAJIK A J. Determinants of the degree of functional mitral regurgitation in patients with systolic left ventricular dysfunction: a quantitative clinical study. Circulation［Internet］. 2000;102(12):1400–1406.

［17］CHAPUT M, HANDSCHUMACHER M D, TOURNOUX F, HUA L, GUERRERO J L, VLAHAKES G J, et al. Mitral leaflet adaptation to ventricular remodeling: occurrence and adequacy in patients with functional mitral regurgitation. Circulation. 2008;118(8):845–852.

［18］HUNG J. Mechanism of recurrent ischemic mitral regurgitation after annuloplasty: continued LV remodeling as a moving target. Circulation. 2004;110(11_Suppl_1):II–85–90.

［19］DAL-BIANCO J P, LEVINE R A. Anatomy of the mitral valve apparatus: role of 2D and 3D echocardiography.Echocardiogr Diagn Manag Mitral Valve Dis. 2013;31(2):151–164.

[ 20 ] KUMANOHOSO T, OTSUJI Y, YOSHIFUKU S, MATSUKIDA K, KORIYAMA C, KISANUKI A, et al. Mechanism of higher incidence of ischemic mitral regurgitation in patients with inferior myocardial infarction: quantitative analysis of left ventricular and mitral valve geometry in 103 patients with prior myocardial infarction. J Thorac Cardiovasc Surg. 2003;125(1):135–143.

[ 21 ] AGRICOLA E. Echocardiographic classification of chronic ischemic mitral regurgitation caused by restricted motion according to tethering pattern. Eur J Echocardiogr. 2004;5(5):326–334.

[ 22 ] NAGASAKI M, NISHIMURA S, OHTAKI E, KASEGAWA H, MATSUMURA T, NAGAYAMA M, et al. The echocardiographic determinants of functional mitral regurgitation differ in ischemic and non-ischemic cardiomyopathy. Int J Cardiol. 2006;108(2):171–176.

[ 23 ] CARABELLO B A, WILLIAMS H, GASH A K, KENT R, BELBER D, MAURER A, et al. Hemodynamic predictors of outcome in patients undergoing valve replacement. Circulation. 1986; 74(6):1309–1316.

[ 24 ] MAURI L, GARG P, MASSARO J M, FOSTER E, GLOWER D, MEHOUDAR P, et al. The EVEREST II Trial:design and rationale for a randomized study of the evalve mitraclip system compared with mitral valve surgery for mitral regurgitation. Am Heart J. 2010;160(1):23–29.

[ 25 ] YANCY C W, JESSUP M, BOZKURT B, BUTLER J, CASEY D E, DRAZNER M H, et al. 2013 ACCF/ AHA guideline for the management of heart failure: a report of the American College of Cardiology Foundation/American Heart Association Task Force on Practice Guidelines. J Am Coll Cardiol. 2013. pp. e147–239.

[ 26 ] TOPS L F, VAN DE VEIRE N R, SCHUIJF J D, DE ROOS A, VAN DER WALL E E, SCHALIJ M J, et al. Noninvasive evaluation of coronary sinus anatomy and its relation to the mitral valve annulus: implications for percutaneous mitral annuloplasty. Circulation. 2007;115(11):1426–1432.

[ 27 ] MASELLI D, GUARRACINO F, CHIARAMONTI F, MANGIA F, BORELLI G, MINZIONI G. Percutaneous mitral annuloplasty: an anatomic study of human coronary sinus and its relation with mitral valve annulus and coronary arteries. Circulation. 2006;114(5):377–380.

[ 28 ] SAHNI D, RANDHAWA A, AGGARWAL A, ROHIT M K. Spatial relationship of coronary sinus-great cardiac vein with adjoining anatomic structures: a key element in predicting the success of percutaneous transvenous mitral annuloplasty. J Heart Valve Dis. 2014;23(2):184–192.

[ 29 ] MAISANO F, FRANZEN O, BALDUS S, SCHÄFER U, HAUSLEITER J, BUTTER C, et al. Percutaneous mitral valve interventions in the real world: early and 1-year results from the ACCESS-EU, a prospective,multicenter, nonrandomized post-approval study of the MitraClip therapy in Europe.J Am Coll Cardiol. 2013;62(12):1052–1061.

[ 30 ] NICKENIG G, ESTEVEZ-LOUREIRO R, FRANZEN O, TAMBURINO C, VANDERHEYDEN M, LÜSCHER T F, et al. Percutaneous mitral valve edge-to-edge repair: in-hospital results and 1-year follow-up of 628 patients of the 2011–2012 Pilot European Sentinel Registry. J Am Coll Cardiol. 2014; 64(9):875–884.

[ 31 ] GLOWER D D, KAR S, TRENTO A, LIM D S, BAJWA T, QUESADA R, et al. Percutaneous mitral valve repair for mitral regurgitation in high-risk patients: results of the EVEREST II study. J Am Coll Cardiol. 2014;64(2):172–181.

[ 32 ] DE BACKER O, PIAZZA N, BANAI S, LUTTER G, MAISANO F, HERRMANN H C, et al. Percutaneous transcatheter mitral valve replacement: an overview of devices in preclinical and early clinical evaluation. Circ: Cardiovasc Interv. 2014; 7(3):400–409.

[ 33 ] CHEUNG A, WEBB J G, BARBANTI M, FREEMAN M, BINDER R K, THOMPSON C, et al. 5-year experience with transcatheter transapical mitral valve-in-valve implantation for bioprosthetic valve dysfunction. J Am Coll Cardiol. 2013;61(17):1759–1766.

**第10章**

# 技术与设备

编者　Alessandro Candreva, Maurizio Taramasso, Francesco Maisano
译者　张海波　钟　炜

## 1　简介

　　随着对于二尖瓣解剖功能和二尖瓣反流病理生理的不断深入理解，在过去的二十年间，大量的经皮二尖瓣治疗方式成功地应用于高危且无手术指征的患者。在大多数情况下，这意味着将手术治疗转换成无创的经皮介入治疗。

　　主动脉根部简单的结构使经导管主动脉瓣置换术早期就可迅速发展。不同于主动脉瓣，在二尖瓣介入治疗领域，二尖瓣和左心室在结构和功能上的复杂关系导致导管修复技术的进步。然而在过去的数年间，许多公司将它们的资源主要放在经皮介入技术用于二尖瓣领域研发中。

　　在下文中，我们将介绍一些可行和即将开展的二尖瓣介入技术，并且将经导管二尖瓣修复技术从经导管二尖瓣置换技术中分离出来。

## 2　经导管二尖瓣修复 (TMVRe) 技术

　　二尖瓣是一个复杂的三维结构，综合了瓣膜和瓣膜下的结构，位于左心室。二尖瓣治疗的进展不能忽视这个多层次的结构。事实上早在 1983 年，Carpentier 描述了手术治疗二尖瓣狭窄的三种可能的干预标准[1]，即瓣环标准、瓣叶标准、瓣环下标准（包括腱索装置和左心室壁）。

　　在此之前，在手术和经皮修复过程中，术前了解二尖瓣的病理结构是必不可少的。

　　事实上，经导管二尖瓣修复技术已经发展成为主要面向特殊瓣膜功能受损（见表10.1）。

表 10.1　经导管二尖瓣修复装置的病理生理学分类

| 经导管二尖瓣修复技术和设备 | |
| --- | --- |
| 瓣环成形术 | |
| 间接瓣环成形术 | Carillon (Cardiac Dimensions, Kirkland, WA, USA) |
| | MONARC (Edwards Lifesciences Corporation, Irvine, CA,USA) |
| | PS3 System (Ample Medical, Foster City, CA, USA) |
| | PTMA Device (Viacor, Wilmington, MA, USA) |
| | Valcare (Valcare Medical, Herzliya Pituach, Israel) |
| | Viacor (Viacor, Wilmington, MA, USA) |
| 直接瓣环成形术 | Accucinch (Guided Delivery Systems, Santa Clara, CA, USA) |
| | Cardioband (Valtech Cardio, Or Yehuda, Israel) |
| | Millipede system (Millipede LLC, Ann Arbor, MI, USA) |
| | Mitralign (Mitralign, Tewksbury, MA, USA) |
| | QuantomCor system (QuantomCor, San Clemente, CA, USA) |
| | ReCor system (ReCor Medical, Ronkonkoma, NY, USA) |
| 瓣叶修复 | MitraClip (Evalve, Menlo Park, CA, USA) |
| | MitraFlex (TransCardiac Therapeutics, Atlanta, GA, USA) |
| | Mobius (Edwards Lifesciences, Irvine, CA, USA) |
| | Percu-Pro (Cardiosolutions, Soughton, MA, USA) |
| | ThermoCool Smarttouch (Cordis, Bridgewater, NJ, USA) |
| NeoChord 置入 | MitraFlex (TransCardiac Therapeutics, Atlanta, GA, USA) |
| | NeoChord (NeoChord, Wayzata, MI, USA) |
| | V-Chordal (Valtech Cardio, Or Yehuda, Israel) |
| 左心室重塑设备 | BACE (Mardil, Orono, MI, USA) |
| | iCoapsys (Myocor, Maple Grove, MN, USA) |
| | PARACHUTE (CardioKinetix, Menlo Park, CA, USA) |

- 环塑技术改变了瓣环膨胀和变形。
- 瓣叶修复技术可以同时解决瓣叶对合不良和原发性瓣叶退行性变。
- 植入性合成人工腱索可以修复瓣叶连枷样脱垂。
- 通过重塑左心室的几何结构，对于修复瓣膜之间的相互结构进而减少二尖瓣反流是可能的。

　　值得注意的是，在某些情况下，所涉及的干预标准并不与受损程度相对应。例如，根据功能修复而不是解剖修复的方法，如果瓣叶连枷样脱垂，在排除置入人工腱索的情况下，对于使用瓣叶修复技术治疗二尖瓣反流是可能的（比如 MitraClip）。

　　在另一些例子中，多标准的操作或许被执行。例如左心室重塑装置，一个可延伸的几何变形，可以从左心室顶点到瓣环结构同时实现乳头肌对于瓣叶牵引的改善。

　　大多数经导管二尖瓣修复装置通过静脉路径连续地经房间隔穿刺或是颈静脉通路。

对于一些直接瓣环成形装置，从主动脉根部逆行进入是可行的。更多的侵入性方法，如经心尖，主要用于特殊病例（例如 NeoChord）。

在大多数经导管二尖瓣修复术中，临床效果是通过置入一个设备，这个设备可以在组织上施加机械牵引力，在很少的情况下，传递某种形式的能量，通过诱发靶部位病变纤维化诱发组织的改变。

在不同类型经导管二尖瓣修复技术的描述中，我们使用递减顺序从瓣环到心尖。对于每项技术，我们将集中注意力到最广泛测试的设备上。

## 2.1　经皮瓣环成形术

二尖瓣瓣环成形术指应用介入的方法修复畸形的二尖瓣瓣环。这主要是通过减少二尖瓣瓣环的间隔—侧壁（或前后）距离来实现的。当然，独立的瓣环成形术的主要指征是继发性或功能性二尖瓣反流。

根据瓣环与设备之间的关系，经导管二尖瓣瓣环成形术可分为直接和间接成形术。

### 2.1.1　间接经导管二尖瓣瓣环成形术

二尖瓣瓣环的间接方法是通过修复瓣周组织而不接触瓣环纤维从而传递牵引力。这可以通过几个方法实现。

冠状静脉窦重塑技术或经皮经静脉二尖瓣环成形术（PTMA），首次尝试通过间接接近二尖瓣环，闭合冠状窦来减少二尖瓣反流。这些技术包括可操作导管在冠状窦中引入，该导管提供两个锚钉（近端和远端）。一旦锚钉在原位扩大和固定，两个锚钉之间的镍钛桥缩短，将瓣环的后面向前倾斜，从而减少了间隔—侧壁距离。MONARC( Edwards Lifesciences Corporation, USA ) 和 Carillon（Cardiac Dimensions, USA；图

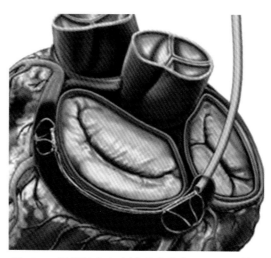

图 10.1　间接经皮介入瓣环成形术，Carillon 装置（Cardiac Dimensions, Kirkland,WA, USA）

10.1）是冠状窦重塑技术的两个相似的装置。为了减少并发症（冠状动脉压迫，冠状窦剥离/穿孔），减少置入失败和二尖瓣反流等级，这两种装置都会有一个学习过程[2,3]。然而，对于经导管置入 Carillon 二尖瓣成形装置而言，其置入成功率仅为 68%，并伴随着较高的置入失败率和短暂性的冠状动脉损害[4]。2011 年 Carillon 装置获得 CE 上市。经导管置入 Carillon 二尖瓣成形装置实验结果证明，与非置入患者组成的对照组相比，功能性二尖瓣反流分级显著降低，左室舒张压和收缩容积减少。此外，置入患者的功

能和性能状况也显著改善。减少功能性二尖瓣反流的随机试验将在 120 例心力衰竭伴随功能性二尖瓣反流的患者中比较 Carillon 装置与最佳药物治疗的效果。首例患者已于 2015 年 6 月参加试验。

MONARC 装置实际上已经被废弃了。

另一些对经皮经静脉二尖瓣环成形术装置的批评者认为，冠状窦的部分闭塞可能会影响未来置入心脏再同步装置。然而，最初的实验让人放心[5]。

所谓不对称的冠状窦重塑方法是一种复杂的方法，其中经皮经静脉二尖瓣环成形装置连接到锚定在心房间隔的 Amplatzer PFO 封堵器。使用这种方法设计的装置是经皮房间隔窦缩短系统。桥梁上的张力减小了中隔横向尺寸。

### 2.1.2 直接经导管二尖瓣瓣环成形术

直接的途径不同于间接，这是因为二尖瓣瓣环的再成形可以不经过冠状窦实现。因此，机械的力量或热量应用于定向二尖瓣瓣环将允许对瓣环纤维的固定。

对于直接二尖瓣瓣环成形术的途径可以从心室或心房面开始。

此时，基于机械牵引力量的技术将会得到充分保证。

Mitralign 是一款基于锚钉的装置，它可以通过从左心室面接近二尖瓣瓣环的后面实现。锚钉通过一个缝针连接起来，它可以确保对于瓣环的牵引。类似的是，Accucinch（Guided Delivery Systems, USA; 图 10.2）也是应用接近心室的方法放置 9~12 个锚钉组成环形从而牵引瓣环后面。

Cardioband 是一款经导管从二尖瓣后叶免缝合和可调节的直接瓣环修复系统。这个装置可以真正实现二尖瓣环修复术在经皮手术中的应用。通过经房间隔的途径，放置可变的可回收软木螺钉允许可调节涤纶套筒在瓣环上的位置改变（图 10.3）。然后使用调节工具调整瓣环尺寸。猪模型的短期和中期（最多 90 天）临床前期试验结果非常振奋人心[6]。首次应用于人体的病例已经被报道[7]。

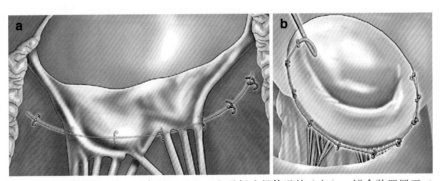

图 10.2　引导传输系统的设备是通过左心室逆行途径传送的（左）；锚合装置置于二尖瓣后叶经细线围绕瓣环一周（右）

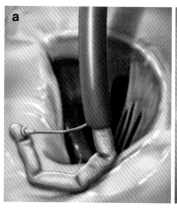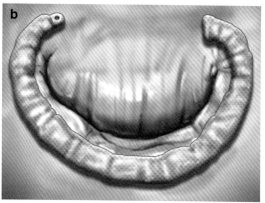

图 10.3　Valtech Cardioband。（a）通过穿间隔导管的顺序螺旋固定；（b）经调整工具调整后完成的装置置入（Dracon）

针对直接经导管二尖瓣瓣环成形装置的主要关注点是邻近心脏结构（冠状窦、左心房和二尖瓣瓣叶）的意外损伤或穿孔的风险。然而，初步结果表明，直接瓣环成形术是一种非常安全的方法。此外，与静脉窦瓣环成形术相比，直接入路基于坚实的外科手术背景。

另一方面，直接经导管二尖瓣瓣环成形术使用能量调节方式应用热能导致二尖瓣环的纤维化和收缩。这一方法的分类包括：

- QuantomCor 系统，使用射频能量。
- ReCor，传递强烈的聚焦超声波。

在这种情况下，有限的报道不能精准地控制能量的分布情况和可能导致的二尖瓣狭窄。

## 2.2　经皮二尖瓣瓣叶修复术

经皮瓣叶修复可以通过以下三种途径实现：增加瓣叶对合，修复瓣叶面积，物理占据反流瓣口。

### 2.2.1　瓣叶对合

一些装置已经发展成为用于重建或有时增强瓣叶对合。

再次考虑到二尖瓣反流的 Carpentier 分型。在重要的二尖瓣反流中瓣叶对合不足或许有几个次要的机制：扩张的瓣环（Ⅰ型），二尖瓣脱垂或连枷中过多的瓣叶活动（Ⅱ型），左心室扩张腱索束缚引起的有限收缩运动（Ⅲ b 型）。第一个和第三个特征主要描述功能性疾病，而第二个特征是黏液变性或瓣膜受损。在所有的情况中，增加瓣叶对合的处理都可以有效地解决二尖瓣反流。

另一方面，在其余的二尖瓣反流的分型（Ⅲ a 型）中，收缩和舒张期瓣叶运动受损，大多数情况下都有瓣叶对合增多和严重跨瓣压差，因此以增加对合为目的的经皮介入途径是禁忌。

　　大多数提高瓣叶对合操作的设备基本上是通过夹闭两个二尖瓣瓣叶实现的。这样反流孔可以部分被破坏。最终的结果是创造双孔瓣膜。这个概念直接来自于外科缘对缘技术，即众所周知的 Alfieri 技术[8]。临床上在这个分类里唯一可以应用的设备是 MitraClip。Mobius 装置因继发严重缝线裂开和技术难题而被放弃[9]，MitraFlex 装置仍处于临床前期。后者也可以用于将 neochorda 系统传递到二尖瓣。

　　MitraClip 系统代表由外科手术 Alfieri 缝合针到经导管操作的转换[8]。这种经皮介入治疗是通过将钴铬合金夹应用于搏动的心脏，将自由边缘（边缘到边缘）结合在一起（图 10.4）。夹子手臂和夹钳被聚酯纤维覆盖，以促进愈合。

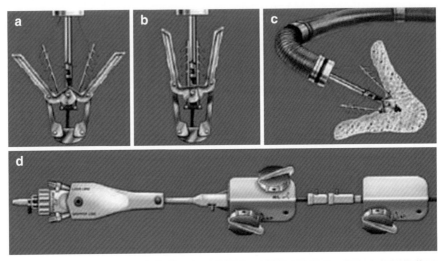

图 10.4　MitraClip 系统。（a）装置打开的形态。当瓣叶被抓住，钳夹上的倒钩装置可以帮助瓣叶固定于钳臂上；（b）装置关闭状态。贯穿于钳夹装置的细线，不影响装置的关闭，在完全释放前钳夹装置可以随时调整；（c）钳夹结构部分打开时可以看到覆盖的聚酯纤维；（d）遥控装置，旋转按钮位于右侧用来控制左心房内的夹子。位于远端左侧的旋钮用来控制夹子打开或者关闭，旁边为释放装置

　　手术是在全身麻醉下进行的，由经食管实时三维超声心动图和 X 线透视引导。有选择的患者可考虑有意识的镇静和心内超声心动图引导[10,11]。

　　通过腹股沟的外周静脉通路，通过一系列标准化步骤置入 MitraClip（图 10.5）。经房间隔穿刺后（框 10.1），24Fr 可控夹送系统（CDS）在左心房传递夹子。然后该装置通过复杂的三轴遥控导管控制系统进入瓣环平面。这个装置允许可控夹送系统在四个方向上移动。

　　对于一个最佳的 MitraClip 置入来说，一个最佳的共轴对齐瓣环平面是必不可少的。在反流口，夹臂打开并垂直于接合线定位。然后，夹子在左心室中推进，并缓慢地再

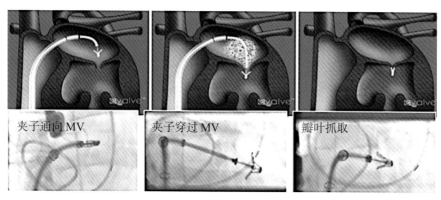

夹子通向 MV        夹子穿过 MV        瓣叶抓取

图 10.5    MitraClip 释放的基本步骤

---

**框 10.1    提示：怎样进行房间隔穿刺**

● 经房间隔穿刺是左侧结构介入的关键步骤。穿刺应在卵圆窝的范围内进行。为此，常规地进行拉回技术，直到在透视下观察到"跳跃"；对应于经食管超声心动图（TEE）经常可见的卵圆窝隆起。

---

次向瓣膜水平缩回。通过这样的方法，实现了与二尖瓣瓣叶的渐进接触。在下面，倒刺的夹持器降低并且夹臂被关闭。MitraClip 和二尖瓣瓣叶的一致运动表明成功的瓣叶接合。如果在没有二尖瓣跨瓣压差显著增加的情况下实现满意的二尖瓣反流复位，则可以放置夹子。否则，机械臂和夹持器可以在设备部署成功之前随时重新打开，并且设备可以重新定位。在某些情况下，可以指示置入一个或两个附加夹子。一旦完成手术，进行血管闭合，患者从全身麻醉中苏醒。

在全球有超过 20 000 例的置入病例，随机试验和国家注册机构证实，MitraClip系统在选择性的有退行性和功能性病因的高手术风险患者中的安全性、可行性和有效性[12~14]。最新的欧洲和北美指南（表 10.2）推荐该装置用于有症状的严重二尖瓣反流，作为高手术风险患者的最佳治疗方式[15~18]。

表 10.2    最新美国和欧洲使用 MitraClip 指南

| MitraClip 应用建议 | 级别 | 证据水平 |
|---|---|---|
| MitraClip 程序：虽经最佳药物治疗或 CRT 治疗仍有明显症状的严重二尖瓣反流，超声检查符合治疗标准，并经心脏团队讨论有手术治疗高风险，预期寿命超过 1 年 | Ⅱ b | C |
| 经皮二尖瓣瓣缘到瓣缘修复适用于：有明显症状的严重二尖瓣反流，超声检查符合治疗标准，并经心脏团队讨论有手术治疗高风险，预期寿命超过 1 年 | Ⅱ b | C |

（续表）

| MitraClip 应用建议 | 级别 | 证据水平 |
|---|---|---|
| 经导管二尖瓣修复：有严重的症状（NYHA Ⅲ级至Ⅳ级）伴慢性重度原发性二尖瓣反流（D 阶段），有良好的解剖结构和正常的生活期望，但具有外科手术高风险，经最佳药物治疗，症状仍严重、频繁发作 | Ⅱ b | B |
| 功能性二尖瓣反流的 MitraClip 治疗：不确定是否获益，应在按指南药物治疗的基础上慎重筛选患者 | Ⅱ b | B |
| 患者有瓣膜修复的指征，并且因高手术风险不能行外科手术，行经皮二尖瓣瓣缘到瓣缘修复以改善症状 | Ⅱ b | B |

#### 2.2.2 瓣叶消融

ThermoCool（Biosense Webster, Inc.）是一种射频消融导管，通过局部纤维化减少了退化二尖瓣中的过度瓣叶运动。可能发生对瓣叶和邻近心脏结构的严重损害[19]。

#### 2.2.3 空间占领

Percu-Pro®（Card wsolutions, USA）是一种气球形空间占用装置，通过经心尖入路锚定在左心室顶点。然后它就像一个浮标，自动地以其为中心跨过二尖瓣瓣口方向，以提供瓣叶结合的表面。这已经在器质性二尖瓣反流和功能性二尖瓣反流中进行了临床前测试（未发表文献）。因为是一种间隔物，它可能引起二尖瓣狭窄。

### 2.3 经皮腱索置入

腱索的置入包括在左心室心肌中置入人工腱索，并到达相对端瓣叶边缘。这个途径可通过经心尖途径和经房间隔途径实现（图 10.6）。通过改变腱索的长度，可以优化瓣叶的对合。这种途径主要是处理瓣叶连枷和其他形式的器质性二尖瓣反流。

MitraFlex、NeoChord DS1000、V-Chordal 是使用这个系统的例子。

在经心尖部腱索置入试验中，NexChord DS 1000 系统的置入被证明是安全可行的，即使在 30 天内有些已经记录到了显著的二尖瓣反流复发[20]。

### 2.4 经皮左心室重塑设备

通过减小前后尺寸来重塑左心室是一种可能的间接降低二尖瓣反流的方法。这种方法间接地用于减少外侧瓣环的距离并使乳头肌接近瓣叶，适用于功能性二尖瓣反流（表 10.3）。

Coapsys 装置是经皮（剑突下）入路，将衬垫放置在左心室的两侧，并通过左心室腔的绳索，将张力施加到瓣环和基底左心室壁上。

尽管对非体外循环下二尖瓣关闭修复术的随机试验进行了积极评价[21]，但该装置已不再制造。

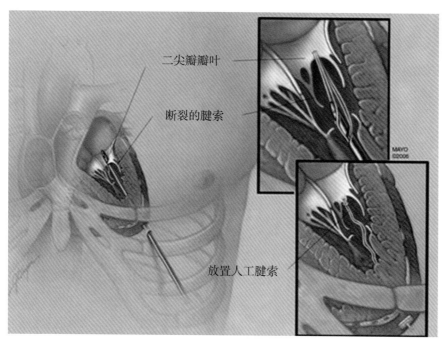

图 10.6 经穿间隔途径的 NeoChord 装置

　　心脏外部的基底瓣环成形术是将一个硅材料制作的条带放置在跳动的心脏周围，在房室沟部。这种装置需要小型开胸手术。

表 10.3 目前已知的处于最先进发展阶段的经导管二尖瓣置换装置目录

| 经导管二尖瓣置换装置 |
| --- |
| CardiAQ (CardiAQ Valve Technologies, Winchester, MA, USA) |
| Cardiovalve (Valtech Cardio Ltd, Or Yehuda, Israel) |
| Double-Crowned Mitral Valve Implantation (Zhejiang University, Hangzhou, China and Centre Hospitalier Universitaire Vaudois (CHUV), Lausanne, Switzerland) |
| Endovalve-Herrmann prosthesis (Endovalve, Princeton, NJ, USA) |
| Fortis (Edwards Lifesciences, Irvine, CA, USA) |
| Gorman (The Trustees of The University of Pennsylvania, Philadelphia, PA, USA) |
| HighLife (HighLife Medical, CA,US) |
| MedtronicTranscutaneous Mitral Valve (Medtronic, Minneapolis, MN, USA) |
| MitralSeal (Avalon Medical Ltd., Stillwater, Minneapolis, US) |
| MitrAssist (MitrAssist Medical Ltd, Misgav, Israel) |
| MiVAR (Trinity College Dublin, EIRE) |
| NaviGate Cardiac Structures (NaviGate Cardiac Structures, Cleveland, OH, USA) |
| Tendyne (Tendyne Medical, Baltimore, MD, US) |
| Tiara (Neovasc, Inc., Richmond, British Columbia, Canada) |

# 3 经导管二尖瓣置换（TMVR）设备

直到现在，仍然没有大量关于 TMVR 的临床证据。大部分 TMVR （表 10.4）仍处于临床前或早期临床阶段，同时大多数发表的文献都是案例报告。

**表 10.4 经导管二尖瓣置换术装置**

| | | |
|---|---|---|
| | **CardiAQ prosthesis**<br>CardiAQ Valve Technologies Inc., Winchester, Massachusetts, US<br>框架：自膨胀，超弹性镍钛合金<br>瓣叶：戊二醛浸泡下猪心包<br>锚定：心房和心室凸缘（图 10.1c）<br>入路：经间隔 / 经心尖（图 10.2a,b）<br>试验：第一例人体试验在 2012 年 | **Medtronic transcatheter mitral valve**<br>Medtronic Inc., Minneapolis, US<br>框架：自膨胀，超弹性镍钛合金<br>瓣叶：戊二醛浸泡下心包膜<br>锚定：心房凸缘和自身瓣膜锚定（图 10.1b）<br>入路：左房切开术（图 10.2c）<br>试验：仅用于动物 |
| | **Cardiovalve**<br>Valtech Cardio Ltd, Or Yehuda, Israel<br>框架：自膨胀，超弹性镍钛合金<br>瓣叶：戊二醛浸泡下心包膜<br>锚定：心房凸缘（当前缺乏更多的细节）<br>入路：没有说明<br>试验：仅用于动物 | **MitralSeal**<br>Avalon Medical Ltd., Stillwater, Minneapolis, US<br>框架：自膨胀，超弹性镍钛合金<br>瓣叶：戊二醛浸泡下心包膜<br>锚定：心房凸缘和心室连接（图 10.1a）<br>入路：经心尖（图 10.1b）<br>试验：仅用于动物 |
| | **Double-crowned mitral valve implantation**<br>Zhejiang University, Hangzhou, China and CHUV, Lausanne, Switzerland<br>框架：自膨胀，超弹性镍钛合金<br>瓣叶：猪肺动脉和同种异体主动脉移植<br>锚定：心房和心室凸缘（图 10.1c）<br>入路：左房切开术（图 10.2c）<br>试验：仅用于动物 | **MitrAssist**<br>MitrAssist Medical Ltd., Misgav, Israel<br>框架：超弹性镍钛合金<br>瓣叶：戊二醛浸泡下心包膜<br>锚定：心房凸缘和自身瓣膜锚定（图 10.1b）<br>入路：没有说明<br>试验：仅用于动物 |

（续表）

Endovalve

Micro Interventional Devices, Langhorne, Pennsylvania, US

框架：自膨胀，超弹性镍钛合金

瓣叶：戊二醛浸泡下心包膜

锚定：箭头锚定

入路：经心尖（图 10.2b）

试验：仅用于动物

MiVAR

Trinity College Dublin, EIRE

框架：自膨胀，超弹性镍钛合金

瓣叶：戊二醛浸泡下心包膜

锚定：心房束缚（图 10.1e）

入路：没有说明

试验：仅用于动物

Fortis

Edwards Lifesciences

框架：自膨胀，超弹性镍钛合金

瓣叶：戊二醛浸泡下牛心包

锚定：心房凸缘和自身瓣膜锚定（图 10.1b）

入路：经心尖（图 10.2b）

试验：第一例人体试验在 2014 年

Navigate cardiac structures

NaviGate Cardiac Structures Inc., Cleveland, Ohio, US

框架：球囊扩张，钴铬合金

瓣叶：戊二醛浸泡下心包膜

锚定：心房和心室凸缘（图 10.1c）

入路：经间隔的（图 10.1a）

试验：现阶段未报告

Gorman

The Trustees of The University of Pennsylvania, Philadelphia, US

框架：自膨胀，超弹性镍钛合金

瓣叶：戊二醛浸泡下心包膜

锚定：心房和心室凸缘（图 10.1c）

入路：左心房切开术（图 10.2c）

试验：仅用于动物

Tendyne

Tendyne Medical Inc., Baltimore, Maryland, US

框架：自膨胀，超弹性镍钛合金

瓣叶：戊二醛浸泡下牛心包

锚定：心房凸缘和心室连接（图 10.1a）

入路：经心尖（图 10.2b）

试验：第一例人体试验在 2013 年

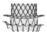

Highlife

HighLife Medical Inc., California, US

框架：自膨胀，超弹性镍钛合金

瓣叶：戊二醛浸泡下心包膜

锚定：心房和心室凸缘（图 10.1c）

入路：左心房切开术（图 10.2c）

试验：仅用于动物

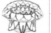

Tiara

Neovasc Inc., Richmond, British Columbia, Canada

框架：自膨胀，超弹性镍钛合金

瓣叶：戊二醛浸泡下牛心包

锚定：心房凸缘和自身瓣膜锚定（图 10.1b）

入路：经心尖（图 10.1b）

试验：第一例人体试验在 2013 年

但是，从这些报告中证明这种方法是可行的，也是不能手术或在 TMVRe[22] 失败患者的希望，特别是在前一个置入二尖瓣外科生物瓣或环形装置失效的情况下（即：瓣中瓣和瓣中环）[23-28]。

在结构层面上，所有二尖瓣的修复模型测试由四个原理组成：

- 闭合组件保证单向血流通过心室，它通常由三个牛或猪心包膜小叶组成（MitrAssist 则只有 2 个）。
- 支架大部分由自膨式镍钛合金构成，对二尖瓣环的几何复杂度比球囊扩张支架具有更好的适应性，后者可以作为一旦发生风湿性疾病和弥漫的环状钙化的选择。
- 锚定系统的目的是保持展开瓣膜的位置，避免栓塞和可能导致瓣周漏的微移位。如上所述，缺少坚硬的天然钙化环，支架扩张后的径向反作用力不允许瓣膜固定在正常位置。较高的径向力也可以将二尖瓣前叶推入左心室流出道，导致主动脉瓣下压力阶差或流出道梗阻，以及主动脉二尖瓣环变形，导致主动脉瓣的功能受到影响。因此，已经设计了几种类型的替代方案，这些主要由几种类型的心房凸缘和锚钩组成，它们可以固定在心室壁或抓牢二尖瓣瓣叶（图 10.7a–c）。作为近端和远端的约束，凸缘和锚通过中和轴向力使装置固定。另外几种可供选择的方法也被提出：Endovalve 使用倒钩簧片穿透心房侧的组织（图 10.7d），而 MiVAR 瓣膜使用心房镍钛笼保持瓣膜的位置（图 10.7e）。
- 外部密封元件的存在可能有助于减少瓣周漏。

尽管经股静脉路径可以避免危险的心室导航系统接近二尖瓣装置，但大多数试验瓣膜用的是经心尖途径。在这两种情况下，所使用的大输送系统高达 24Fr。

## 3.1 TMVR 所面临的挑战

TAVR 在当今国际科学界已得到充分认可，并作为一种安全有效的手术方式进入指南，适合具有外科手术风险的重度主动脉瓣狭窄患者[15, 16]，与主动脉瓣不同的是，人工瓣膜在二尖瓣位置的放置仍然是一个公开的挑战，也是国际介入会议中讨论的"热门话题"。许多原因可以解释这种情况。

首先，二尖瓣复杂的三维结构，所有瓣下器械的原理都用于协同心室收缩，临界负荷条件下大型钙化环的存在导致人造生物瓣膜难以在二尖瓣位置牢固固定。最终，二尖瓣的手术风险（瓣周漏）和手术并发症（瓣叶损害、左室流出道梗阻）也更高了。

值得注意的是，球囊扩张型 TAVR 装置已经成功地应用于钙化二尖瓣环[26]。

其次，更大瓣膜的需求迫使 24~33Fr 更大的输送系统的使用，这可能需要比经股动脉更具侵入性的路径，例如经心尖和经主动脉的，或左心房切开。此外，还描述了联合路径（经心尖和经间隔）的使用。

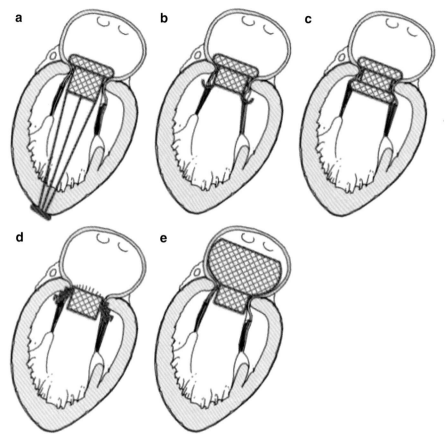

图 10.7　经皮二尖瓣置换术（PMVRe）装置的锚定系统。（a）心房凸缘和心室连接；（b）心房凸缘和自身瓣膜锚定；（c）心房和心室凸缘；（d）次环牵引钩和（e）心房束缚

　　新的锚定系统被更多地关注。尽管大的心房凸缘能阻止瓣周漏，但是心室锚定可能由于左心室重构后失去左室底部限制而移位。因此，夹紧自身瓣叶似乎是一个更有前途的选择。此外，已经观察到，通过捕获瓣膜前叶，左室流出道梗阻的风险更低[30]。

　　最后，考虑到左心室腔之间的跨瓣压差大于左心室和主动脉之间的跨瓣压差，这可能加重风险和可预见的瓣周漏。因此，必须设计心房凸缘、心室锚定和密封部件，以消除生物瓣和瓣环之间的间隙。鞍形设计可以提高生物瓣膜在环形水平面上的适应性[31]。

　　总之，TMVI与实际已被确立的TMVRe的作用相比是很难预见的。在最近的回顾[32]中，一组专家比较了这两种方法在临床和技术上的优缺点。在目前的实践中，手术替代和修复是互补的而不是竞争性的。鉴于TMVI技术的萌芽状态和器械发展的快速进行，TMVRe和TMVI的互补联合应用是可以期待的。

　　二尖瓣介入治疗得益于根据疾病的病因和设备的精准穿刺。为此，TEE引导是强制性的。穿刺前窝上隆起的定位反映了精准的解剖和TEE标记。穿刺是好是坏可以通过 TEE 双腔静脉视图识别，也可以在基视部的短轴面辨别穿刺是前部或后部（相对于主动脉），根据四腔 TEE 视图最终判断高或低（相对于瓣环）。

对于 MitraClip 治疗，经房间隔穿刺必须根据患者的具体解剖和潜在病因。在原发性 MR 中，当反流的机制是脱垂时，穿刺需要做得足够高（根据瓣环水平），以允许一旦夹子夹紧就牵拉瓣叶充分向后移动。这通常是通过向上向后穿刺实现的。在功能性反流中，由于瓣叶接合降低，应在较低的位置进行经房间隔穿刺。与退化性 MR 相比，穿刺位置更低、更向前。穿刺的位置也根据目标的位置而变化。例如，在后内侧连枷/脱垂的情况下，较低和朝后的穿刺可能有利于获得足够的高度和直线轨迹以达到目标。

在经导管直接瓣膜成形术中（Cardioband, Valtech Cardio），置入时的低位穿刺可以更有效地获得更多的支持。

在结合二尖瓣介入治疗和左附件封堵的情况下，低位穿刺也是合适的。

经房间隔穿刺术对凸面中隔或前间隔介入治疗患者可能具有挑战性，多个起搏电极的存在也是一个挑战。

就经间隔导管置入材料而言，有几种选择。经典的 Brockenbrough 穿刺针和 Mullins 导管是标准的解决方法[33]。现在越来越多的操作者使用最初为电生理学开发的编织导管。在穿刺有挑战的情况下，射频导管的使用可能是有益的，因为它们提供精确的交叉点，而不会在穿刺进针时有滑动危险[34]。作为另一种选择，针头标记烙印也有同样的用途[35]。

## 参考文献

［1］ CARPENTIER A. Cardiac valve surgery-the "French correction". J Thorac Cardiovasc Surg. 1983;86(3):323–337.

［2］ HARNEK J, WEBB J G, KUCK K H, TSCHOPE C, VAHANIAN A, BULLER C E, et al. Transcatheter implan-tation of the MONARC coronary sinus device for mitral regurgitation: 1-year results from the EVOLUTION phase I study (Clinical Evaluation of the Edwards Lifesciences Percutaneous Mitral Annuloplasty System for the Treatment of Mitral Regurgitation). JACC Cardiovasc Interv. 2011;4(1):115–122.

［3］ SIMINIAK T, HOPPE U C, SCHOFER J, HAUDE M, HERRMAN J P, VAINER J, et al. Effectiveness and safety of percutaneous coronary sinus-based mitral valve repair in patients with dilated cardio-myopathy (from the AMADEUS trial). Am J Cardiol. 2009;104(4):565–570.

［4］ SIMINIAK T, WU J C, HAUDE M, HOPPE U C, SADOWSKI J, LIPIECKI J, et al. Treatment of func-tional mitral regurgitation by percutaneous annuloplasty: results of the TITAN Trial. Eur J Heart Fail. 2012;14(8):931–938.

［5］ HOPPE U C, BRANDT M C, DEGEN H, DODOS F, SCHNEIDER T, STOEPEL C, et al. Percutaneous mitral annuloplasty device leaves free access to cardiac veins for resynchronization therapy. Cathet Cardiovasc Interv: Off J Soc Card Angiography Interv. 2009;74(3):506–511.

［6］MAISANO F, VANERMEN H, SEEBURGER J, MACK M, FALK V, DENTI P, et al. Direct access transcath- eter mitral annuloplasty with a sutureless and adjustable device: preclinical experience. Eur J Cardiothorac Surg: Off J Eur Assoc Cardiothorac Surg. 2012;42(3):524–529.

［7］MAISANO F, LA CANNA G, LATIB A, DENTI P, TARAMASSO M, KUCK K H, et al. First-in-man transseptal implantation of a "surgical-like" mitral valve annuloplasty device for functional mitral regurgitation. JACC Cardiovasc Interv. 2014;7(11):1326–1328.

［8］ALFIERI O, MAISANO F, DE BONIS M, STEFANO P L, TORRACCA L, OPPIZZI M, et al. The doubleorifice technique in mitral valve repair: a simple solution for complex problems. J Thorac Cardiovasc Surg. 2001;122(4):674–681.

［9］WEBB J G, MAISANO F, VAHANIAN A, MUNT B, NAQVI T Z, BONAN R, et al. Percutaneous suture edge-to-edge repair of the mitral valve. EuroIntervention: J EuroPCR Collab Work Group Interv Cardiol EurSoc. 2009;5(1):86–89.

［10］USSIA G P, BARBANTI M, TAMBURINO C. Feasibility of percutaneous transcatheter mitral valve repair with the MitraClip system using conscious sedation. Cathet Cardiovasc Interv: Off J Soc Card Angiography Interv. 2010;75(7):1137–1140.

［11］MAISANO F, GODINO C, GIACOMINI A, DENTI P, ARENDAR I, BUZZATTI N, et al. Clinical trial experi- ence with the MitraClip catheter based mitral valve repair system. Int J Cardiovasc Imaging. 2011;27(8):1155–1164.

［12］FELDMAN T, KAR S, RINALDI M, FAIL P, HERMILLER J, SMALLING R, et al. Percutaneous mitral repair with the MitraClip system: safety and midterm durability in the initial EVEREST (Endovascular Valve Edge-to-Edge REpair Study) cohort. J Am Coll Cardiol. 2009;54(8):686–694.

［13］MAURI L, FOSTER E, GLOWER D D, APRUZZESE P, MASSARO J M, HERRMANN H C, et al. 4-year results of a randomized controlled trial of percutaneous repair versus surgery for mitral regurgitation. J Am Coll Cardiol. 2013;62(4):317–328.

［14］MAISANO F, FRANZEN O, BALDUS S, SCHAFER U, HAUSLEITER J, BUTTER C, et al. Percutaneous mitral valve interventions in the real world: early and 1-year results from the ACCESS-EU, a prospective, multicenter, nonrandomized post-approval study of the MitraClip therapy in Europe. J Am Coll Cardiol. 2013;62(12):1052–1061.

［15］VAHANIAN A, ALFIERI O, ANDREOTTI F, ANTUNES M J, BARON-ESQUIVIAS G, BAUMGARTNER H, et al. Guidelines on the management of valvular heart disease (version 2012). The joint task force on the management of valvular heart disease of the European Society of Cardiology (ESC) and the European Association for Cardio-Thoracic Surgery (EACTS). G Ital Cardiol. 2013;14(3):167–214.

［16］NISHIMURA R A, OTTO C M, BONOW R O, CARABELLO B A, ERWIN 3rd J P, GUYTON R A, et al. 2014 AHA/ACC guideline for the management of patients with valvular heart disease: a report of the American College of Cardiology/American Heart Association Task Force on Practice Guidelines. J Am Coll Cardiol. 2014;63(22):e57–185.

［17］YANCY C W, JESSUP M, BOZKURT B, BUTLER J, CASEY JR D E, DRAZNER M H, et al. 2013 ACCF/AHA guideline for the management of heart failure: a report of the American College of Cardiology Foundation/American Heart Association Task Force on Practice Guidelines. J Am Coll Cardiol. 2013;62(16):e147–239.

［18］MCMURRAY J J, ADAMOPOULOS S, ANKER S D, AURICCHIO A, BOHM M, DICKSTEIN K, et al. ESC Guidelines for the diagnosis and treatment of acute and chronic heart failure 2012: the task force for the diagnosis and treatment of acute and chronic heart failure 2012 of the European Society of Cardiology. Developed in collaboration with the Heart Failure Association (HFA) of the ESC. Eur Heart J. 2012;33(14):1787–1847.

[19] WILLIAMS J L, TOYODA Y, OTA T, GUTKIN D, KATZ W, ZENATI M, et al. Feasibility of myxomatous mitral valve repair using direct leaflet and chordal radiofrequency ablation. J Interv Cardiol. 2008;21(6):547–554.

[20] SEEBURGER J, RINALDI M, NIELSEN S L, SALIZZONI S, LANGE R, SCHOENBURG M, et al. Off-pump transapical implantation of artificial neo-chordae to correct mitral regurgitation: the TACT Trial (Transapical Artificial Chordae Tendinae) proof of concept. J Am Coll Cardiol. 2014; 63(9):914–919.

[21] GROSSI E A, WOO Y J, PATEL N, GOLDBERG J D, SCHWARTZ C F, SUBRAMANIAN V A, et al. Outcomes of coronary artery bypass grafting and reduction annuloplasty for functional ischemic mitral regurgitation: a prospective multicenter study (Randomized Evaluation of a Surgical Treatment for Off-Pump Repair of the Mitral Valve). J Thorac Cardiovasc Surg. 2011;141(1):91–97.

[22] LAWRIE G M. Mitral valve: toward complete repairability. Surg Technol Int. 2006;15:189–197.

[23] SEIFFERT M, CONRADI L, BALDUS S, SCHIRMER J, KNAP M, BLANKENBERG S, et al. Transcatheter mitral valve-in-valve implantation in patients with degenerated bioprostheses. JACC Cardiovasc Interv. 2012;5(3):341–349.

[24] SEIFFERT M, FRANZEN O, CONRADI L, BALDUS S, SCHIRMER J, MEINERTZ T, et al. Series of transcatheter valve-in-valve implantations in high-risk patients with degenerated bioprostheses in aortic and mitral position. Cathet Cardiovasc Interv: Off J Soc Card Angiography Interv. 2010;76(4):608–615.

[25] NUNEZ-GIL I J, GONCALVES A, RODRIGUEZ E, COBIELLA J, MARCOS-ALBERCA P, MAROTO L, et al. Transapical mitral valve-in-valve implantation: a novel approach guided by three-dimensiontransoesophageal echocardiography. Eur J Echocardiogr: J Work Group Echocardiogr Eur Soc. 2011;12(4):335–337.

[26] CHEUNG A W, GURVITCH R, YE J, WOOD D, LICHTENSTEIN S V, THOMPSON C, et al. Transcatheter transapical mitral valve-in-valve implantations for a failed bioprosthesis: a case series. J Thorac Cardiovasc Surg. 2011;141(3):711–715.

[27] DE WEGER A, EWE S H, DELGADO V, BAX J J. First-in-man implantation of a trans-catheter aortic valve in a mitral annuloplasty ring: novel treatment modality for failed mitral valve repair. Eur J Cardiothorac Surg: Off J Eur Assoc Cardiothorac Surg. 2011;39(6):1054–1056.

[28] MAISANO F, RESER D, PAVICEVIC J, NIETLISPACH F, GAMPERLI O, SCHMID M, et al. Successful first- in-man Melody transcatheter valve implant in a dehisced mitral annuloplasty ring transapical valve-in-ring implant. EuroIntervention: J EuroPCR Collab Work Group Interv Cardiol Eur Soc Cardiol. 2014;10(8):961–967.

[29] KLIGER C, AL-BADRI A, WILSON S, WEISS D, JELNIN V, KRONZON I, et al. Successful first-in-man percutaneous transapical-transseptal Melody mitral valve-in-ring implantation after complicated closure of a para-annular ring leak. EuroIntervention: J EuroPCR Collab Work Group Interv Cardiol Eur Soc Cardiol. 2014;10(8):968–974.

[30] RABBAH J P, SAIKRISHNAN N, SIEFERT A W, SANTHANAKRISHNAN A, YOGANATHAN A P. Mechanics of healthy and functionally diseased mitral valves: a critical review. J Biomech Eng. 2013;135(2):021007.

［31］ JENSEN M O, HAGEGE A A, OTSUJI Y, LEVINE R A, LEDUCQ TRANSATLANTIC M N. The unsaddled annulus: biomechanical culprit in mitral valve prolapse? Circulation. 2013;127(7):766–768.

［32］ MAISANO F, ALFIERI O, BANAI S, BUCHBINDER M, COLOMBO A, FALK V, et al. The future of transcatheter mitral valve interventions: competitive or complementary role of repair vs. replacement? Eur Heart J. 2015.

［33］ BROCKENBROUGH E C, BRAUNWALD E, ROSS JR J. Transseptal left heart catheterization. A review of 450 studies and description of an improved technic. Circulation. 1962;25:15–21.

［34］ SAKATA Y, FELDMAN T. Transcatheter creation of atrial septal perforation using a radiofrequency transseptal system: novel approach as an alternative to transseptal needle puncture. Cathet Cardiovasc Interv: Off J Soc Card Angiography Interv. 2005;64(3):327–332.

［35］ MAISANO F, LA CANNA G, LATIB A, GODINO C, DENTI P, BUZZATTI N, et al. Transseptal access for MitraClip(R) procedures using surgical diathermy under echocardiographic guidance. EuroIntervention: J EuroPCR Collab Work Group Interv Cardiol EurSoc. 2012;8(5):579–586.

［36］ FELDMAN T, YOUNG A. Percutaneous approaches to valve repair for mitral regurgitation. J Am Coll Cardiol. 2014;63:2057–2068.

［37］ VAHANIAN A, et al. Guidelines on the management of valvular heart disease (version 2012). Eur Heart J. 2012;33(19):2451–2496.

## 第11章

# 瓣周漏：经皮治疗方案

编者　Gabriele Pesarini, Flavio Ribichini　译者　赵　鑫　谭冠昶

## 1　简介

生物医学技术和介入治疗方法在发达国家的广泛传播正在逐步改变退行性心血管疾病患者的自然病程和预后，并提高了各年龄段不同复杂合并症患者的存活率。此外，由于有创治疗可能会形成特殊并发症和新的病理改变，方式选择需要十分严苛。有观点认为，人工瓣膜瓣周漏（PVL）是一种由外科手术引起的，在术后早期或晚期发生的病理改变。尽管大多数情况下仅是轻中度且影响较小，但也有严重到危及生命的情况发生。当出现内科保守治疗失败导致心脏功能失代偿或生活质量下降的严重病例，再次开胸手术成为肯定的治疗策略。综上所述，患者年龄的增长和病变复杂程度的增加导致二次缝合失败的风险增高，这催生了有效可行的经皮介入治疗替代传统的治疗方法。

二尖瓣手术主要病因是二尖瓣反流。大多数患者尤其是老年患者，退行性变是其主要病因。同时，退行性变也是全球心脏瓣膜手术的第二大病因[1]。缺血、感染和风湿病也是需要手术的二尖瓣关闭不全患者的诱发因素。二尖瓣狭窄常见诱因为风湿性心脏病，有特定解剖学特征的患者可能适合经皮瓣膜成形术治疗。术后二尖瓣瓣周漏的经皮治疗是最困难的也是技术要求最高的结构干预措施，这需要拥有高水平专业技能和信心，以及各种腔内技术、多维成像技术和多学科的支持。

## 2　流行病学、发病机制和症状

各种程度的瓣周漏在心脏瓣膜置换和瓣环成形术后并不罕见，发病率在 5%~17%[3, 4]。二尖瓣瓣位术后瓣周漏较主动脉瓣位更加常见（7%~17% vs 2%~10%）[3]，事实上，人工二尖瓣置换的位置放置本身就是瓣周漏的一个危险因素，一些经食管超声心动图评估的手术报道的发病率更高，可达 32%[5]。手术技术方面，连续缝合或不带垫片缝合也是高危因素[3, 6]；更普遍的观点是，任何增加待缝合组织脆性的改变（如

钙化、既往或近期感染、缺血损伤和二次手术）都会增加发生瓣周漏的风险[7]。二尖瓣瓣周漏的发病时间谱很广，即使没有心内膜炎的表现，术中可立即出现，术后早期亦可发生，也可发生的很晚（甚至 10 年后）[8]。

随着介入瓣膜置换技术的出现如 TAVI（经导管主动脉瓣置入术），心脏直视手术并非修复置入瓣膜假体瓣周漏的唯一手段。TAVI 术后瓣周漏相当常见，事实上，有报道称 70% 的患者术后会有或多或少的主动脉瓣周漏[9]。此外，最新的大样本报道，14% 的 TAVI 术后有中到重度的瓣周漏，并明确对患者预后不利[10]。这一现象会随着时间而改变，并与假体类型、心室主动脉解剖的复杂程度及术者经验明确相关。在不久的将来，随着经皮和经心尖二尖瓣置换术的发展，介入治疗人员将有更多的手术机会，同时瓣周漏问题的增加是该技术发展的必然结果[11, 12]。

多维 CT 重建已被证明可明确瓣周漏的大小、形状和位置。

二尖瓣瓣周漏的临床表现可无症状，也可发展到以乏力和呼吸困难为表现的严重心衰，患者的潜在疾病和并发症将决定这些症状的严重程度。此外，由于血液通过手术置入假体周围的不规则狭窄通道导致局部血流流速加快，以结合珠蛋白水平降低为主的溶血性贫血可能是一个重要表现，有可能需要密切监测和反复输血。在最新的研究中，二尖瓣术后存在溶血性贫血与不良预后相关，提示患者需要更积极的处理措施[13]。

# 3 诊断

二尖瓣 PVL 可在外科手术后即刻或早期发生。应当常规采用术中经食管超声即刻评价手术效果，如有必要术中予以及时纠正。出院前或术后的超声心动图经常用于确保早期发病患者诊断的正确性。主要由于大多数 PVL 最初病理复杂或者程度轻微，早期可没有明显的临床特征或表现。早期 PVL 的发生通常与瓣膜手术的技术有关。

晚期 PVL 可能是由于缝合断裂、环形钙化所致重构或感染性心内膜炎所致，定期复查超声心动图或出现之前提到的发病症状（见上文）通常可以提示 PVL 的发生。在中重度瓣周漏时，全收缩期杂音的辐射范围可能不仅仅局限于与反流方向一致的胸骨左缘。85% 的有症状心衰患者容量负荷过重，这些患者的 NYHA 分级大多为 III 到 IV 级[14]。30%~75% 的患者会出现可以以标准实验室检测而鉴定的溶血，特别是以血清乳酸脱氢酶升高、结合珠蛋白降低、网织红细胞升高为代表的血液指标变化[15]。既往感染性心内膜炎病史或相关症状体征对排除继发性 PVLs 的人工瓣膜置换患者至关重要。

当然，影像学在诊断二尖瓣 PVL 时亦很关键，如前所述，影像学可以在临床可疑或出现无症状 PVL 时发挥作用。经食管超声心动图（TEE）及彩色多普勒成像是应用最广、价格最低、创伤最小的用于诊断并评估 PVL 严重程度的方法。三维经食管超声心动图（TEE）可以更好地确定 PVL 的解剖结构和空间特征，但其常因患者的回声反应性和顺应性而受限。TEE 特别是配合其 3D 应用程序常用于在 PVLs 诊断中确定缺损的位置、测量面积、大小和形状[16]。然而，空间分辨率可能仍不足以确定小的缺损或裂缝。对 PVL 功能严重性的估计，定性（射血宽度和密度，收缩期肺静脉逆流）和定量（反流量及比率，反流口宽度，等速表面积）参数是有用的，但是心房壁反射的扩散效应可能导致对反流的视觉低估[17]。由于多个射流和极端偏心性，对多重二尖瓣 PVL 严重性的评估可能非常困难：有报道以反流面积占假体环围周长的比例划分，通常 <10% 被定义为轻度 PVL，10%~20% 为中度，>20% 为重度[18]。另外，当瓣膜功能良好时，一些专家通过比较二尖瓣和主动脉血流量计算反流血量。然而，由于患者本身或机械瓣存在导致的声影同 3D 技术的限制和低时空分辨率一样，可能限制超声心动图的精确性，从而需要更好的诊断和定量方法。

由于诊断性血管造影无法进行原始 3D 评估及受限于空间分辨率，目前其很少应用于确定 PVLs 的关键特征。此外，即便更换工具及球囊大小，评估主动脉瓣 PVL 的方法仍不适用于二尖瓣，因此应当使用其他替代方法。

强化 CT 和门控心电图技术可能对诊断 PVL，评估其严重性及制定干预措施提供极大帮助。事实上，随着 CT 后三维 / 四维重建冠状动脉造影的应用，CT 扫描的可视化，可以详细描述缺损形状和精确测量尺寸。它也可以鉴别实际通过 PVL 的血流[19]。然而，严重钙化和金属假体可能干扰 CT 成像质量，在某些情况下限制了测量的精确度。此外，辐射的风险必须要考虑，特别是对年轻人而言。

在经验丰富的中心，磁共振成像（MRI）也可能有助于量化 PVL 的反流量。然而，由于其花费高，专业技能要求高，禁忌用于机械瓣置入患者，限制了其在常规评估中的应用[20,21]。

诸如此类诊断工具，在诊断既往开胸手术患者和高风险二次手术患者严重 PVL 中的应用并不罕见。这些患者更容易发生严重事件，如不处理则预后不良。因此，经皮介入治疗技术的发展为减小甚至封堵复杂患者的 PVL 提供了机会，即便到目前为止缺乏随机对照临床试验数据支持，最近的研究也已表明成功的介入干预治疗效果令人满意[22]。

## 4 影像指导下经皮介入治疗

减小甚至封堵二尖瓣 PVL 技术上的成功首先要明确缺损的解剖结构和关系。鉴于二尖瓣装置复杂的形态功能，对手术者而言高可信度的多模态成像是必需的，与经验丰富的超声医生的合作同样至关重要[23]。即便心内超声已经成功应用，可行三维重建的经食管超声心动图仍是首选指导方式，特别是对需要避免全麻的虚弱或复杂病例。然而该过程本身耗时较长且操作复杂，因此通常需要镇静。诊断的第一步是要排除活动性心内膜炎和心内血栓，否则应当延迟手术。此外，当病变发展至单一瓣周漏超过瓣环周长 1/3 或是假体发生移动时，经皮介入治疗不再适用。

在手术过程中，需建立标准语言和参照物以描述解剖结构，通常以超声心动图影像来确立经左心房的"手术视野"[24]（图 11.1）。在该视野中，二尖瓣被视为"表盘"，12 点位为二尖瓣瓣环前与主动脉瓣的交界点，9 点位面对左心耳。八象限法更容易确定缺损的位置[25]，其有三个重要参照：主动脉瓣在前，左心耳在前外侧，房间隔在前内侧。术后二尖瓣 PVL 多位于前内象限或后外象限[26]，但术中也会证明存在不同位置[14]。介入治疗需要"表盘"或象限法来确定 PVL 位置，考虑到经典血管造影的左前倾位投影，瓣膜通常被看作由左心室发出：图 11.1 也显示了经食管超声心动图中二尖瓣在该截面的图示。

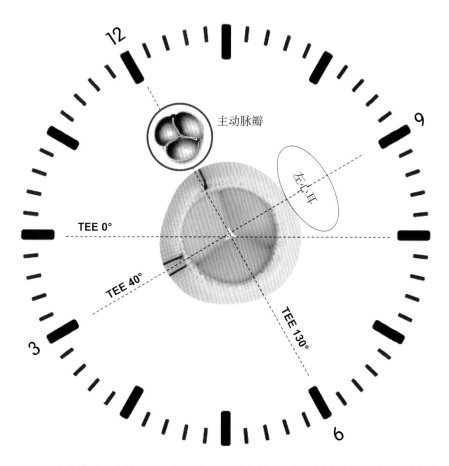

图 11.1　左心房手术入路的二尖瓣假体"表盘"定位。12 点位相当于与主动脉瓣交界点，9 点位为左心耳方位。虚线表示经食管超声心动图的左心室切面

应用超声影像仔细确认瓣周漏的位置、大小和形状对整个操作过程和结果评估而言是基本且必需的。在经间隔入路中,应用经食管超声心动图指导选择穿刺点,甚至在某些中心常规应用心内超声心动图确定穿刺点位置来封堵缺损。高标准的房间隔穿刺点是从侧面恰好指向瓣周漏,而后面和低位穿刺点更适合中间缺损。有手术史的患者的解剖结构多少会有些异常或房间隔纤维化或修补,这时穿刺点和操作设备入路应在超声和放射影像的共同指引下慎重决定。

由于透视时应时刻注意辐射防护,因此以低帧速率(即 7.5/s)开始,在需要时增加帧数,不失为一个好方法。术者应寻找和标记两个投影位置,即人工瓣膜的切面(通常为右前斜—RAO)和平面(通常为左前斜—LAO),并基于缝合环精调 DSA C 臂的位置。通过对比超声心动图影像和这些投影位置的影像,从而确定导管准确通过 PVL 而不通过假体的位置。综合考虑假体的放射学特点、内外尺寸和说明书中特点,从而正确理解影像并规划路径。对于机械假体,风险来自操作过程中或封堵器释放后移动元件的干扰,操作过程中应及时发现问题并迅速纠正它。

结合诊断前的 CT 扫描进行综合评价在一些中心成功应用。CT 与透视共同界定的参照点,在规划介入治疗路径方面起导向作用[27]。

---

# 5 二尖瓣瓣周漏封堵技术

## 5.1 顺行跨间隔方案

这是最常用的二尖瓣瓣周漏封堵方式,下面将详细介绍该方式及其可能出现的常见变异情况。在进行适当局部麻醉后,经股静脉置入导管,在超声引导下穿刺房间隔,穿刺点的选择如前所述。在整个过程中,肝素化后活化凝血时间应维持在 250~300 s 以上。有时会使用射频或电灼烧设备协助通过纤维化或变异的房间隔。此外,为了更安全地穿过增厚变硬的房间隔并避免损伤左房壁,可以使用跨隔后变形为 J 形的指引导丝,如 SafeSept 专用指引导丝(Pressure Products Medical Supplies Inc, San Pedro, CA),会使操作更轻柔有效。然后正常扩张房间隔并置入导管系统:通常应用可转向的 Agilis NXT 导丝(St. Jude Medical, St. Paul, MN),三弯末梢的 8.5 Fr 鞘管能更好地指向瓣周漏位置。若术者愿意,也可不置入鞘管而直接置入普通造影导管,这主要取决于解剖结构,但通常 Judkin 右冠动脉导管、Hockey stick 导管和乳内导管更合适。使用鞘管的优势在于,通过其复杂的机动装置实现三维定向从而直接穿过缺损。实际上,小号导管避开旋转,独立前进:如 6Fr 100 cm 导丝引导,5Fr 更长(125 cm)导丝诊断，甚至成角导管也可以选择[28]。有时，成角的 4Fr 滑动导管（120 cm，Terumo Medical）在诸如后内侧 PVL 等特殊情况下会更有用[29]。总之，在二尖瓣环完整的前提下，这些设备均可使用。

当然，下一步就是确认跟随指引导丝由左室面通过瓣周漏的真腔并继续操作。一个成角、极其稳定、可更换长度的 0.889 mm idrophilic 导丝（如 Terumo Medical 导丝）可以通过专用扭矩器旋转通过漏口，并通过影像系统（RAO/LAO 角度造影，TEE 或 ICE）来小心避免穿过瓣膜。一旦确定位置正确，导丝进入左心室后立即成环以避免室壁损伤，并指向流出道，继续通过升主动脉，最终进入降主动脉胸段以降低移位的风险。在某些困难的情况下，特别是 PVL 特别小或呈裂隙样，可选择应用普通的 0.356 mm 冠脉导丝。

当导丝通过 PVL，术者应用导管伸缩系统置入导管并使其通过漏口。这一过程需要以一定力度十分小心地完成，以避免导丝移位和破坏相关结构。因此，需要更高的决策支持系统，也可以用其他装置完成。最常见的是通过对侧股动脉建立动静脉环，置入圈套器捕获并固定降主动脉内的导丝。该技术通常可以保证其他步骤的顺利进行。

下一步骤为封堵器的选择和应用，事实上，较小的封堵器如 Amplatzer Vascular Plug Ⅱ（AVP Ⅱ；St. Jude Medical, St. Paul, MN），直径 12 mm 以下可以轻松通过 6Fr 鞘管，而其他较大型号封堵器可能需要直径更大的鞘管。以 6Fr 鞘管所需的作为初始置入型号是评估置入力度的良好指标，选择型号越小则置入难度越小。相反，若漏口较大，通常选择将较大直径鞘管如 9Fr 或 10Fr Amplatzer TorqVue 置入心室以放置较大封堵器。在必要时需进一步扩张房间隔以置入更大装置。

应尽可能地根据漏口的形态特征来选择并预计减小或封堵漏口的方案。事实上，较小的椭圆形或新月形漏口多选择多个较小封堵器，而较大的圆形漏更适合用单个大封堵器处理[7]。图 11.2 描述了常用的瓣周漏封堵器产品的特征。在适合情况下，也可以选择蘑菇伞状的导管、间隔部和肌部室间隔封堵器，但由于其镍钛合金结构的硬度较大且型号偏大，更容易发生术后溶血[14]。值得注意的是，由于这些封堵器并非专为封堵瓣周漏而设计，且假体周围解剖结构变化较大，该装置的使用仍未经检验许可，所以在使用时应谨慎选择。

下一步骤为使已选择好的封堵器通过二尖瓣瓣周漏口并将其释放，在左心室内导管或鞘管的协助下，将封堵器远端通过漏口将其释放。然后将整个装置小心地撤回至二尖瓣环上，术者通过轻轻地推动装置同时继续撤回鞘管开始控制封堵器的释放。在此过程中，超声医师的协作对区分假体干扰至关重要，必要时可再次置入鞘管或尝试不同方向。若操作过程中无法避免造成瓣膜功能障碍，可以选择更换其他或更小的封堵器。若过程顺利，封堵器会伴随鞘管的回撤而完成释放，并最终与传送系统完全分离。当然，封堵器类型和瓣周漏解剖结构的相互作用决定了释放后封堵器的形状，特别是近端部分，其可能打开并延伸入心房，或被压缩在瓣周漏口内。无论哪种情况，在最终释放之前应仔细评估封堵器的稳定性及封堵的完全性。

如果需要一个以上的装置，可以使用多种方式来确定左心室漏口位置的准确性。特别是事先计划使用多个封堵器，则有多种导丝入路可选：20Fr 股静脉鞘管用于限制出血，2 根（甚至 3 根）0.813 mm 加硬导丝通过导管（通常是 6Fr 多用途导管）置入；然后应尽可能小心地移除置入左心室和主动脉内的导丝。随后，两个独立的伸缩装置（再次强调，通常为 5Fr 诊断性导管进入 6Fr 指引导管）通过导丝置入构成同步交互装置。

若未计划使用多套设备或漏口不太不适合使用上述同步交互装置，可使用序贯法。当亲水导丝已置入降主动脉时，将 0.813 mm 或 0.889 mm 加强导丝通过导管置入左心室。然后，另一鞘管（通常为 8Fr Cook Flexor Shuttle Sheath by Cook Medical）置入左

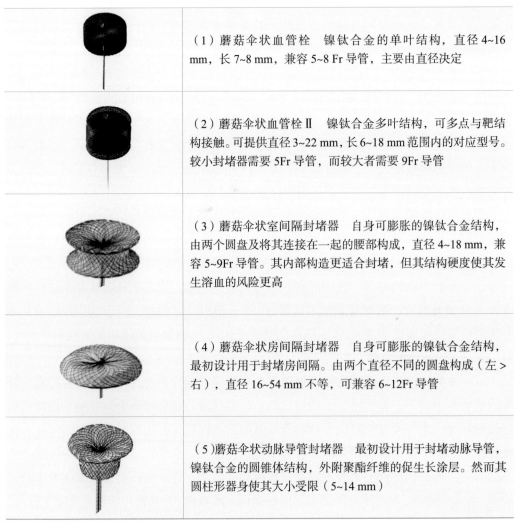

（1）蘑菇伞状血管栓　镍钛合金的单叶结构，直径 4~16 mm，长 7~8 mm，兼容 5~8 Fr 导管，主要由直径决定

（2）蘑菇伞状血管栓Ⅱ　镍钛合金多叶结构，可多点与靶结构接触。可提供直径 3~22 mm，长 6~18 mm 范围内的对应型号。较小封堵器需要 5Fr 导管，而较大者需要 9Fr 导管

（3）蘑菇伞状室间隔封堵器　自身可膨胀的镍钛合金结构，由两个圆盘及将其连接在一起的腰部构成，直径 4~18 mm，兼容 5~9Fr 导管。其内部构造更适合封堵，但其结构硬度使其发生溶血的风险更高

（4）蘑菇伞状房间隔封堵器　自身可膨胀的镍钛合金结构，最初设计用于封堵房间隔。由两个直径不同的圆盘构成（左 > 右），直径 16~54 mm 不等，可兼容 6~12Fr 导管

（5）蘑菇伞状动脉导管封堵器　最初设计用于封堵动脉导管，镍钛合金的圆锥体结构，外附聚酯纤维的促生长涂层。然而其圆柱形器身使其大小受限（5~14 mm）

图 11.2　常用的经皮瓣周漏封堵器。值得注意的是，迄今为止没有专门为瓣周漏设计的封堵器

心室并放置第一套装置。紧接着鞘管离开封堵器附着处，若考虑进行再次封堵，则鞘管沿加强导丝再次置入。另外，可如前所述建立动静脉环，其张力和支撑力由助手操控的外部亲水导丝提供。如前者，鞘管需要提前置入，并直接建立动静脉环导丝，依次传递数个封堵器[7,30]。对于顺序传递技术而言，应考虑到漏口较小而需要较小型号导管。必须注意导丝操作带来的副损伤，如血管损伤、撞击假体或由于解剖结构变化导致的复杂操作。记忆控制主动脉压力的形状是一个有效的方法，导丝张力过大将导致主动脉瓣反流，从而使舒张压降低。当然，这种情况应及早通过释放导丝压力而消除。图 11.3 详细描述了常规穿刺技术的每一个步骤。

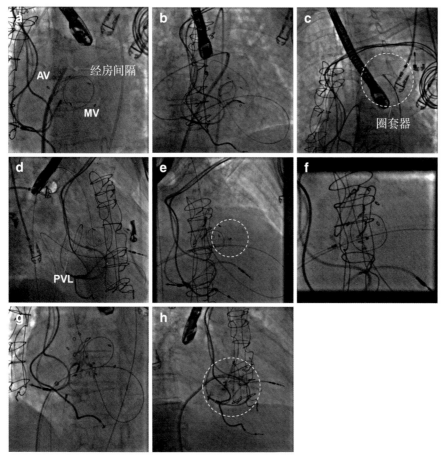

图 11.3　经房间隔二尖瓣 PVL 闭合技术关键点的血管造影细节。（a）经房间隔过程和鞘管进入左心房；（b）亲水导丝（Terumo 导丝）通过 PVL 进入左心室（在这种情况下，只需使用 Judkins 右冠导管而不是可操纵系统），然后停在升主动脉中；（c）通过对侧股动脉通路推进圈套器以捕获导丝；（d）通过股动脉导丝外化完成动静脉环路，以获得非常高的支持管道环路；（e）通过广泛的 PVL 首次输送 Amplatzer Vascular Plug Ⅱ 设备；（f）到位时，单个设备不足以确定可接受的结果；（g）在序贯技术支持下，通过 PVL 递送第二个 Amplatzer Vascular Plug Ⅱ。请注意，这两个设备仍与输送系统连接；（h）两种设备的最终血管造影结果。在这种情况下，也进行了带有 Inoue 球囊的三尖瓣成形术

### 5.2 经主动脉逆行方法

穿二尖瓣 PVL 也可以通过股动脉途径，进入动脉系统并沿着主动脉 - 左心室 -PVL-左心房逆行进行。然而，当选择这种方法时，操作者通常面临两个主要问题：首先是将亲水导丝从心室腔引导通过 PVL，这通常是困难的，并且需要弧度很大的弯曲或反弯曲的导管（例如 Amplatzer，左冠状动脉旁路）。第二部分涉及这种配置的低支持，多次需要对侧静脉通路、带钢丝圈的纵隔穿刺以及实现动静脉环路。此外，在带有机械主动脉假体的患者中，这种技术是不可取的。因此，这种方法通常被认为是主动脉而不是二尖瓣 PVL 的治疗。

### 5.3 经心尖手术入路

经皮穿刺左心室心尖部或手术入路，使用小切口开胸以暴露心尖并允许手术闭合 / 修复，这是在特殊情况下另一种可能的方法，尤其是在内侧 PVL 中，不可能将导管和导丝朝向泄漏或先前定位心房缺损闭合装置的患者。有时，通过经心尖进入来捕捉导线是实现回路以获得足够的设备放置支持的唯一方法。一般来说，对于经皮穿刺，需要将导引器的大小限制在 5Fr 或 6Fr，以减少拔除后心尖部漏血的风险。即便如此，在这些手术中仍多达 20% 需要心包引流或其他手术治疗[31]。最后，一些操作者提出了通过动脉密封装置或 PDA 封堵器封闭根尖穿刺出血的可能性[32]。

## 6 评估急性结果

该过程的主要目标是在不改变瓣周漏的人工瓣膜功能的情况下，充分减少或中断（特别是在严重溶血性贫血的情况下）通过 PVL 的反流。术中经食管心脏超声波检查通常能处理第一个问题，并决定对附加程序或设备重新定位的需求。值得注意的是，当封堵器连接到其释放电缆时，可能会发生房间隔的临时性空间扭曲，因此应对回波图像进行相应的解释，尽量减少设备的束缚。此外，值得一提的是测量左心房压力，特别是"V"波，在部署选择封堵器之前和之后，要求评估急性血流动力学结果。3D-TEE 图像和不同预测的荧光透视也应该获得，以排除在装置明确释放之前和手术结束时假体瓣叶碰撞的可能性。

## 7 手术过程中的并发症

最多 5% 的病例可发生假小叶撞击，此时必须立即使用 X 线透视和 3D-TEE 进行评估。操作者可以尝试重新捕获和更换封堵器，但如果此过程在多次尝试后无效，则应该使用较小的设备或不同形状的封堵器来代替最初选择的设备。在大约 1% 的病例中，封堵器可以出现栓塞。试图避免这种罕见但严重的并发症需要操作者在放置后，同时在最终释放之前，小心地推拉所选设备。如果发生栓塞，可尝试使用捕捉技术从股鞘中取出封堵器。如果选择了这种方法，手术可能会遇到与所有房间隔干预相同的风险。因此，充分的 TEE 或 ICE 指导会有很大帮助。如果需要 A–V 回路作为额外支持，操作人员必须注意，过度的张力可能会导致导丝损坏甚至切割血管或心脏结构，而过小的力可能会阻碍设备的充分进入。当然，应该注意防止和控制血管通路的出血。最后，在手术过程中使活化凝血时间（ACT）等于或大于 300 s，有助于最大限度地降低血栓并发症的风险。

## 8　手术结果

经皮穿刺 PVL 封堵通常是一项复杂的手术，被选择用于有严重贫血或晚期心力衰竭不能接受外科手术的患者，这些受试者为挽救生命而接受此操作，否则如果单独使用药物治疗，则注定会出现令人沮丧的预后。尽管二尖瓣 PVL 闭合的成功率与主动脉手术相比略低，但现有数据表明该手段是可行的，对紧急手术的需求非常低（低于 1%）。大约 3% 的患者发生中风，5% 的患者出现血管并发症 / 出血。一些作者在 TEE 评估中将残余渗漏 1+ 或更少定义为程序性成功[15,33]，并且该目标通常在 77%~90% 的病例中实现。残余二尖瓣反流的程度似乎是患者长期随访结果的重要预测指标。最近的一项荟萃分析指出，对于操作失败的患者，即使 PVL 降低 ≥ 1 级反流，似乎也与降低心脏病死亡率和改善心功能分级有关[22]。从有限的已发表的数据中，30 天死亡率在 5% 和 9% 之间变化，3 年生存率在 65% 左右，半数患者的溶血持续减少，70% 以上患者的心功能改善[14,15,22,33]。

### 结　论

二尖瓣 PVL 闭合对于介入心脏病学专家来说是最具挑战性的操作之一，这是因为进行这种干预的患者往往有特别严重的情况，而在技能上讲，这需要在血管和结构领域克服多重技术困难。特别是在手术前和手术过程中，正确执行和解释高级多模态成像至关重要。因此，多学科合作（"心脏团队"）对于手术的成功以及所有操作者、个人和团队的成长进步至关重要。即使在目前的情况下，该技术主要针对无法耐受外科手术的患者，而长期数据还比较有限，经皮 PVL 封堵仍是一种可行且相对安全的手术。未来的方向将包括更大的系列研究、更优的患者选择和更大的技术进步，以及基于对 PVL 闭合的血流动力学和预后影响的更充分理解。事实上，虽然今天的操作者必须依靠旨在实现其他目标的导管和封堵器，但日后专门设计、开发的设备将对改善他们的未来实践有着重要的作用。

## 参考文献

［1］IUNG B, BARON G, BUTCHART E G, DELAHAYE F, GOHLKE-BARWOLF C, LEVANG OW, TORNOS P, VANOVERSCHELDE J L, VERMEER F, BOERSMA E, RAVAUD P, VAHANIAN A. A prospective survey of patients with valvular heart disease in Europe: the euro heart survey on valvular heart disease.Eur Heart J. 2003;24:1231–1243.

［2］IUNG B, NICOUD-HOUEL A, FONDARD O, AKOUDAD H, HAGHIGHAT T, BROCHET E, GARBARZ E, CORMIER B, BARON G, LUXEREAU P, VAHANIAN A. Temporal trends in percutaneous mitral commissurotomy over a 15-year period. Eur Heart J. 2004;25:701–707.

［3］IONESCU A, FRASER A G, BUTCHART E G. Prevalence and clinical significance of incidental paraprosthetic valvar regurgitation: a prospective study using transoesophageal echocardiography. Heart. 2003;89:1316–1321.

［4］RALLIDIS L S, MOYSSAKIS I E, IKONOMIDIS I, NIHOYANNOPOULOS P. Natural history of early aortic paraprosthetic regurgitation: a five-year follow-up. Am Heart J. 1999;138(2 pt 1):351–357.

［5］HWANG H Y, CHOI J W, KIM H K, KIM K H, KIM K B, AHN H. Paravalvular leak after mitral valve replacement: 20-year follow-up. Ann Thorac Surg. 2015;100(4):1347–1352.

［6］ENGLBERGER L, SCHAFF H V, JAMIESON W R, KENNARD E D, IM K A, HOLUBKOV R, CARREL T P, AVERT Investigators. Importance of implant technique on risk of major paravalvular leak (PVL) after St. Jude mechanical heart valve replacement: a report from the Artificial Valve Endocarditis Reduction Trial (AVERT). Eur J Cardiothorac Surg. 2005;28:838–843.

［7］ELEID M F, CABALKA A K, MALOUF J F, SANON S, HAGLER D J, RIHAL C S. Techniques and outcomes for the treatment of paravalvular leak. Circ Cardiovasc Interv. 2015;8(8):e001945.

［8］MISAWA Y, SAITO T, KONISHI H, et al. When and how does nonstructural mechanical prosthetic heart valve dysfunction occur? Jpn J Thorac Cardiovasc Surg. 2003;51:355–360.

［9］TARANTINI G, GASPARETTO V, NAPODANO M, FRACCARO C, GEROSA G, ISABELLA G. Valvular leak after transcatheter aortic valve implantation: a clinician update on epidemiology, pathophysiology and clinical implications. Am J Cardiovasc Dis. 2011;1(3):312–320.

［10］JEREZ-VALERO M, URENA M, WEBB J G, TAMBURINO C, MUNOZ-GARCIA A J, CHEEMA A, DAGER A E, SERRA V, AMAT-SANTOS I J, BARBANTI M, IMMÈ S, ALONSO BRIALES J H, AL LAWATI H, BENITEZ L M, CUCALON A M, GARCIA DEL BLANCO B, REVILLA A, DUMONT E, BARBOSA RIBEIRO H, NOMBELA-FRANCO L, BERGERON S, PIBAROT P, RODÉS-CABAU J. Clinical impact of aortic regurgitation after trans-catheter aortic valve replacement: insights into the degree and acuteness of presentation. JACC Cardiovasc Interv. 2014;7(9):1022–1032.

［11］BUZZATTI N, TARAMASSO M, LATIB A, DENTI P, GUIDOTTI A, ALFIERI O, MAISANO F. Transcatheter mitral repair and replacement: state of the art and future directions. J Heart Valve Dis.

2014;23(4):492–505.

[12] CHEUNG A, WEBB J, VERHEYE S, MOSS R, BOONE R, LEIPSIC J, REE R, BANAI S. Short-term results of transapical transcatheter mitral valve implantation for mitral regurgitation. J Am Coll Cardiol. 2014;64(17):1814–1819.

[13] CHO I J, HONG G R, LEE S, BYUNG-CHUL C, HA J W, CHUNG N. Predictors of prognosis in patients with mild to moderate paravalvular leakage after mitral valve replacement. J Card Surg. 2014;29(2):149–154.

[14] RUIZ C E, JELNIN V, KRONZON I, DUDIY Y, DEL VALLE-FERNANDEZ R, EINHORN B N, CHIAM P T, MARTINEZ C, EIROS R, ROUBIN G, COHEN H A. Clinical outcomes in patients undergoing percutaneous closure of periprosthetic paravalvular leaks. J Am Coll Cardiol. 2011;58:2210–2217.

[15] SORAJJA P, CABALKA A K, HAGLER D J, RIHAL C S. Percutaneous repair of paravalvular prosthetic regurgitation: acute and 30-day outcomes in 115 patients. Circ Cardiovasc Interv. 2011;4:314–321.

[16] KRONZON I, SUGENG L, PERK G, HIRSH D, WEINERT L, GARCIA FERNANDEZ M A, LANG R M. Realtime 3-dimensional transesophageal echocardiography in the evaluation of post-operative mitral annuloplasty ring and prosthetic valve dehiscence. J Am Coll Cardiol. 2009;53:1543–1547.

[17] KLIGER C, EIROS R, ISASTI G, EINHORN B, JELNIN V, COHEN H, KRONZON I, PERK G, FONTANA G P, RUIZ C E. Review of surgical prosthetic paravalvular leaks: diagnosis and catheter-based closure. Eur Heart J. 2013;34:638–648.

[18] ZOGHBI W A, CHAMBERS J B, DUMESNIL J G, FOSTER E, GOTTDIENER J S, GRAYBURN P A, KHANDHERIA B K, LEVINE R A, MARX G R, MILLER JR F A, NAKATANI S, QUINONES M A, RAKOWSKI H, RODRIGUEZ L L, SWAMINATHAN M, WAGGONER A D, WEISSMAN N J, ZABALGOITIA M. Recommendations for evaluation of prosthetic valves with echocardiography and doppler ultrasound: a report from G. Pesarini and F. Ribichini the American society of echocardiography's guidelines and standards committee and the task force on prosthetic valves. J Am Soc Echocardiogr. 2009;22:975–1014.

[19] JELNIN V, CO J, MUNEER B, SWAMINATHAN B, TOSKA S, RUIZ C E. Three dimensional ct angiography for patients with congenital heart disease: scanning protocol for pediatric patients. Catheter Cardiovasc Interv. 2006;67:120–126.

[20] HUNDLEY W G, LI H F, WILLARD J E, LANDAU C, LANGE R A, MESHACK B M, HILLIS L D, PESHOCK R M. Magnetic resonance imaging assessment of the severity of mitral regurgitation. Comparison with invasive techniques. Circulation. 1995;92:1151–1158.

[21] SHERIF M A, ABDEL-WAHAB M, BEURICH H W, STOCKER B, ZACHOW D, GEIST V, TOLG R, RICHARDT G. Haemodynamic evaluation of aortic regurgitation after transcatheter aortic valve implantation using cardiovascular magnetic resonance. EuroIntervention. 2011;7:57–63.

[22] MILLÁN X, SKAF S, JOSEPH L, RUIZ C, GARCÍA E, SMOLKA G, NOBLE S, CRUZ-GONZÁLEZ I, ARZAMENDI D, SERRA A, KLIGER C, SIA Y T, ASGAR A, IBRAHIM R, JOLICŒUR E M. Transcatheter reduction of paravalvular leaks: a systematic review and meta-analysis. Can J Cardiol. 2015;31(3):260–269.

[23] PERLOFF J K, ROBERTS W C. The mitral apparatus. Functional anatomy of mitral regurgitation. Circulation. 1972;2:227–239.

[24] KRISHNASWAMY A, TUZCU E M, KAPADIA S R. Paravalvular leak closure. In: Rogers J, Lasala

J,editors. Interventional procedures for structural heart disease. Philadelphia: Elsevier; 2014.

[25] SPOON D B, MALOUF J F, SPOON J N, NKOMO V T, SORAJJA P, MANKAD S V, LENNON R J, CABALKA A K, RIHAL C S. Mitral paravalvular leak: description and assessment of a novel anatomical method of localization. JACC Cardiovasc Imaging. 2013;6:1212–1214.

[26] DE CICCO G, RUSSO C, MOREO A, BEGHI C, FUCCI C, GEROMETTA P, et al. Mitral valve periprosthetic leakage: anatomical observations in 135 patients from a multicentre study. Eur J Cardiothorac Surg. 2006;30:887–891.

[27] KRISHNASWAMY A, TUZCU E M, KAPADIA S R. Three-dimensional computed tomography in the cardiac catheterization laboratory. Catheter Cardiovasc Interv. 2011;77:860–865.

[28] RIHAL C S, SORAJJA P, BOOKER J D, HAGLER D J, CABALKA A K. Principles of percutaneous paravalvular leak closure. JACC Cardiovasc Interv. 2012;5:121–130.

[29] YUKSEL U C, TUZCU E M, KAPADIA S R. Percutaneous closure of a postero-medial mitral paravalvular leak: the triple telescopic system. Catheter Cardiovasc Interv. 2011;77:281–285.

[30] KRISHNASWAMY A, KAPADIA S R, TUZCU E M. Percutaneous paravalvular leak closure – imaging.Techniques and outcomes. Circ J. 2013;77:19–27.

[31] PITTA S R, CABALKA A K, RIHAL C S. Complications associated with left ventricular puncture. Catheter Cardiovasc Interv. 2010;76:993–997.

[32] JELNIN V, DUDIY Y, EINHORN B N, KRONZON I, COHEN H A, RUIZ C E. Clinical experience with percutaneous left ventricular transapical access for interventions in structural heart defects a safe access and secure exit. J Am Coll Cardiol Intv. 2011;4:868–874.

[33] SORAJJA P, CABALKA A K, HAGLER D J, RIHAL C S. The learning curve in percutaneous repair of paravalvular prosthetic regurgitation: an analysis of 200 cases. JACC Cardiovasc Interv.2014;7:521–529.

## 第12章

# 导管室复杂病例及并发症（一）：应用 MitraClip 治疗二尖瓣瓣叶对合不良

编者　Marianna Adamo, Claudia Fiorina, Salvatore Curello, Ermanna Chiari, Giuliano Chizzola, Elena Pezzotti, Rosa Mastropierro, Federican Ettori　译者　闫　丰

## 1　病史

本例为一 43 岁男性患者，既往有高血压、胰岛素依赖型糖尿病及可卡因滥用史。2010 年 7 月因急性心肌梗死于我院行右冠脉直接 PCI 术。造影结果显示前降支远端为慢性完全闭塞，没有形成侧支循环。该患者急诊 PCI 术后 2 天，因为左心房血栓导致心源性脑卒中。

患者 2 个月后复查超声心动图，超声结果提示心脏呈扩张型心肌病样改变（EDV 183 mL，EDD 70 mm），其左心室收缩功能严重下降，左室射血分数仅为 29%（图 12.1），同时由于左心室扩张、瓣环扩大（40 mm×44 mm）以及二尖瓣后叶回缩引起瓣叶对合错位（图 12.2），导致二尖瓣严重关闭不全，舒张期于二尖瓣瓣口可见大量反流（A2~P2 区）。另外，超声心动图还提示患者肺动脉压力重度增高，肺动脉收缩压高达 80 mmHg。

该例患者并无行 CRT（心脏再同步治疗）的明确指征，故于 2010 年 8 月对该患者行 ICD（植入性心脏复律除颤器）置入治疗。

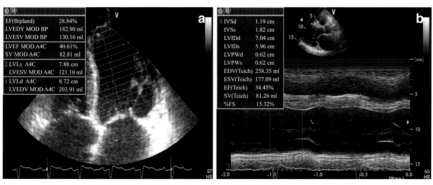

图 12.1　左心室容量及射血分数（a）、左心室内径（b）。经胸二维超声心动图显示心肌梗死后继发扩张型心肌病改变，表现为左心室扩大并严重收缩功能不全

经过上述治疗，患者病情平稳，未再出现心衰症状。2011 年 7 月该患者再次因急性心力衰竭来到我院。

尽管该患者接受了最佳的临床治疗方案，但在接下来的几个月中，其心脏功能始终维持在 NYHA Ⅲ ~ Ⅳ级。这次急性心力衰竭的发作导致该患者不得不长期住院治疗。从 2011 年 7 月到 2012 年 2 月，在这 8 个月的时间内患者共经历 5 次住院治疗，总住院时间长达 78 天。

右心导管检查证实该患者存在严重的毛细血管后肺动脉高压（肺动脉收缩压和舒张压分别为 80 mmHg 和 43 mmHg，肺动脉毛细血管楔压为 51 mmHg）以及心脏输出量大幅下降（1.8 L/min/m$^2$）。

心肺功能运动试验证实该患者存在严重心肺功能不全：其摄氧量峰值（VO$_2$）仅为 7.9 mL/min/Kg，二氧化碳通气当量斜率值（VE/VCO$_2$ slope）为 56，6 分钟步行试验（6 MWT）的结果仅为 348 m。

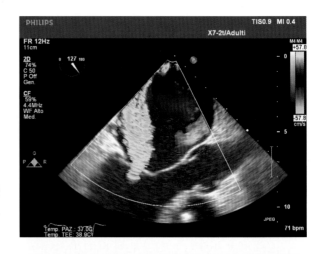

图 12.2　二尖瓣反流。彩色多普勒检查提示舒张期二尖瓣瓣口中心出现大量反流，反流束达心房顶部

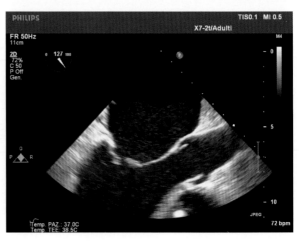

图 12.3　基线对合。基线超声心动图显示二尖瓣瓣叶完全没有对合

　　该患者既往有可卡因滥用史，且反复发作的心力衰竭导致其心功能水平极低，已经没有充分的时间等待进行心脏移植。鉴于外科修补手术存在极大风险，心脏团队决定选择介入治疗修复其二尖瓣。虽然患者二尖瓣瓣叶完全不能对合，但他们最终仍选择了 MitraClip 方案，并于 2012 年 2 月对该患者进行了介入手术治疗。

## 2　术前准备

　　在采用 MitraClip 方案修复瓣膜前，首先要通过药物治疗和机械支持尽可能地恢复瓣叶对合度，以达到手术要求。

　　在药物治疗方面，分别给予患者静脉滴注利尿剂和血管扩张剂以减轻左心室前负荷。持续静滴呋塞米（500 mg/d）和硝酸酯类（2 mL/h），连续应用 48 h 后，瓣叶关闭不全没有明显改善。

　　第二步治疗方案是采用正性肌力药物治疗（依诺昔酮，5 γ/kg/min），改善心室结构以增强心肌收缩力。但经过 24 h 治疗后效果仍不满意。

　　最后通过置入主动脉内球囊反搏装置（IABP）以减轻左心室的前后负荷，经过 24 h 治疗后，超声心动图显示该患者二尖瓣前后叶对合深度为 20mm，瓣缘对合长度不到 2 mm，这一瓣叶对合程度已经达到 MitraClip 装置在进行瓣叶钳夹时的要求。

## 3　操作步骤

　　经过主动脉内球囊反搏及正性肌力药物（依诺昔酮）治疗后，患者在全麻状态下接受经食管超声心动图检查，结果显示二尖瓣前后瓣叶对合长度为 2 mm，对合深度为 18 mm（图 12.4）。

　　手术过程中，采用 MitraClip 系统将第一个 Clip 钳夹置于二尖瓣前后叶 A2 和 P2 区的中心位置，此时观察到二尖瓣口面积大于 4 cm² 并伴有中等量的反流，平均跨瓣压差为 1 mmHg（图 12.5）。

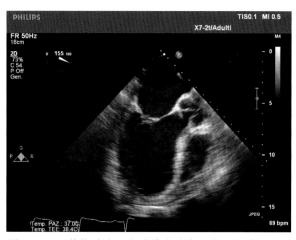

图 12.4　经药物治疗、主动脉内球囊反搏及麻醉后的二尖瓣瓣叶对合程度。经食管超声心动图检查示，通过上述治疗，二尖瓣瓣叶对合长度已经满足手术要求

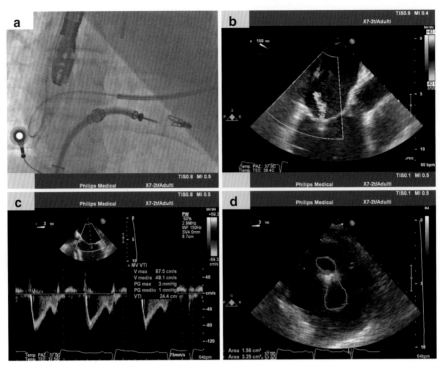

图 12.5　第一个金属夹子置入后的效果。荧光镜快照显示第一个 Clip 成功置入（a），此时超声心动图结果显示二尖瓣口仍存在中等量的反流（b），较低的平均跨瓣压差（c）及两个较大的瓣口

故在此基础上又置入第二个 Clip，位于前一个 Clip 的侧面且与之紧密相邻，当第二个 Clip 置入后，我们看到了令人满意的效果：非常轻微的二尖瓣口反流，平均跨瓣压差 2 mmHg，二尖瓣口面积约为 3 cm²（图 12.6）。

此次手术过程顺利，术中未出现任何并发症，术后的第 2 天和第 6 天，分别停止主动脉内球囊反搏和药物治疗，患者恢复良好，其心功能维持在 NYHA Ⅱ级，二尖瓣口的反流程度也十分轻微。

## 4　术后随访

术后随访包括临床症状、超声心动图及血流动力学参数等各个方面，与术前各项指标进行对比，具体数值见表 12.1。

术后的第一个月，患者心功能水平达到 NYHA Ⅰ级。超声心动图评估显示二尖瓣轻度反流且肺动脉收缩压明显下降。

介入治疗一年后，患者的心肺功能运动试验及右心导管检查结果均较术前有了明显改善。

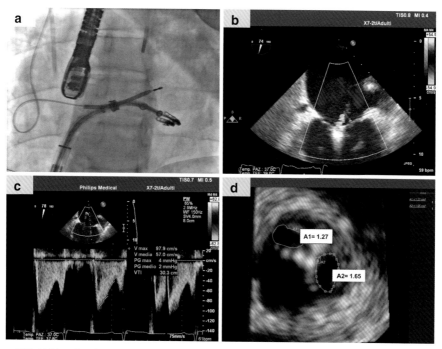

图 12.6　最终结果。荧光镜快照显示第二个 Clip 成功置入在第一个 Clip 旁边，且与之紧密相邻（a），超声心动图显示二尖瓣口轻度反流（b）且并未发生二尖瓣狭窄（c，d）

　　术后 2 年随访显示患者左室射血分数轻度提高，其心室重构得以逆转。

　　在最近 3 年的随访中，患者心功能仍维持在 NYHA Ⅰ级且仅存在二尖瓣口轻度反流。在此期间患者也未再因心力衰竭而住院治疗。

表 12.1　术前及术后相关临床症状、超声心动图及血流动力学等参数比较

| | | 随访 | | |
|---|---|---|---|---|
| | 术前 | 1 个月 | 1 年 | 2 年 |
| 超声心动图 | | | | |
| 二尖瓣反流（+） | 4 | 1 | 1 | 1 |
| 有效反流口面积（$mm^2$） | 45 | 12 | 13 | 11 |
| 左心室射血分数（%） | 29 | 32 | 33 | 41 |
| 左心室舒张末期内径（mm） | 70 | 67 | 67 | 67 |
| 左心房面积（$cm^2$） | 35 | 27 | 23 | 23 |
| 肺动脉收缩压（mmHg） | 80 | 40 | 36 | 30 |
| NYHA 分级 | Ⅳ | Ⅰ | Ⅰ | Ⅰ |
| 住院时长（d） | 78 | 0 | 0 | 0 |
| 6 分钟步行试验（m） | 348 | 441 | 460 | 458 |
| 心肺功能运动试验 | | | | |
| 摄氧量峰值（mL/min/kg） | 7.9 | — | 12.2 | 15.3 |
| 二氧化碳通气当量斜率值 | 56 | — | 33.6 | 36 |

（续表）

| | | 随访 | | |
|---|---|---|---|---|
| | 术前 | 1 个月 | 1 年 | 2 年 |
| 右心导管检查 | | | | |
| 肺动脉压（mmHg） | 80/43 | — | 32/21 | — |
| 肺动脉毛细血管楔压（mmHg） | 51 | — | 9 | — |
| 心脏指数（L/min/m²） | 1.8 | — | 2.2 | — |

# 5 讨论

对于部分患者，某些疾病可使左心室和（或）二尖瓣环明显扩张，从而引起二尖瓣功能性反流，此时乳头肌极度牵拉瓣叶，致使二尖瓣前后瓣叶对合不良甚至完全不能对合。

目前临床证据表明，此类患者往往多存在较难治疗或终末期的心力衰竭，而采用MitraClip[1-3]经皮介入修复二尖瓣往往能获得较好的治疗效果。尽管如此，MitraClip还是有很严格的 EVEREST 标准[4,5]，要求二尖瓣前后叶对合长度不小于 2 mm 和（或）对合深度超过 11 mm。

近来，Attizzani[6]等在一项为期 1 年的研究中提到，那些具有其他相关超声心动图特征表现的患者（包括左心室射血分数 <25%，左心室舒张末期内径 >55 mm，瓣叶对合深度 <11 mm 或连枷宽度 ≥ 15 mm），经过 MitraClip 技术治疗后所获得的安全性和有效性与完全符合 EVEREST 标准的患者相比，并没有明显区别。

尽管如此，瓣叶对合长度要求仍是目前广泛存在的一个问题，它作为不可忽视的解剖学标准，仍然限制着 MitraClip 经皮二尖瓣修复的临床应用。

就我们的经验而言，对于那些瓣叶不能对合或对合长度小于 2 mm 以及瓣叶对合深度不足的患者，通过干预还有可能恢复瓣叶的对合程度，从而获得介入治疗的机会。

本章节所报道的这例患者仅是众多瓣叶对合程度不良或完全不能对合的患者之一，在经过 MitraClip 系统全面的治疗后，获得了良好的治疗效果。

药物治疗和机械支持通过减轻左心室的前后负荷，增加心脏收缩能力，提高瓣叶对合程度，在二尖瓣钳夹术中起着至关重要的作用。

## 5.1 药物治疗

对于需要 MitraClip 治疗的患者，应尽早行手术治疗以防止疾病进一步发展，但很大一部分患者存在难治性心力衰竭（例如本例患者），此时就需要静脉给予持续高剂量的利尿剂（例如呋塞米 > 250 mg/d）以减轻心脏负荷。同时输注硝酸酯类药物减轻左心室前负荷和降低肺动脉压。小剂量的硝普钠甚至可以作用于动脉血管，减轻左心室后负荷。多巴胺、多巴酚丁胺，联合 β 受体阻滞剂、依诺昔酮等强心类药物可以提高左心室收缩力，促进二尖瓣环的短期重塑，提高二尖瓣瓣叶对合程度。

在患者可以耐受的情况下，联合应用利尿剂、血管舒张剂和强心剂效果最佳。

## 5.2 主动脉内球囊反搏技术

当药物治疗效果不佳时，需要采用机械支持治疗。主动脉内球囊反搏技术可以减轻心室前、后负荷以减少心肌耗氧量及左室壁的张力，同时增加心肌收缩能力，降低收缩压。对于难治性心力衰竭，主动脉内球囊反搏技术在改善瓣叶对合程度中可以起到关键作用，这项治疗需要维持 24 h 以上才能起到明显效果。

## 5.3 麻醉

在 MitraClip 介入治疗过程中，患者处于全身麻醉状态，此时其周围血管扩张、血压下降，这种状态对于提高瓣叶对合程度很有帮助。通常当患者清醒状态下二尖瓣瓣叶对合长度不足时，麻醉后其对合程度往往可以满足术中瓣叶钳夹的要求。

## 5.4 治疗中止

治疗结束后，上述的药物治疗和机械支持应在患者病情平稳后适时中止，以保证左心室的恢复，防止心室超负荷工作。

## 结　论

对于存在严重二尖瓣反流、二尖瓣瓣叶对合长度 ≤ 2 mm 和（或）瓣叶对合深度 >11 mm 而无法进行 MitraClip 治疗的患者，药物治疗和机械支持的应用往往可以改善二尖瓣瓣叶对合程度，使其重新获得手术治疗的机会。

## 参考文献

［1］FRANZEN O, VAN DER HEYDEN J, BALDUS S, et al. MitraClip® therapy in patients with end-stage systolic heart failure. Eur J Heart Fail. 2011;13(5):569–576.

［2］NEUSS M, SCHAU T, SCHOEPP M, et al. Patient selection criteria and midterm clinical outcome for MitraClip therapy in patients with severe mitral regurgitation and severe congestive heart failure. Eur J Heart Fail. 2012;5:786–795.

［3］ADAMO M, BARBANTI M, CURELLO S, et al. Effectiveness of MitraClip therapy in patients with refractory heart failure. J Interv Cardiol. 2015;28(1):61–68.

［4］FELDMAN T, KAR S, RINALDI M, et al. Percutaneous mitral repair with the MitraClip system:safety and midterm durability in the initial EVEREST (Endovascular Valve Edge-to-Edge Repair Study) cohort. J Am Coll Cardiol. 2009;54:686–694.

［5］FELDMAN T, FOSTER E, GLOWER D D, for the EVEREST II Investigators, et al. Percutaneous repair or surgery for mitral regurgitation. N Engl J Med. 2011;364:1395–1406.

［6］ATTIZZANI G F, OHNO Y, CAPODANNO D, et al. Extended use of percutaneous edge-to-edge mitral valve repair beyond EVEREST (Endovascular Valve Edge-to-Edge Repair) criteria: 30-day and 12-month clinical and echocardiographic outcomes from the GRASP (Getting Reduction of Mitral Insufficiency by Percutaneous Clip Implantation) registry. JACC Cardiovasc Interv. 2015;8(1 Pt A):74–82.

## 第13章

# 导管室复杂病例及并发症（二）：二尖瓣裂隙

编者 A.S. Petronio, C. Giannini　译者　韩　克

## 1　背景回顾

　　二尖瓣是由两组长度及形状各异的瓣叶组成的复杂结构，这两组瓣叶通常被命名为前叶及后叶。在收缩期，两组瓣叶闭合封闭心室，瓣叶边缘的闭合线很像一张"笑脸"。根据 Carpentier 分类标准，前叶及后叶分别被划分为三个扇形的分区（A1, A2, A3 和 P1, P2, P3），从内侧连合至侧壁前后对称，每一个分区通常由名为裂隙的痕迹分隔开，前叶及后叶各有两个这样的裂隙。这样的裂隙在后叶往往比前叶更明显，换句话说，先天性的病理性裂隙更常见于先天性房室间隔缺损及其他年轻人常见的更复杂的先天性疾病。

　　不同的文献当中关于标准的二尖瓣裂隙数量及位置的变异度较大，从仅仅可以用来分区的小裂隙到可以导致机械性二尖瓣反流的显著的二尖瓣裂均有报道[2]。这些所谓的变异度较大的二尖瓣裂隙需要被发现和认知，以提供更准确的信息对疾病进行评估，从而制定解决办法。

　　经食管三维超声（3D-TEE）从不同层面提供更为全面的二尖瓣装置的图像信息，在临床评估过程中，经食管三维超声可以帮助我们确定病理学改变发生的程度和位置以及瓣膜功能变化的严重程度[3]；在外科手术过程当中，经食管三维超声可以帮助外科医生看清楚复杂的二尖瓣瓣叶连合处以及裂隙病理性变化的部位和程度。现在，3D-TEE 不仅可以提高二尖瓣外科修复手术的成功率，同样可以提高经皮介入手术的成功率。

　　从最初应用 MitraClip 进行经皮二尖瓣修复的经验来看，二尖瓣由于裂隙的存在而被认为是复杂的解剖结构，因而并不适合经皮介入治疗。然而，过去的几年当中，有一些病例报道证明尽管有裂隙存在，但二尖瓣夹闭仍然是可行的方法。

　　下面是一个孤立性二尖瓣裂隙合并严重二尖瓣反流以及左室功能不全的病例报告。

## 2 病例描述

这是一位 81 岁的老年男性，曾于 2007 年接受冠脉搭桥手术，在我们医院表现为严重的呼吸困难（NYHA Ⅲ 级），其他病史包括房颤、高血压、高脂血症、脑血管疾病、严重的慢性肾功能不全伴右侧肾脏萎缩、左肾动脉曾放过支架。2008 年因室性心律失常植入单腔心脏除颤器（ICD）。

经胸超声检查（TTE）提示严重的功能性二尖瓣反流（反流束直径 0.7 cm），左室腔扩大（左室舒张末内径及收缩末内径分别为 70 mm 和 49 mm）伴左室射血分数下降（EF 28%），同时伴有严重的肺动脉收缩压升高（sPAP 60 mmHg）。

首先，我们根据最新的 ESC 关于瓣膜性心脏病合并慢性心衰的指南来优化药物治疗方案（利尿剂，B 受体阻断剂，醛固酮拮抗剂），因为肾动脉狭窄而未使用 ACEI。

随后的几个月，患者的临床状况进行性恶化，住院期间数次出现失代偿性心力衰竭。两位不同的外科医生均因过高的手术风险（Logistic EuroSCORE 66%, STS Score 13%）而拒绝为其进行再次外科手术换瓣。因此，他被建议行创伤性更小的介入修复手术。我们完成了经食管二维及三维超声以了解二尖瓣形态。二维经食管超声均证实了严重的二尖瓣反流是由于较深的、对称性的合并一束中心反流束及两束连合处反流束（图 13.1）导致的。经食管三维超声影像发现存在于二尖瓣后叶 P2 区域的裂隙（图 13.2）。

特别的是，中心性反流束不是由后叶裂隙的中心发出，而是由瓣叶的游离缘发出的。

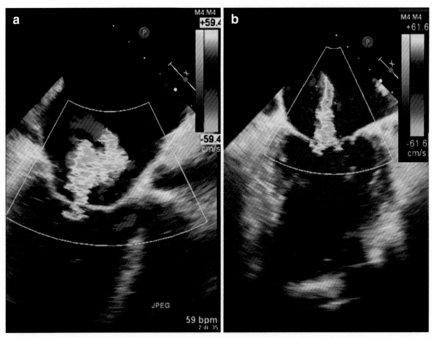

图 13.1　二维经食管超声图像显示由于较深的对称性的合并一束中心性（a）及两束连合处反流束（b）导致的严重的二尖瓣反流

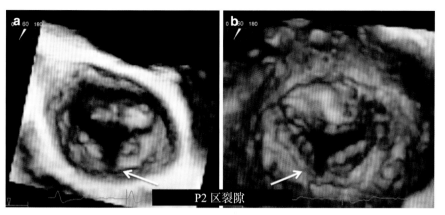

图 13.2　3D-TEE 图像显示从心房（a）面及心室（b）面观察到二尖瓣后叶 P2 区域存在一个较深的裂隙

# 3　手术过程

起初，我们计划使用两把夹子，同时夹住扩张的瓣环（SL：38 mm；IC：37 mm）连合处的边界线以及二尖瓣后叶 P2 区域较大的裂隙。由于裂隙处没有反流束发出，我们决定夹子定位于二尖瓣裂隙的两边并垂直于边缘，从而避免任何造成二尖瓣形态变化及导致二尖瓣反流增加的可能（图 13.3）。由于裂隙内反流束的存在，可能导致两个夹子出现"倒 V"字的形态。

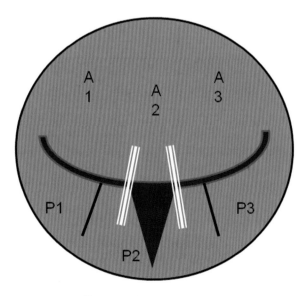

图 13.3　图像显示两个夹子置入在二尖瓣裂隙两侧并且垂直于二尖瓣边缘

手术采用全麻方式，全程在经食管超声（二维及三维超声）以及 X 线引导下完成（图 13.4，13.5）。在手术进程的尾声，TEE 证实了两把夹子夹在二尖瓣裂隙两边并有少量残余反流的存在（图 13.6）。

整个手术过程在 2 小时内完成，患者在导管室内即刻完成了拔管并被送往重症监护室观察一夜。住院期间患者未发生任何不良事件。术后 TEE 证实了少量二尖瓣反流的存在以及伴随出现的轻度左室功能的改善（EF 33%）和肺动脉收缩压的下降（sPAP 45 mmHg）。

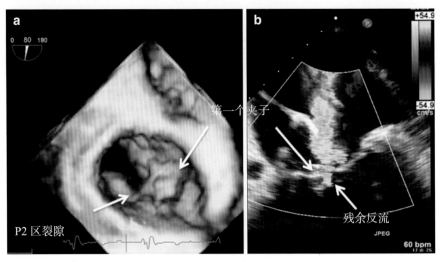

图 13.4    三维经食管超声显示在 P2/P3 区域置入了第一个夹子（a）；二维经食管超声显示了第一个夹子侧面中等程度残余反流的起源（b）

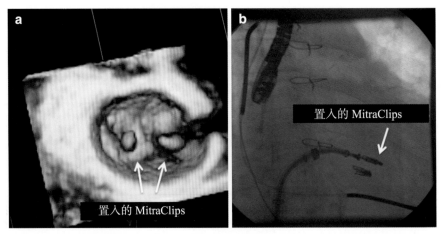

图 13.5    3D-TEE 图像显示最终结果：两个置入的 MitraClips 在二尖瓣裂隙两侧（a）以及置入后的造影影像（b）

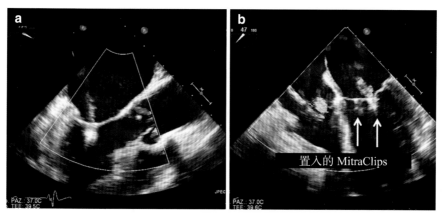

图 13.6　2D-TEE 图像显示置入两个 MitraClips 后二尖瓣反流显著减少

　　术后三个月，患者未发生任何心血管事件，NYHA 分级也提升至 II 级，在 6 分钟步行试验（SMWT）中步行的距离是 526 m，MLHF 问卷的得分是 30 分。身体检查时发现轻微的外周水肿，超声心动图检查证实了与术后相比，二尖瓣反流的存在及左室收缩功能较前没有明显下降。B 型脑钠肽（BNP）下降至 865 pg/mL。

　　术后 12 个月随访，临床表现和超声结果均比较稳定：NYHA II 级，6 分钟步行试验（SMWT）530 m，MLHF 问卷的得分为 30 分。轻微的残余二尖瓣反流，左室射血分数 33%，肺动脉收缩压（sPAP）40 mmHg。

## 结　论

　　这个病例证实了在 3D-TEE 引导下，使用 MitraClip 处理由于二尖瓣裂隙导致的重度二尖瓣反流的可行性。3D-TEE 可以为这项技术提供准确的放置夹子的位置，从而避免任何由于器械导致的瓣膜变形。

## 参考文献

［1］SÉGUÉLA P E, HOUYEL L, ACAR P. Congenital malformations of the mitral valve. Arch Cardiovasc Dis. 2011;104(8–9):465–479.

［2］QUILL J L, HILL A J, LASKE T G, ALFIERI O, IAIZZO P A. Mitral leaflet anatomy revisited. J Thorac Cardiovasc Surg. 2009;137(5):1077–1081.

［3］GREWAL J, MANKAD S, FREEMAN W K, CLICK R L, SURI R M, ABEL M D, OH J K, PELLIKKA P A, NESBITT G C, SYED I, MULVAGH S L, MILLER F A. Real-time three-dimensional transesophageal echocardiography in the intraoperative assessment of mitral valve disease. J Am Soc Echocardiogr. 2009;22(1):34–41.

［4］GUARRACINO F, BALDASSARRI R, FERRO B, GIANNINI C, BERTINI P, PETRONIO A S, DI BELLO V, LANDONI G, ALFIERI O. Transesophageal echocardiography during MitraClip® procedure. Anesth Analg.2014;118(6):1188–1196.

［5］WILLEMSEN H M, VAN DEN HEUVEL A, SCHURER R, VAN MELLE J, NATOUR E. Mitral cleft repair by mitraclipping. Eur Heart J. 2014;35(16):1021.

## 第14章

# 复杂病例及并发症（三）：成功应用三套二尖瓣夹合装置治疗复杂功能性二尖瓣反流

编者 G. Grassi, F. Ronco　译者　刘长福

## 1　病例

男性患者，62 岁，诊断为扩张型心肌病（DCM），因极低的左室射血分数（LVEF）和严重的功能性二尖瓣反流（MR）就诊于我院，为进一步治疗行经皮二尖瓣修复术（PMVR）。

患者 2002 年因急性心衰住院，被诊断为 DCM。冠脉造影未见冠脉粥样硬化性疾病，有长期酗酒史，尽管已经戒酒，近些年心衰仍进行性进展，需行心脏再同步化治疗。为预防猝死，植入心脏复律除颤器（CRT-D）。接下来的几年，虽然心脏超声提示 LVEF 进一步下降，二尖瓣反流进行性加重，但症状稳定（NYHA Ⅰ～Ⅱ级）。2014 年底，患者主诉呼吸困难进行性加重，并且多次因失代偿性充血性心力衰竭住院。2015 年 3 月，患者行冠脉造影提示冠状动脉未见明显异常，并更换 CRT-D。2 个月后，复查心脏超声提示 LVEF 和二尖瓣反流进一步恶化。该患者估算的射血分数只有 20%，二尖瓣反流为 4+/4。由于左室功能太差，故外科二尖瓣置换的手术风险很高。作为选择，可行经皮二尖瓣置换术。患者常规行经食管超声检查证实两个瓣叶严重粘连（图 14.1），导致严重的二尖瓣反流。在 A2-P2 位置可看到 5 mm 的连枷间隙，射流宽度是 18 mm（图 14.2a~c）。就介入的复杂性、合理性、风险以及潜在的获益进行多学科讨论后，决定进行经皮二尖瓣置换治疗。

## 2　手术过程

手术是在全身麻醉下由多学科小组完成的。包括介入心脏病学专家、心脏专科医师、心脏影像医师、心脏麻醉师、护士和技术人员。术中监测血流动力学变化。首先评估传统方法的可行性，在 A2-P2 位置反复尝试，六次尝试失败后，我们进行了优

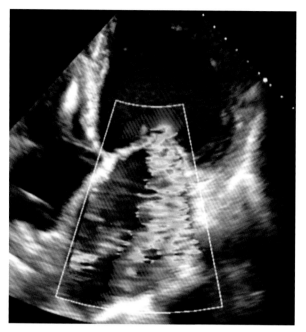

图 14.1　严重二尖瓣反流经胸超声心动图，心尖部四腔心切面

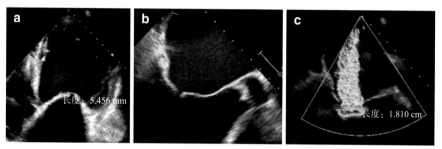

图 14.2　基础 TTE（a）和 TEE（b）接合缝。接缝测量采用 TEE 连合间切面（c）

化，首先暂停机械通气，并利用期前收缩后的代偿性间歇，这为成功创造了条件。在 A2-P2 位置抓住瓣叶并展开夹子。二尖瓣反流轻度改善从 4＋到 3＋（图 14.3a,b）。第二个夹子被放置在靠近第一个位置的中间位置，反流进一步改善（图 14.4）。最后，第三个夹子被放置在靠近第一个夹子附近，导致持续改进的 MR 从 4＋到 1＋（图 14.5a~c），伴 2 mmHg 的压力阶差。患者成功地脱离了机械通气，5 天后出院回家。出院时，他的 MR 严重程度被 TEE 评定为 1+/4（图 14.6）。

　　1 个月后随访，超声心动图检查结果显示：保持 MR 1＋/4。此外，患者症状明显改善，NYHA Ⅰ级。

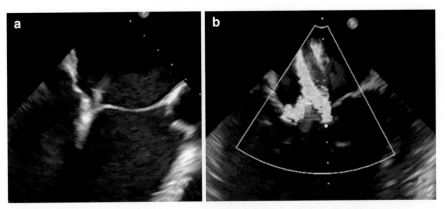

图 14.3　中重度二尖瓣反流射血时（b）双瓣叶绷紧，左室流出道切面（a）

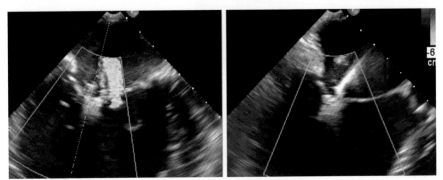

图 14.4　第二个 MitraClip 位于第一个内侧。内侧反流明显减少，外侧反流存在

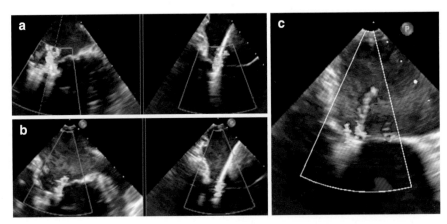

图 14.5　第三个夹子抓紧（a）和释放（b），位于第一个外侧；最终，残余中量反流（c）

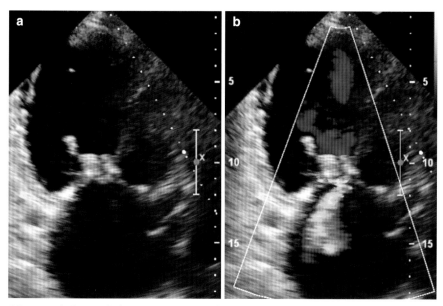

图 14.6  中度 MR 患者，TTE 显示预释放后的良好结果

# 3  讨论

对于严重二尖瓣反流的患者，外科二尖瓣修复是首选[1]。在这个病例中，传统的手术治疗有极高的死亡率和复发率。既往 EVEREST 风险研究提示，对于外科二尖瓣修复或置换风险极高的严重功能性二尖瓣反流的患者来说，经皮二尖瓣置换优于药物治疗[2]。REALISM 研究和 ACCESS-EU 注册研究也得出了相似的结论[3,4]。

在患者选择过程中，经食管超声的评估至关重要。连枷长度至少 2 mm，并且连枷深度 <11 mm 是必需的。同时，前瓣叶和后瓣叶的连枷间隙需 <7 mm，射流宽度需超过 15 mm。作为夹合的靶点，两个瓣叶之间需要有一定的组织。

考虑到连枷间隙和射流宽度，本例患者的二尖瓣解剖处于边界。

对两瓣叶严重粘连的情况，先前的报道已描述了许多技巧以提升手术的成功率。暂时终止机械通气致呼吸暂停是其中一个方法。其在抓取过程中被广泛应用以限制胸廓的偏移和夹合输送系统的运动。一些术者报道了应用主动脉内的球囊泵来减少左室舒张末容积以获得一些接合。快速起搏也被应用于抓取僵硬的瓣叶[5]。Ussia 等人描述了瓣环重塑修复技术，该技术需在接合起始处置入 2 个夹子，此后顺序多重夹合[6]。目的是减少瓣环的周长，增加 A2 和 P2 之间的接合，有利于在中间导致二尖瓣双孔的凹陷处置入第三个夹子抓取。不同的是，Kische 等人曾在一个严重连枷间隙的病例中报道了一个"拉链剪切"策略：通过创造一个侧边的新孔，定向调度 4 个 MitraClip 装置，来获取粘连瓣叶的内侧至外侧边缘以获得显著的急性临床成功率[7]。

本病例中，在最初机械通气状态下失败后，我们利用了呼吸暂停过程中额外收缩后的停顿，在 A2–P2 位置抓取瓣叶。考虑到射流宽度的严重性，我们在第一个夹子中间和侧面额外置入了两个夹子。最终的结果是双孔的二尖瓣伴随中度的残余二尖瓣反流。如若失败，我们将采取紧急救助策略实行"计划 B"，如 Ussia 等人所描述的，通过在接合处置入 1 个或 2 个夹子重塑瓣环并且减少瓣环周长。这个方法旨在提高 A2–P2 的接合。

## 结　论

严重的功能性二尖瓣反流伴复杂的解剖结构要求熟练掌握经皮二尖瓣修复技术的专家来进行手术。借助于不同的策略和技巧，有望获得良好的手术和临床结局。

## 参考文献

［1］Joint Task Force on the Management of Valvular Heart Disease of the European Society of Cardiology (ESC), European Association for Cardio-Thoracic Surgery (EACTS), VAHANIAN A, ALFIERI O, ANDREOTTI F, ANTUNES M J, BARÓN-ESQUIVIAS G, BAUMGARTNER H, BORGER M A, CARREL T P, DE BONIS M, EVANGELISTA A, FALK V, IUNG B, LANCELLOTTI P, PIERARD L, PRICE S, SCHÄFERS H J, SCHULER G, STEPINSKA J, SWEDBERG K, TAKKENBERG J, VON OPPELL U O, WINDECKER S, ZAMORANO J L, ZEMBALA M. Guidelines on the management of valvular heart disease. Eur Heart J. 2012;33:2451–2496.

［2］WHITLOW P L, FELDMAN T, PEDERSEN W R, LIM D S, KIPPERMAN R, SMALLING R, BAJWA T, HERRMANN H C, LASALA J, MADDUX J T, TUZCU M, KAPADIA S, TRENTO A, SIEGEL R J, FOSTER E, GLOWER D, MAURI L, KAR S, on behalf of the EVEREST II Investigators. Acute and 12-month results with catheter- based mitral valve leaflet repair the EVEREST II (Endovascular Valve Edge-to-Edge Repair) high risk study. J Am Coll Cardiol. 2012;59:130–139.

［3］LIM S, REYNOLDS M R, FELDMAN T, KAR S, HERRMANN H C, WANG A, WHITLOW P L, GRAY W A, GRAYBURN P, MACK M J, GLOWER D D. Improved functional status and quality of life in prohibitive surgical risk patients with degenerative mitral regurgitation after transcatheter mitral valve repair. J Am Coll Cardiol. 2014;64:182–192.

［4］MAISANO F, FRANZEN O, BALDUS S, SCHÄFER U, HAUSLEITER J, BUTTER C, USSIA G P, SIEVERT H, RICHARDT G, WIDDER J D, MOCCETTI T, SCHILLINGER W. Percutaneous mitral valve interventions in the real world early and 1-year results from the ACCESS-EU, a prospective, multicenter, nonrandomized post-approval. J Am Coll Cardiol. 2013;62:1052–1061.

［5］PARANSKAYA L, TURAN I, KISCHE S, NIENABER C, INCE H. Rapid pacing facilitates grasping and MitraClip implantation in severe mitral leaflet prolapse. Clin Res Cardiol. 2012;101:69–71.

［6］USSIA G P, CAMMALLERI V, SERGI D, DE VICO P, ROMEO F. Annulus remodeling and double orifice repair using a multiple clip approach in complex mitral valve anatomy. JACC Cardiovasc Interv. 2014;7:53–54.

［7］KISCHE S, NIENABER C, INCE H. Use of four MitraClip devices in a patient with ischemic cardiomyopathy and mitral regurgitation: "zipping by clipping". Catheter Cardiovasc Interv. 2012; 80:1007–1013.

# 第三部分

## 左心耳封堵术

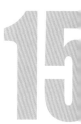

## 第15章

# 经导管左心耳封堵术：术式的由来、适应证和术前评估

编者　Marco Mennuni, Carlo Penzo, Giuseppe Ferrante, Giulio Stefanini, Bernhard Reimers
译者　白　元

## 1　简介

　　心房颤动（简称房颤）是最常见的心律失常，占全球人口的 1%~2%，年发病率约 0.05%，预计在 2 050 年，发达国家的房颤患者数量将翻倍[1]。房颤患者若不接受任何治疗，其外周血栓栓塞的风险是正常人群的 4~5 倍，每年有 2%~5% 的患者会出现卒中[2, 3]。出现栓塞的主要原因是因为房颤患者左心耳内血栓形成[4]。此外，对于既往已经发生卒中的房颤患者，如果仍然没有接受规范的口服抗凝药物治疗，他们每年再发卒中的风险高达 12%，更可怕的是，即使已经开始正规口服抗凝药，仍有约 3% 的患者会再发卒中[2]。

## 2　经导管左心耳封堵术的由来

　　口服抗凝药是房颤患者预防卒中的有效手段，但也存在诸多不足，如其带来的出血风险以及与其他药物存在相互作用，且口服抗凝药需长期服用，患者的依从性也是影响其临床疗效的一个重要因素[3]。因此，在为房颤患者选择抗凝方案时，常常需综合考虑多方面的因素，尤其是对其缺血和出血风险进行平衡。$CHA_2DS_2$ 和 HAS-BLED 评分是较为常用的风险评估工具[4, 5]，但有些患者临床合并症多，其出血和缺血的危险因素同时并存，使得他们的抗凝策略更加难以制订。因此，欧洲心脏病学会的指南中对这类复杂患者的缺血风险评估采用更为详细的 $CHA_2DS_2$-VASc 评分系统（表 15.1，15.2）[6]。

表 15.1　CHA$_2$DS$_2$-VASc 评分系统

| 缩写 | 危险因素 | 分值 |
| --- | --- | --- |
| C | 收缩性心力衰竭（或左心室射血分数 <40%） | 1 |
| H | 高血压病：血压高于 140/90 mmHg 或需要药物治疗 | 1 |
| A$_2$ | 年龄 ≥ 75 岁 | 2 |
| D | 糖尿病 | 1 |
| S$_2$ | 有脑卒中或血栓栓塞病史 | 2 |
| V | 血管疾病（周围血管疾病，心肌梗死，大动脉斑块） | 1 |
| A | 年龄 65~74 岁 | 1 |
| Sc | 女性 | 1 |

表 15.2　HAS-BLED 评分系统

| 缩写 | 危险因素 | 分值 |
| --- | --- | --- |
| H | 高血压病（收缩压 >160 mmHg） | 1 |
| A | 肾功能不全：需要透析治疗，曾有肾移植，肌酐 >2.6 mg/dL | 1 |
| | 肝功能异常：肝硬化或胆红素大于正常 2 倍；谷草转氨酶或谷丙转氨酶大于正常 3 倍 | 1 |
| S | 既往卒中病史 | 1 |
| B | 出血（主要出血史或有出血倾向） | 1 |
| L | INR 不稳定（数值不稳定，治疗范围时间内 <60 %） | 1 |
| E | 高龄（年龄 >65 岁） | 1 |
| D | 饮酒史 | 1 |
| | 药物的使用会导致出血（例如：抗血小板药物或 NSAID） | 1 |

## 2.1　口服抗凝药的局限性

目前指南中推荐房颤患者预防卒中的口服抗凝药包括华法林、直接凝血酶抑制剂和 Xa 因子抑制剂。尽管华法林抗凝效果好，但其治疗窗窄，需频繁监测 INR 值并据此调整剂量。14%~44% 的患者由于依从性差且担心华法林带来的出血并发症而不能长期坚持服用[7]。此外，即使在依从性良好的长期口服华法林的患者中，仅 55% 的患者 INR 达标[8]。

新型口服抗凝剂不需要频繁监测 INR，因此患者的依从性显著高于口服华法林。与华法林相比，由于新型口服抗凝剂会降低颅内出血和中风的风险，但会导致胃肠道出血发生率增加，因此新型口服抗凝剂预防栓塞和整体出血风险与华法林相当[9]。

## 2.2　新型口服抗凝药的局限性

虽然长期口服华法林面临着患者依从性差的问题，但新型口服抗凝药也同样存在这一缺陷。在 RELY 研究（达比加群 vs. 华法林），达比加群的停药率为 10%。

ROCKET-AF 研究（利伐沙班 vs. 华法林）中，利伐沙班停药率 24%。ARISTOTLE 研究（阿哌沙班 vs. 华法林）和 ENGAGE AF-TIMI 48（依度沙班 vs. 华法林）研究期间，新型口服抗凝药的停药率也分别高达 25% 和 34%[10~13]。而且，在高龄以及同时服用抗血小板药物的患者中，新型口服抗凝药同样可引起较多的出血事件。

## 2.3  经导管左心耳封堵术

经导管左心耳封堵术是一项新近发展起来的预防房颤患者卒中的手段。由于左心耳内肌小梁众多，且血流易淤滞，因此，是房颤患者心腔内血栓形成的主要部位[14]。既往采用外科手术切除左心耳预防血栓形成，减少卒中[15]。而经导管左心耳封堵术为不能长期口服抗凝药的房颤患者提供了一种更为微创的手段。2002 年，第一个左心耳封堵系统 PLAATO 应用于临床。PLAATO 封堵器是由镍钛合金丝编织而成的自膨胀笼状结构，球笼周围附有固定的倒钩，球笼表面覆盖有 PTFE 膜。在几项小型的非随机对照临床试验中，PLAATO 系统显示出良好的卒中预防效果。对于依据 CHADS$_2$ 评分估算 5 年内卒中发生率为 6.6% 的患者群体，PLAATO 可以将其降低至 3.3%。但 PLAATO 系统操作复杂，临床应用中并发症发生率高，存在导致血管损伤、心脏压塞、封堵器脱落等风险，因此，PLAATO 系统最终退市[16~21]。

目前，临床上主要有三种类型的左心耳封堵器，分别是 Watchmam™ 封堵器（Boston Scientific, Natick, MA, USA），Amplatzer ™ Cardiac Plug 即 ACP 封堵器（St. Jude Medical, Minneapolis, MN, USA）以及 WaveCrest 封堵器。

Watchman 封堵器有镍钛合金丝组成的笼状结构，表面覆盖有聚四氟乙烯分散树脂膜，封堵器四周有用于固定的倒刺。PROTECT-AF 试验是首个经导管 Watchman 封堵左心耳预防卒中的多中心随机对照临床试验，共纳入 707 例非瓣膜性房颤患者，每个入选患者至少具备 CHADS$_2$ 评分中的一项危险因素，器械置入组和药物治疗组按照 2∶1 比例随机分配，近期和长期的随访结果均显示，左心耳封堵术在降低死亡、卒中和外周血管栓塞的联合终点事件中（8.4% vs.13.9%），单独一项风险（12.3% vs.18.5%）以及心血管死亡（3.7% vs.9.0%）方面并不劣于华法林[22, 23]。

PREVAIL 试验是 PROTECT-AF 研究的进一步补充，它的研究结果更进一步确认了 Watchman 封堵器在房颤患者预防卒中方面的积极效果[24]。最近的一项 meta 分析共纳入了有关 Watchman 封堵器的四项临床试验（包括两项随机对照临床试验和两项注册研究），平均随访 2.7 年，研究结果显示，在降低卒中、栓塞和心血管死亡的联合终点方面，采用 Watchman 封堵器对左心耳进行封堵和华法林效果相似。而且，Watchman 封堵器组的出血事件如颅内出血性卒中等显著低于华法林组（0.15 % vs. 0.96%，*p*=0.004），非手术相关的出血事件也显著降低（6.0% vs.11.3%，*p*=0.006)。缺血性卒中的发生率在器械治疗组略高于药物治疗组（1.6% vs.0.9%，*p*=0.05）[25]。

　　Amulet 左心耳封堵器是 Amplatzer Cardiac Plug 的第二代产品，也是由镍钛合金丝编织而成，分为固定盘和封口盘两部分，中间由弹性可弯曲的"腰"部连接，固定盘内部充填有聚氨酯纤维。该封堵器在手术过程中，先将固定盘放置于左心耳内部，然后缓慢释放封口盘在左心耳口部，从而阻断左心房与左心耳的血流交通。目前已有多项注册研究的结果显示，Amulet 封堵器可有效预防房颤患者卒中，并减少出血事件，安全性高，临床试验的相关结果与 PROTECT-AF 结果相近。手术成功率在95%~100%，器械脱落和心包积液的发生率为 1%~2%，在临床试验随访期间，死亡率为 6%~9%，卒中发生率为 2%~3% [3, 2-29]。

　　Coherex WaveCrest 封堵器也为镍钛合金，其外形为穹顶状，貌似打开的"雨伞"，"雨伞"顶端与推送杆相连，镍钛合金伞的表面覆盖有 PTFE 膜，有利于减少器械相关血栓，而伞的内侧则为塑料泡沫层，有利于促进内皮化快速形成，与该封堵器相连的推送杆为主动释放的"钳钩"。2013 年 Coherex WaveCrest 封堵器获得 CE 认证并在欧洲开始临床应用，尚未见文章报道治疗效果，但目前其二期临床试验已经完成。

# 3　患者选择

　　经导管左心耳封堵术的适应证总结见图 15.1。在目前的 ESC 指南中，经导管左心耳封堵术获得了 Ⅱ b 类推荐，证据水平 B 级。主要适用于卒中风险高的房颤患者，其 $CHA_2DS_2$-VASc 评分大于 2 分或 $CHADS_2$ 评分大于 1 分，且不能接受口服抗凝药治疗或既往口服抗凝药治疗期间有过致命性出血或出血风险高的患者（如 HAS-BLED 评分高、合并冠心病需同时双联抗血小板治疗、终末期肾病等） [6]。

　　近期的一项专家共识指出，在卒中高风险的人群中，即使无口服抗凝的禁忌，也可从经导管左心耳封堵中受益。这项结论主要基于 Watchman 封堵器的两大临床试验5 年随访结果及患者水平的荟萃分析，随访 5 年的 2 项随机对照试验结果表明，植入 Watchman 装置的 LAAC 能有效预防非瓣膜性房颤患者卒中事件，该疗效与口服抗凝药物基本一致 [25]。

　　此外，在经导管左心耳封堵术前患者筛选时，也应综合考虑手术费用和传统口服抗凝药及新型抗凝药物费用比较的经济效益分析。最新的研究数据表明，尽管左心耳封堵术费用较高，但其整体费用在第 5 年时已与新型口服抗凝药物持平，第 7 年时与华法林持平，10 年后的经济优势明显 [30]。因此，综合上述因素，经导管左心耳封堵术可以考虑作为临床常规诊疗措施。

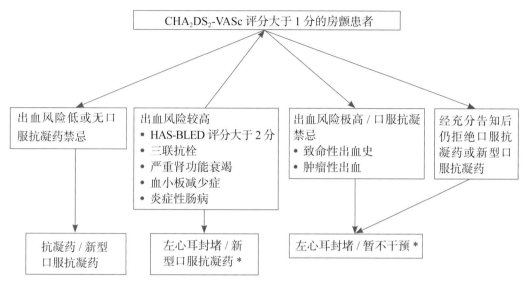

CHA$_2$DS$_2$-VASc 评分大于 1 分的房颤患者

出血风险低或无口服抗凝药禁忌

出血风险较高
- HAS-BLED 评分大于 2 分
- 三联抗栓
- 严重肾功能衰竭
- 血小板减少症
- 炎症性肠病

出血风险极高 / 口服抗凝禁忌
- 致命性出血史
- 肿瘤性出血

经充分告知后仍拒绝口服抗凝药或新型口服抗凝药

抗凝药 / 新型口服抗凝药

左心耳封堵 / 新型口服抗凝药 *

左心耳封堵 / 暂不干预 *

* 在左心耳封堵与其他抗栓治疗措施之间应进行个体化风险评估

图 15.1　EHRA/EAPCI 专家委员会对左心耳封堵术用于卒中预防的推荐流程[3]

## 4　术前评估

术前综合应用多种影像学手段对左心耳形态进行评估可以确保左心耳封堵手术安全、高效。经食管超声心动图和 CT 是评估左心耳解剖形态最常应用的两种影像学手段。目前，经食管超声心动图是左心耳封堵术中影像检测的金标准，但在有的医学中心，CT 在左心耳封堵术中的应用也有增加的趋势。

术前评估首先需明确左心耳内有无血栓。如果左心耳内有可移动的血栓，任何左心耳封堵器械均不可以对其进行封堵，因为在器械输送过程中，有可能引起血栓脱落造成卒中。目前主要用经食管超声来探查左心耳内是否有泥沙样云雾回声或者血栓团块，然而在有些患者中，梳状肌的存在会导致血栓的误判[31]。CT 延迟扫描显像比经食管超声心动图在判断血栓方面具有更高的敏感性与准确性[32, 33]。

术前评估的第二步便是探查左心耳的整体形态和开口以及其他部位的直径大小，以便选择合适的封堵器。对于开口过大的左心耳、开口后便早期分叶或者梳状肌过于发达的左心耳均不适合经导管左心耳封堵术。

一般在食管中段切面采用经食管超声心动图从 0、45°、90° 和 135° 四个方位测量和观察左心耳大小及形态。3D 超声成像可以更好地观察左心耳整体形态和分叶情况。封堵器大小的选择主要基于左心耳开口的大小和主要分叶的深度。

左心耳开口测量的标准为：0° 切面时，测量左回旋支到肺静脉脊后 1~2 cm。45°、90° 和 135° 时，测量二尖瓣环到肺静脉脊后 1~2 cm。

左心耳深度为开口到主要分叶的顶端。每种封堵器均有自己的尺寸范围，Watchman 封堵器可用于开口直径为 17~31 mm 的左心耳（器械大小范围为 21~33 mm）。ACP Amulet 封堵器可最大用于着落区直径为 31 mm 的左心耳（器械大小范围为 16~34 mm）。封堵器的直径一般应比着落区直径大 10%~20%。CT 可以采用多平面延迟显像法对左心耳形态及左、右心房进行评估，为房间隔穿刺以及封堵器大小选择提供更为精确的参考。

## 结　论

经导管左心耳封堵术为卒中和出血风险高危的房颤患者提供了一种预防卒中的"局部"治疗方法。经食管超声心动图和 CT 是进行左心耳形态评估、左心耳大小测量的有效手段，可以为选择合适的封堵器械提供有力帮助。

## 参考文献

［1］STEWART S, HART C L, HOLE D J, et al. Population prevalence, incidence, and predictors of atrial fibrillation in the Renfrew/Paisley study. Heart. 2001;86(5):516–521.

［2］PERITZ D C, CHUNG E H. Left atrial appendage closure: an emerging option in atrial fibrillation when oral anticoagulants are not tolerated. Cleve Clin J Med. 2015;82(3):167–176.

［3］MEIER B, BLAAUW Y, KHATTAB A A, et al. EHRA/EAPCI expert consensus statement on catheter-based left atrial appendage occlusion. Europace. 2014;16(10):1397–1416.

［4］GAGE B F, WATERMAN A D, SHANNON W, et al. Validation of clinical classification schemes for predicting stroke: results from the National Registry of Atrial Fibrillation. JAMA. 2001;285(22):2864–2870.

［5］PISTERS R, LANE D A, NIEUWLAAT R, et al. A novel user-friendly score (HAS-BLED) to assess 1-year risk of major bleeding in patients with atrial fibrillation: the Euro Heart Survey. Chest. 2010;138(5):1093–1100.

［6］CAMM A J, LIP G Y, DE CATERINA R, et al. Focused update of the ESC guidelines for the management of atrial fibrillation: an update of the 2010 ESC guidelines for the management of atrial fibrillation. Developed with the special contribution of the European Heart Rhythm Association. Eur Heart J. 2012;33(21):2719–2747.

［7］ONALAN O, LASHEVSKY I, HAMAD A, et al. Nonpharmacologic stroke prevention in atrial fibrillation. Expert Rev Cardiovasc Ther. 2005;3(4):619–633.

［8］BAKER W L, CIOS D A, SANDER S D, et al. Meta-analysis to assess the quality of warfarin control in atrial fibrillation patients in the United States. J Manag Care Pharm. 2009;15(3):244–252.

［9］RUFF C T, GIUGLIANO R P, BRAUNWALD E, et al. Comparison of the efficacy and safety of new oral anticoagulants with warfarin in patients with atrial fibrillation: a meta-analysis of randomised trials. Lancet. 2014;383(9921):955–962.

［10］CONNOLLY S J, EZEKOWITZ M D, YUSUF S, et al. Dabigatran versus warfarin in patients with atrial fibrillation. N Engl J Med. 2009;361(12):1139–1151.

［11］PATEL M R, MAHAFFEY K W, GARG J, et al. Rivaroxaban versus warfarin in nonvalvular atrial fibrillation. N Engl J Med. 2011;365(10):883–891.

［12］GRANGER C B, ALEXANDER J H, MCMURRAY J J, et al. Apixaban versus warfarin in patients with atrial fibrillation. N Engl J Med. 2011;365(11):981–992.

［13］GIUGLIANO R P, RUFF C T, BRAUNWALD E, et al. Edoxaban versus warfarin in patients with atrial fibrillation. N Engl J Med. 2013;369(22):2093–2104.

［14］AL-SAADY N M, OBEL O A, CAMM A J. Left atrial appendage: structure, function, and role in thromboembolism. Heart. 1999;82(5):547–554.

［15］KANDERIAN A S, GILLINOV A M, PETTERSSON G B, et al. Success of surgical left atrial appendage closure: assessment by transesophageal echocardiography. J Am Coll Cardiol. 2008;52(11):924–929.

［16］BLOCK P C, BURSTEIN S, CASALE P N, et al. Percutaneous left atrial appendage occlusion for patients in atrial fibrillation suboptimal for warfarin therapy: 5-year results of the PLAATO (Percutaneous Left Atrial Appendage Transcatheter Occlusion) study. JACC Cardiovasc Interv. 2009;2(7):594–600.

［17］SIEVERT H, LESH M D, TREPELS T, et al. Percutaneous left atrial appendage transcatheter occlusion to prevent stroke in high-risk patients with atrial fibrillation: early clinical experience. Circulation. 2002;105(16):1887–1889.

［18］EL-CHAMI M F, GROW P, EILEN D, et al. Clinical outcomes three years after PLAATO implantation. Catheter Cardiovasc Interv. 2007;69(5):704–707.

［19］PARK J W, LEITHAUSER B, GERK U, et al. Percutaneous left atrial appendage transcatheter occlusion (PLAATO) for stroke prevention in atrial fibrillation: 2-year outcomes. J Invasive Cardiol. 2009;21(9):446–450.

［20］USSIA G P, MULE M, CAMMALLERI V, et al. Percutaneous closure of left atrial appendage to prevent embolic events in high-risk patients with chronic atrial fibrillation. Catheter Cardiovasc Interv. 2009;74(2):217–222.

［21］DE MEESTER P, THIJS V, VAN DEYK K, et al. Prevention of stroke by percutaneous left atrial appendage closure: short term follow-up. Int J Cardiol. 2010;142(2):195–196.

［22］HOLMES D R, REDDY V Y, TURI Z G, et al. Percutaneous closure of the left atrial appendage versus warfarin therapy for prevention of stroke in patients with atrial fibrillation: a randomised non-inferiority trial. Lancet. 2009;374(9689):534–542.

［23］REDDY V Y, SIEVERT H, HALPERIN J, et al. Percutaneous left atrial appendage closure vs warfarin for atrial fibrillation: a randomized clinical trial. JAMA. 2014;312(19):1988–1998.

［24］HOLMES JR D R, KAR S, PRICE M J, et al. Prospective randomized evaluation of the Watchman left atrial appendage closure device in patients with atrial fibrillation versus long-term warfarin therapy: the PREVAIL trial. J Am Coll Cardiol. 2014;64(1):1–12.

［25］HOLMES JR D R, DOSHI S K, KAR S, et al. Left atrial appendage closure as an alternative to warfarin for stroke prevention in atrial fibrillation: a patient-level meta-analysis. J Am Coll Cardiol. 2015;65(24):2614–2623.

［26］NIETLISPACH F, GLOEKLER S, KRAUSE R, et al. Amplatzer left atrial appendage occlusion: single center 10-year experience. Catheter Cardiovasc Interv. 2013;82(2):283–289.

［27］KHATTAB A A, MEIER B. Transcatheter left atrial appendage closure for stroke prevention among atrial fibrillation patients. Expert Rev Cardiovasc Ther. 2012;10(7):819–821.

［28］LOPEZ-MINGUEZ J R, ELDOAYEN-GRAGERA J, GONZALEZ-FERNANDEZ R, et al. Immediate and one-year results in 35 consecutive patients after closure of left atrial appendage with the amplatzer cardiac plug. Rev Esp Cardiol (Engl Ed). 2013;66(2):90–97.

［29］URENA M, RODES-CABAU J, FREIXA X, et al. Percutaneous left atrial appendage closure with the AMPLATZER cardiac plug device in patients with nonvalvular atrial fibrillation and contraindications to anticoagulation therapy. J Am Coll Cardiol. 2013;62(2):96–102.

［30］REDDY V Y, AKEHURST R L, ARMSTRONG S O, et al. Time to cost-effectiveness following stroke reduction strategies in AF: warfarin versus NOACs versus LAA closure. J Am Coll Cardiol. 2015;66(24):2728–2739.

［31］KLEIN A L, GRIMM R A, MURRAY R D, et al. Use of transesophageal echocardiography to guide cardioversion in patients with atrial fibrillation. N Engl J Med. 2001;344(19):1411–1420.

［32］HUR J, KIM Y J, NAM J E, et al. Thrombus in the left atrial appendage in stroke patients: detection with cardiac CT angiography – a preliminary report. Radiology. 2008;249(1):81–87.

［33］SHAPIRO M D, NEILAN T G, JASSAL D S, et al. Multidetector computed tomography for the detection of left atrial appendage thrombus: a comparative study with transesophageal echocardiography. J Comput Assist Tomogr. 2007;31(6):905–909.

## 第16章

# 依据解剖特点选择不同的器械治疗

编者　Marco Michieletto　译者　余锂镭

对于具有血栓栓塞卒中高风险以及无法安全接受抗凝治疗的房颤患者，通过器械经皮穿刺左心耳（LAA）封堵术是减少血栓栓塞风险的一种替代疗法[1]。目前主要有两种用于左心耳封堵的商用设备：Amplatzer Cardiac Plug（St. Jude Medical Inc., MN, USA）和 Watchman 左心耳封堵装置（Boston Scientiic Natick, MA, USA）（图16.1）。

超声心动图成像在根据解剖结构选择患者，明确是否存在排除标准（如左心耳内存在血栓）以及器械选择等方面起着重要作用。

多平面经食管超声心动图可用于测定左心耳大小和解剖结构。经食管中段180°扫查（尤其是在0°、45°~60°、90°和120°~135°方位）可测定左心耳优势叶的最大宽度和最大深度。由于左心耳的解剖结构具有高度变异性，需要进行180°全程扫查才能在80%的左心耳扫描中显示出一个以上的叶（图16.2）[2]。通常在45°~60°方位可显示左心耳的一个叶，在120°~135°方位可显示一个以上的叶或呈西兰花样（图16.3）；此外，左心耳入口通常呈椭圆形，因此，在不同的平面测得的直径会有很大差异，在0°和135°方位测得的直径有时甚至会相差12 mm[3]。

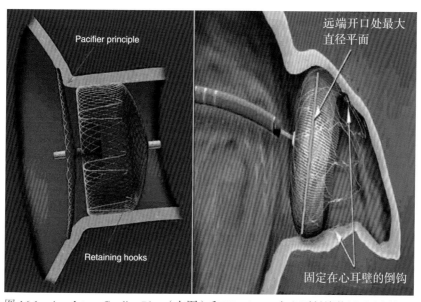

图16.1　Amplatzer Cardiac Plug（左图）和 Watchman 左心耳封堵装置（右图）

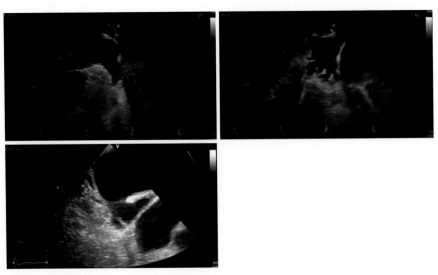

图 16.2　左心耳超声心动图的常见形状：风向标状（上图），西兰花状（中图），鸡翅状（下图）

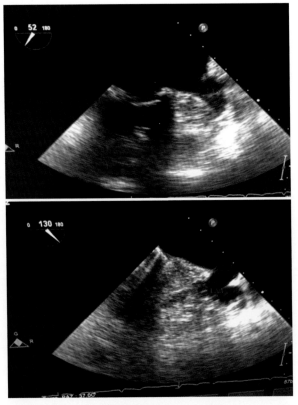

图 16.3　左心耳经食管心脏超声心动图：在 52°方位呈叶状（上图），在 130°方位呈西兰花侧面观状（下图）

　　3D 经食管超声心动图可对左心耳进行进一步可视化处理，尤其对左心耳形态和左心耳入口大小的测定更加精准[4, 5]。主要方式有以下两种[5]：

- 3D 缩放模式可通过手动调整选择目标观察区域以完成数据采集。该技术的优势在于实时显示图像，且无需对探头进行任何其他操作即可旋转图像（图 16.4）。
- 3D 全容积模式可完成 4~7 个心动周期的数据采集，更全面地显示心脏结构。整个图像的最终生成需要每个平面的裁剪，三个轴向的旋转，从而合成待研究的心脏结构（图 16.5）。

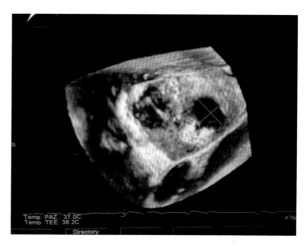

图 16.4　经食管 3D 缩放模式超声心动图显示的左心耳入口；红线示左心耳入口直径

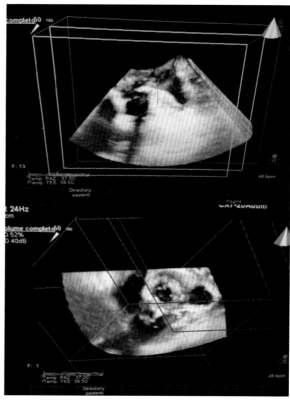

图 16.5　左心耳经食管 3D 全容积超声心动图（上图）；沿左心耳上缘裁剪并旋转处理后显示入口（下图）

　　注射造影剂的多层螺旋CT（MDCT）是一种替代超声心动图的检查手段，可生成高质量的左心耳三维解剖图像，并且在左心耳血栓探查方面与经食管超声心动图具有类似的敏感度[6]。在我们科室，为了避免进一步的辐射或造影剂管理，一般不使用MDCT。部分研究者选择心脏磁共振作为一种研究左心耳的替代方法；然而，该方法的应用价值还有待进一步明确[7]。

　　在手术过程中，房间隔穿刺之后，我们通常会将经食管超声心动图测定与血管造影得出的结果进行比较（图16.6）。

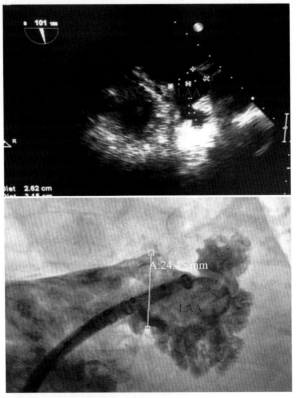

图16.6　左心耳经食管超声心动图（上图）与血管造影方法（下图）的比较

　　两种商用设备分别需要进行以下测量：

　　1. Amplatzer Cardiac Plug　首先测量LAA的入口，再对稳定盘（叶片）的着落区进行测量，该稳定盘位于距左心耳入口10 mm处。如果着落区宽度小于10 mm，则不能使用此设备。根据着落区最大直径的测量结果，选择与叶片直径相对应的装置尺寸（详见表16.1）；需要特别注意的是对左心耳入口孔径的测量，以确保稳定盘直径超过左心耳入口直径并可完全覆盖（例如：器械直径为16~22 mm，稳定盘直径要超过叶瓣直径4 mm；对于直径为24~30 mm的器械，稳定盘直径要超出叶片直径6 mm）。

表 16.1　Amplatzer Cardiac Plug 的类型选择

| 稳定盘放置区最大宽度（mm） | 器械尺寸／叶的直径（mm） | 稳定盘直径（mm） |
|---|---|---|
| 12.6~14.5 | 16 | 20 |
| 14.6~16.5 | 18 | 22 |
| 16.6~18.5 | 20 | 24 |
| 18.6~20.5 | 22 | 26 |
| 20.6~22.5 | 24 | 30 |
| 22.6~24.5 | 26 | 32 |
| 24.6~26.5 | 28 | 34 |
| 26.6~28.5 | 30 | 36 |

2. Watchman 左心耳封堵装置　测量从回旋支动脉平面（0°）或二尖瓣平面（45°~60°、90°、135°）到肺静脉脊以下约 2 cm 处。为确保封堵器械能够完全覆盖，左心耳在每个视图中的尺寸均需测定（表 16.2）。如果左心耳的长度大小与所需要放置的封堵装置的直径大小不相匹配，则不能使用该装置。有时会因为左心耳解剖异常，比如图 16.7 中细支的存在，封堵器械不能放置得太深入，所以左心耳入口直径的测量同样重要。

表 16.2　Watchman 左心耳封堵装置的类型选择

| 左心耳入口口径最大值（mm） | 器械直径（mm） | 器械长度（mm） |
|---|---|---|
| 17~19.9 | 21 | 20.2 |
| 20~22.9 | 24 | 22.9 |
| 23~25.9 | 27 | 26.5 |
| 26~28.9 | 30 | 29.4 |
| 29~31.9 | 33 | 31.6 |

在我们科室，给患者实施封堵术之前的经食管超声心动图会遵循以下方案：

1. 在 45°~60°、90° 和 135° 方位观察左心耳，以排除血栓的存在并将左心耳进行可视化成像。

2. 在 45°~60°、90° 和 135° 方位（图 16.8）测量左心耳直径：

- 左心耳入口平面（同时在这个平面测量左心耳的长度）；
- 距左心耳入口 1 cm 处；
- 距左心耳入口 2 cm 处（同时测量在这个平面的左心耳长度）。

3. 通过 3D 缩放模式和 3D 全容积模式进行左心耳的选择性成像：在手术中，对经食管超声心动图与血管造影方法进行比较，以便更好地选择器械的类型和尺寸。

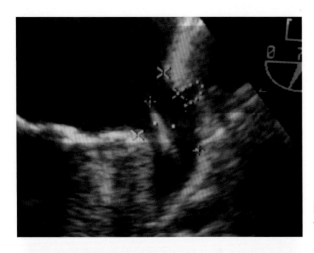

图 16.7　进入左心耳的细支图像，Watchman 左心耳封堵器械的通常着落区

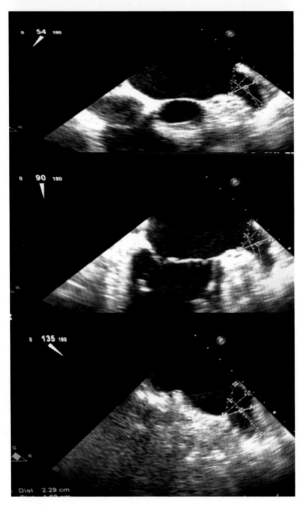

图 16.8　左心耳的直径测量图：45°～60° 平面（上图），90° 平面（中图），135° 平面（下图）。红线示左心耳入口直径；蓝线示从这个平面至左心耳的深度；绿线示左心耳入口处 1 cm；黄线示左心耳入口处 2 cm

# 参考文献

［1］HOLMES D R, REDDY V Y, TURI Z G, DOSHI S K, SIEVERT H, BUCHBINDER M, MULLIN C M, SICK P, PROTECT AF investigators. Percutaneous closure of the left atrial appendage vs. warfarin therapy for prevention of stroke in patients with atrial fibrillation: a randomised non-inferiority trial. Lancet. 2009;374:534–542.

［2］VEINOT J P, HARRITY P J, GENTILE F, KHANDHERIA B K, BAILEY K R, EICKHOLT J T, SEWARD J B, TAJIK A J, EDWARDS W D. Anatomy of the normal left atrial appendage: a quantitative study of age-related changes in 500 autopsy hearts: implications for echocardiographic examination. Circulation. 1997;96:3112–3115.

［3］PERK G, BINER S, KRONZON I, SARIC M, CHINITZ L, THOMPSON K, SHIOTA T, HUSSANI A, LANG R, SIEGEL R, KAR S. Catheter-based left atrial appendage occlusion procedure: role of echocardiography.Eur Heart J Cardiovasc Imaging. 2012;13(2):132–138. Epub 2011 Sep 8.

［4］SHAH S J, BARDO D M, SUGENG L, WEINERT L, LODATO J A, KNIGHT B P, LOPEZ J J, LANG R M. Real-time three-dimensional transesophageal echocardiography of the left atrial appendage: initial experience in the clinical setting. J Am Soc Echocardiogr. 2008;21:1362–1368.

［5］NUCIFORA G, FALETRA F F, REGOLI F, PASOTTI E, PEDRAZZINI G, MOCCETTI T, AURICCHIO A. Evaluation of the left atrial appendage with real-time three-dimensional transesophageal echocardiography: implications for catheter-based left atrial appendage closure. Circ Cardiovasc Imaging. 2011;4(5):514–523.

［6］GARCIA M J. Tomography: a word of caution detection of left atrial appendage thrombus by cardiac computed. J Am Coll Cardiol Img. 2009; 2:77–79.

［7］MOHRS, NOWAK B, PETERSEN S E, WELSNER M, RUBEL C, MAGEDANZ A, KAUCZOR H U, VOIGTLAENDER T. Thrombus detection in the left atrial appendage using contrast- enhanced MRI: a pilot study. AJR. 2006;186:198–205.

## 第17章

# 左心耳封堵术——技术与器械装置

编者　Marius Hornung, Jennifer Franke, Sameer Gafoor, Horst Sievert
译者　郭　亮　张洪亮

　　左心耳封堵术自 2001 年开始用于心房颤动患者的卒中预防，当时置入了 Appriva 公司的 PLAATO 心耳封堵系统（PLAATO; Appriva Medical，Sunnyvale，CA，USA）[1]。PLAATO 装置是一个覆盖了一层聚四氟乙烯膜的自膨胀式镍钛合金笼状结构，使用在笼状结构支柱上的钩子锚定在左心耳（LAA）中（图 17.1）。尽管临床结果良好，每年的缺血性卒中发生率远低于 CHADS2 评分预测值（3.8%vs. 6.6%）[2]，但制造商 2006 年停止了该装置的开发，原因是 FDA 严格管制致使要求过高，因此在美国封堵器很难获批。但是左心耳封堵装置（包括心内膜和心外膜系统）的研发从未停止。本部分将介绍已获得 CE 认证或 FDA 批准的左心耳封堵装置的适应证和技术要点。

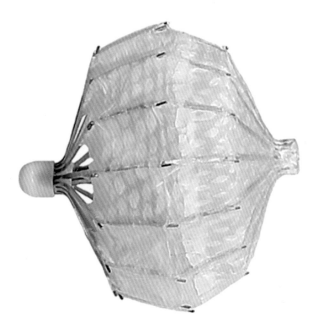

图 17.1　PLAATO 封堵器：一种自膨式镍钛合金笼，在笼子的支柱上带钩，用于锚定在 LAA 中。整个封堵器用聚四氟乙烯膜覆盖

# 1　术前影像和药物治疗

在置入 LAA 封堵装置之前，所有患者必须进行术前影像学检查以了解 LAA 的解剖结构及形态并排除左心房和 LAA 中的血栓。标准成像技术是 2D 和 3D 经食管超声心动图（TEE）。TEE 能够测量 LAA 开口，封堵装置的着陆区域和 LAA 长度，并且可以确定 LAA 的形状，特别是当 LAA 存在多个分叶时，能够清楚显示分叶数量、形状和位置，还有一些术者使用 CT 或核磁共振成像。LAA 轴向解剖亦是术前检查重要信息，因为这对指导房间隔穿刺位置有重要作用。通常术前应常规进行 TEE，最好在超声心动图（TEE 或心腔内超声心动图，ICE）指导下完成整个手术（经房间隔穿刺，LAA 测量和装置置入）。

对于既往没有定期服用抗血小板药物的患者应在术前 48 小时给予阿司匹林 500 mg 和氯吡格雷 600 mg 的负荷剂量。手术前后使用预防性抗生素。局部麻醉下穿刺股静脉，并在 TEE（或 ICE）和透视引导下进行房间隔穿刺。手术操作通常在右侧股静脉穿刺点局部麻醉下进行，必要时可使用咪达唑仑或丙泊酚轻微镇静。如果术中应用 TEE，则患者必须镇静；若应用 ICE 可以免去镇静的必要。

# 2　房间隔穿刺

房间隔穿刺是手术的第一步。局部麻醉穿刺股静脉后，送入 8F 房间隔鞘并推进至右心房，房间隔穿刺针送至房间隔。进针部位优选卵圆窝的后下部，以保证对于大多数 LAA 装置能成功输送。穿刺高度应取决于 LAA 的朝向，因此穿刺应始终在超声心动图指导下进行。对于 LAA 轴向为头向的患者，穿刺部位应该较低。TEE 最佳显示切面为双腔静脉切面（TEE 90°）。对于 LAA 轴向为前向或尾向的患者，穿刺点应选在房间隔偏上的位置。除此之外，穿刺点均应尽可能靠后方，以便于进入 LAA，TEE 45° 可以显示最佳。房间隔穿刺成功后，穿间隔鞘进入左心房，撤回穿刺针。超声心动图排除心包积液后，给予 10 000 单位肝素，要求活化凝血时间（ACT）至少 250 s。送 0.889 mm 加硬导丝至左上肺静脉或猪尾导管至左心房，撤除房间隔穿刺鞘，更换为左心耳封堵器专用输送鞘。术中应注意将输送导管近端置于零点以下并等待充分回血排气以避免空气栓塞。另外，移除扩张管应缓慢，并以生理盐水冲管，应通过鞘管护套侧管持续输注盐水并缓慢移除扩张器，以避免在拔除扩张器时通过鞘管护套由于负压吸入空气而引起空气栓塞。

# 3 Watchman 系统

Watchman 系统是世界上最常用的置入式 LAA 封堵系统，首次应用于 2002 年 8 月，并不断进行技术改进。封堵器为镍钛合金结构，腰部有 10 个固定锚钩，当完全展开时，镍钛框架类似降落伞状结构（图 17.2）。系统置入后，朝向左心房部分覆盖有聚对苯二甲酸乙二醇酯（PET）薄膜，可减少封堵器置入后器械表面血栓形成，并更快完成器械内皮化。成功完成房间隔穿刺后，将 Watchman 输送鞘送入左心房，以猪尾导管（5 Fr 或 6 Fr）进行 LAA 造影并进行必要的测量，通常角度为右前斜 30° 加足位 20°。此外，应该使用 TEE 至少在四个切面（0°、45°、90° 和 135°）进行进一步的测量，测量时以左回旋支开口作为参照物，测量 LCX 边缘到 LAA 对侧壁的距离，垂直于 LAA 长轴。建议选择封堵器的型号比测量的最大直径大 20%，以达到将 Watchman 装置的固定倒钩锚合到 LAA 壁上所需的压缩比率。

Watchman 系统由三部分组成：具有外径 14 Fr（内径 12 Fr）的输送鞘，12Fr 输送导管和预装在输送导管内的 Watchman 装置。输送鞘有三种不同的形状，可根据不同的 LAA 朝向进行选择：单弯，双弯和前弯形（图 17.3）。带有扩张器内芯的输送鞘推送至左心房，到位后移除扩张器内芯，然后将猪尾导管推送到 LAA 中，沿猪尾导管将输送鞘送入 LAA。装置置入前，应了解输送鞘上的特定标记。输送鞘上有四个标记，一个远端标记位于鞘的尖端，另三个标记顺序排列于近端（图 17.4）。三个近端标记显示了封堵器完全展开时，封堵器的最近端部分的位置。根据所选封堵器的大小，其近端将与这些标记中的一个对齐：最大装置尺寸（33 mm）与最近端的标记对齐，27 mm 装置与中间标记对齐，而最小尺寸装置（21 mm）与最远端对齐。30mm 和 24mm

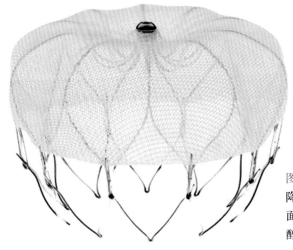

图 17.2 Watchman 封堵器：镍钛合金框架的降落伞状结构在其腰部带有十个固定倒钩。面对左心房的部分覆盖有聚对苯二甲酸乙二醇酯（PET）膜

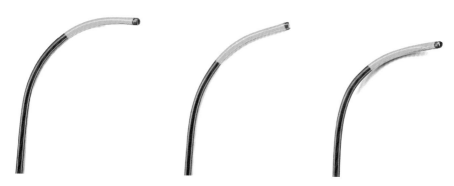

图 17.3　Watchman 封堵器输送鞘：双弯鞘，单弯鞘和前弯鞘（从左到右）

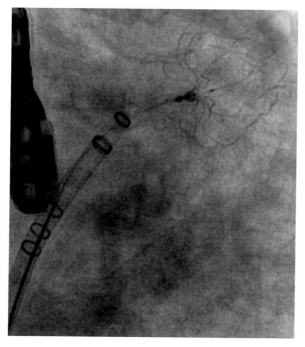

图 17.4　释放状态的 Watchman 封堵器透视：右侧为已经释放的
Watchman 封堵器仍然与输送导管连接。左侧为输送鞘管，三个不
透射线的标记用于判定释放前封堵器的定位

则分别位于相应的标记之间。这些信息对于正确放置输送鞘非常重要。根据所选择的
封堵器尺寸，输送器的适当标记应该与 LCX 远端边缘和 LAA 相对壁之间的垂直于
LAA 轴的假想连接线对齐。

　　在将输送导管送入体内时，应连续或间断地用肝素盐水冲洗以避免气泡进入产生
空气栓塞。在透视引导下将输送导管推进到其远侧标记与输送鞘的远侧标记对齐，然
后轻轻拉回输送鞘，直至术者听到"咔嗒"声，此时输送鞘与输送导管互相锁定。透

视确定输送系统的位置后，可以开始释放封堵器。固定输送线缆，回撤锁紧的输送鞘和输送导管，缓慢释放封堵器。此时如果发现封堵器放置不当，封堵器可以完全回收。造影和 TEE 确认封堵器位置、尺寸和密封性，在最后释放封堵器之前进行稳定性试验——牵拉试验。在注射造影剂的同时轻轻拉动输送线缆以观察 LAA 与封堵器的移动。确认无误后，逆时针旋转线缆五圈，将封堵器完全释放。建议进行造影剂注射并且在 TEE 四个切面（0°、45°、90° 和 135°）检查是否存在残余漏。

在 PROTECT-AF 研究中[3]，置入 Watchman 系统后华法林和阿司匹林联合使用至少 45 天，以促进装置内皮化并降低血栓形成的风险。如果 45 天后 TEE 显示 LAA 成功闭塞，华法林停止使用，并开始口服双重抗血小板治疗，使用阿司匹林 100 mg 和氯吡格雷 75 mg 共 6 个月，之后终生单用阿司匹林 100 mg。ASAP 研究尝试了 Watchman 装置置入后不进行术后抗凝[4]。患者术后接受阿司匹林和氯吡格雷治疗 6 个月，然后终生服用阿司匹林。与 PROTECT-AF 研究中的患者相比，Watchman 置入后 6 个月内与器械相关的血栓发生率并没有增加。因此，本章作者推荐在 Watchman 封堵器置入后 6 个月使用阿司匹林 100 mg 和氯吡格雷 75 mg 进行双重抗血小板治疗。如果 6 个月后 LAA 封堵成功并且没有封堵器表面血栓形成的证据，停止使用氯吡格雷和阿司匹林。

---

# 4　Amplatzer Cardiac Plug/Amulet

在非左心耳专用的 Amplatzer 封堵器应用于 LAA 封堵后，2008 年出现了专用于经皮封堵 LAA 的 Amplatzer 心脏封堵器（Amplatzer Cardiac Plug, ACP）。ACP 由远端的叶片和近端的盘形结构组成，两者由可伸缩的腰部连接（图 17.5）。它由自膨胀镍钛框架和两个聚酯补片构成。释放后，远端的叶片置于 LAA 的颈部，近端的盘形结构盖住 LAA 的口部。叶片外表面有六对带有倒刺的金属丝，保证其固定于 LAA 壁内，以减少器械栓塞的风险。填充 ACP 装置的聚酯易于内皮化，减少通过封堵器的血流。它的尺寸从 16 mm 以 2 mm 的间距递增至 30 mm，根据叶片的外径选择装置的尺寸。对于尺寸 16~22 mm 的封堵器，近端的封堵盘较叶片大 4 mm，而对于尺寸 24~30 mm 的封堵器，近端的封堵盘较叶片大 6 mm。

ACP 的输送系统分为三部分：装载器、输送管和输送鞘。首先需要将封堵器装载于输送系统。临时装置管路与叶片远端的线缆相连接；之后，将 ACP 封堵器拉入装载器直至到达装载器的连接头。以顺行方式装载，将叶片上的挂钩及其支架压倒，以保证在 LAA 释放后工作正常。然后旋转解除装载导管，装载器的接头连接至输送鞘。当旋转解除装载导管时，为避免同时将输送导管解开，必须紧紧固定导管的头端。装载

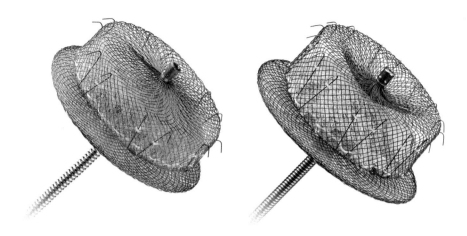

图 17.5　Amplatzer LAA 封堵器。Amplatzer 心脏封堵器（左）和第二代产品 Amulet 封堵器（右）。两者技术参数见表 17.1

过程必须在盛满盐水的容器内进行。然后，用盐水小心仔细地冲洗输送鞘以避免气体栓塞。输送鞘 Amplatzer TorqVue 45×45，在远端朝前有两个 45° 弯，成功穿刺房间隔后便于进入 LAA。鞘的尺寸选择：16 mm ACP 可以选择 9 Fr，18~22 mm ACP 可以选择 10 Fr，大于等于 24 mm 所有 ACP 可以选择 13 Fr。

2013 年 1 月第二代 ACP 封堵器 Amulet 获得欧洲质量检测许可 CE 标志（图 17.5）。作为替代产品，新一代的 Amulet 封堵器预装在输送鞘内，以保证更简便快捷的使用。Amulet 的尺寸最大至 34 mm，对于 16~22 mm 的封堵器，近端的封堵盘较远端叶片大 6 mm；对于 25~34 mm 的封堵器，近端的封堵盘较远端叶片大 7 mm。更大的封堵盘可能优势在于改善 LAA 口部的封堵效果。而且，其叶片较 ACP 的叶片更长（尺寸 16~22 mm 的 Amulet 叶片为 7.5 mm，尺寸 25~34 mm 的 Amulet 叶片为 10 mm，而任何尺寸的 ACP 封堵器的叶片均为 6.5 mm）。结合增加的钩刺（尺寸为 28~34 mm 的封堵器有 10 对钩刺，而非 6 对），有助于较大直径封堵器在 LAA 内的定位和固定。Amulet 封堵器的输送鞘比 ACP 封堵器的输送鞘略大：16~25 mm Amulet 封堵器需要 12 Fr 输送鞘，叶片直径 28 mm、31 mm 和 34 mm 的封堵器需要 14 Fr 输送鞘（表 17.1）。

表 17.1　Amplatzer 心脏封堵器和 Amulet 封堵器对比

| 尺寸（mm） | ACP | | | | | | | | Amulet | | | | | | | |
|---|---|---|---|---|---|---|---|---|---|---|---|---|---|---|---|---|
| | 16 | 18 | 20 | 22 | 24 | 26 | 28 | 30 | 16 | 18 | 20 | 22 | 25 | 28 | 31 | 34 |
| 盘直径（mm） | 叶片 +4 mm | | | | 叶片 +6 mm | | | | 叶片 +6 mm | | | | 叶片 +7 mm | | | |
| 叶片长度（mm） | 6.5 | | | | | | | | 7.5 | | | | 10 | | | |
| 腰部长度（mm） | 4 | | | | | | | | 5.5 | | | | 8 | | | |
| 鞘管直径（Fr） | 9 | 10 | | 13 | | | | | 12 | | | | 14 | | | |
| 固定导丝对数 | 6 | | | | | | | | 6 | | 8 | | 10 | | | |

应根据造影和超声心动图测量的 LAA 远端叶的着陆区和口部的大小来选择封堵器的尺寸。应在 LAA 口部平面以远 1~2 cm 测量远端叶的着陆区。为选择合适大小的封堵器，我们推荐超过叶片着落区的测量直径大约 20% 的封堵器。

固定封堵器于原位同时回撤输送鞘释放封堵器的远端叶片。应小心释放叶片以保证整个叶片在 LAA 的颈内，至少叶片的三分之二应位于左回旋支以远。取决于个体解剖特点，有时不太可能将封堵器的整个叶片放置在与 LAA 颈部轴线相垂直的位置，因此封堵器可能延伸至 LAA 的分叶部。叶片放置满意后，继续回撤回收鞘以释放近端的封堵盘。置入成功定义为叶片适当压缩，造影可见叶片和封堵盘分开，封堵盘呈凹形，叶片和封堵盘正确成角，与 LAA 口部平面相符合（图 17.6）。如果放置不满意，可以回收封堵器。因可能导致钩刺的损伤或变形，封堵器不应全部回撤至鞘内。在钩刺的插入点近端，叶片会有不透射线标记，这些标记能协助判断封堵器可以回撤至鞘管内多大距离，封堵器安全回撤至输送鞘内再重新放置。

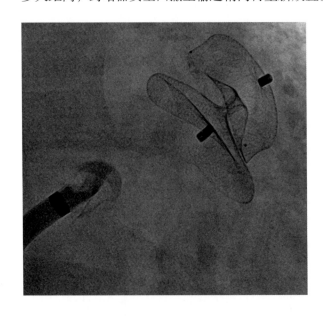

图 17.6　ACP 封堵器成功放置的 X 线影像。ACP 封堵器成功放置，叶片适当压缩，叶片和封堵盘分开，封堵盘呈凹形

## 5　Coherex WaveCrest® 左心耳封堵系统

在 WaveCrest Ⅰ 临床试验之后，WaveCrest 左心耳封堵系统于 2013 年 8 月获得了欧洲质量检测许可 CE 标志。该装置放置于 LAA 口部，无需将导管深插入 LAA 体部。因 LAA 壁薄且充满梳状肌，此设计可能减少穿孔的风险。该装置有两部分组成：封堵器和可回收的锚定系统，锚定系统释放于封堵器远端。封堵膜为复合结构，暴露于左心房面的膜表面覆有可膨胀的聚四氟乙烯（ePTFE）膜，以最大限度地减少器械表面血栓和易于内皮化（图 17.7）。释放后 10 个锚定支架丝组成封堵器的远端部分。共有

10 个双向微尖刺和 10 个单向微尖刺组成 30 个点与组织相接触。10 个锚定点中有 5 个带有钽的不透射线标记，以帮助术者判断锚定点的位置。该封堵器的设计是独一无二的，封堵器的放置和锚定步骤是分开的。封堵器置于 LAA 口部，只有术者对位置和封堵效果满意时锚定器才释放。如果需要重新放置封堵器，锚定器和封堵器都可完全撤回，使得在置入过程中任何时候均可调整装置的位置。封堵器的直径有三种，分别为 22 mm、27 mm 和 32 mm。

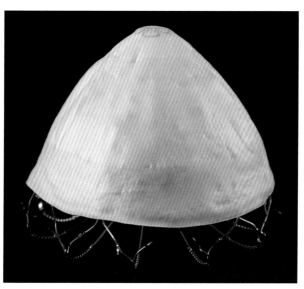

图 17.7　Coherex WaveCrest 封堵器。封堵器面向左心房的部分覆盖有 ePTFE 膜，10 个互相交联的锚定支架丝构成了 30 个点与组织相接触

有四种不同的 15Fr WaveCrest 输送鞘便于同轴放置 WaveCrest 封堵器：60°、75°、90° 和 90°s（远端有一个上角）。75° 鞘管适用于大多数 LAA 解剖结构。90° 鞘管对于水平型或向下型结构的 LAA 非常有用，60° 和 90° 鞘管适用于向上型结构的 LAA。成功穿刺房间隔后，推注造影剂有助于选择正确形态的鞘管。输送鞘跨过房间隔后去除扩张器和导丝。可以通过输送鞘管腔推进猪尾导管定位于 LAA 口部。这一步骤是选择性的，因为输送鞘仅仅推送至接近 LAA 口部的位置。没必要或不推荐将输送鞘深插入 LAA。输送鞘的远部头端较软，距头端 5 mm 和 15mm 带有两个不透射线的标记。这些标记帮助术者判断和定位输送鞘于 LAA 口部。TEE 检查应至少在 4 个投照体位测量预期的着陆区（0°、45°、90°、135°），着陆区与左回旋支边缘相邻。产品标签中的尺寸表有根据 TEE 测量的着陆区长轴和短轴直径推荐的封堵器尺寸选择。没必要选择过大的封堵器，因为可能降低锚定器的稳定性或导致封堵器释放不完全。

准备 WaveCrest 装置包括回撤锚定器后将装置压缩进装载器，装载器压缩装置使其送入输送鞘。用肝素生理盐水冲洗输送系统后，封堵器和装载器放入装满肝素盐水的容器中，然后将封堵器拉入装载器。再将装载器推送入带有旋转止血阀的输送鞘中。输送鞘的近端存在透明的输送窗，可以清楚看到是否存在气体，在进一步推送装置前必须经输送鞘冲洗口冲出气体。然后将装置推送至远端，继而将封堵器完全推出鞘管，方便在射线和 TEE 引导下定位。通过输送鞘注射造影剂可以辅助定位。如果系统到达理想的位置，锚定器可以释放进行固定。当锚定器展开后可以看见不透射线的锚定核心，当锚定器回收后其藏在封堵器中心和输送鞘内（图 17.8）。锚定器以远 5~10 mm 存在锚定器展开不受限的空间。由于 LAA 口部不是平面，锚定器嵌入 LAA 后壁可能需要相应的操作。应在多个射线和 TEE 投照体位确认锚定器的位置。置入物最终释放前建议行稳定性检测。输送鞘自封堵器回拉大约 2 cm。通过输送鞘注射造影剂进入远端 LAA 同时进行牵拉试验，评估稳定性和封堵效果。如果封堵器位置不稳定或没有封堵成功，锚定器可以回收，装置可以完全回收后再次释放。

最终，旋开锚定器的滑轨旋钮然后按压释放按钮释放 WaveCrest 封堵器。然后固定输送导管，将锚定器滑轨拉向近端，释放封堵器。

推荐阿司匹林和氯吡格雷双联抗血小板治疗 6 周。置入后 45 天行 TEE 检查 LAA 封堵的效果，如果封堵效果理想可以停用氯吡格雷，终生服用阿司匹林。

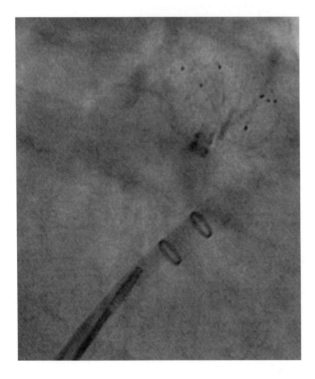

图 17.8　释放后的 Coherex WaveCrest。右上角为释放的 Coherex WaveCrest，不透射线的钽标记与锚定支架丝相连

# 6 Lariat

Lariat 装置是微创不开胸的 LAA 结扎技术，模仿外科 LAA 结扎术，永久闭合 LAA 且无心内置入物。系统包含以下组件：一条 0.635 mm 心内导丝和 0.889 mm 心包导丝（均有磁性头端），15 mm 顺应性球囊导管，12 Fr 缝合输送装置，缝线紧缩装置和缝线切刀（图 17.9）。该操作经胸前心包入路和经间隔入路，将带有磁性头端的导丝放置于 LAA 的最远端，另外一条磁性配对导线放置于心包，两条导线通过磁性头端相连接。然后通过利用这些导丝将 Lariat 圈套置于 LAA。TEE 检查和注射造影剂确认完全捕获 LAA 后，闭合圈套完成 LAA 的封闭。

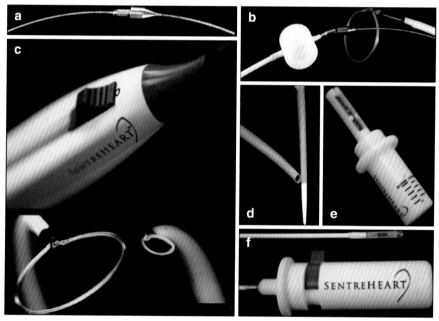

图 17.9　Lariat 系统的组件—心内和心包导丝（a），15 mm 顺应性球囊导管（b），12 Fr 缝合输送装置（c），心包导引套管（d），缝线紧缩装置（e）和缝线切刀（f）

操作成功首先要选择合适的患者。因为经心包途径需要一定的心包空间，便于缝合装置置于 LAA 的操作。既往有开胸外科手术史、心包炎、漏斗胸或任何其他导致心包粘连疾病的患者，是此项技术的相对禁忌证。术前应行 CT 血管造影，因为不仅需要排除 LAA 血栓的存在还需要检查其他解剖排除标准：LAA 宽度超过 40 mm，LAA 向上且 LAA 尖部朝向肺动脉干后方，多个分叶的 LAA 且在任何平面的任何分叶超过 40 mm，或者心脏向后方转位。存在这些解剖特点时，缝合装置无法放置于 LAA 并保证完全封闭。

心包入路采用 17 号心外膜穿刺针。采用前后位透视像使针朝向心缘的侧面，左侧位 90° 观察保证穿刺点在右心室前面。穿刺前注射少量造影剂可以看见心包呈帐篷样凸起。当穿刺至心包腔内可以看见少量造影剂并送入 0.889 mm 指引导丝，可以见到导丝位于心包腔内，证实心包入路成功。接下来置入 14 Fr 的软头心外膜鞘管，导丝更换为 Lariat 系统的 0.889 mm 磁性头端导丝。心外膜穿刺太靠近内侧可能使 Lariat 缝合装置操控更加困难。

建议在 TEE 引导下穿刺房间隔，与之前介绍的心内 LAA 封堵装置一样。接下来行左心房和 LAA 造影观察 LAA 口部及其形态。通过穿间隔鞘管或放置于 LAA 的猪尾导管注射造影剂。然后经球囊导管将 0.635 mm 心内磁性导丝送入 LAA 的最顶端，与心外膜的配对导丝相连。EndoCATH 球囊导管（SentreHEART，USA）放置于 LAA 口部，识别缝合的合适着陆区，并提供支持。相连的导线给 Lariat 装置圈套提供轨道。将圈套正确放置于 LAA 口部由球囊导管上的球囊充气提供支持。圈套可以打开和关闭多次以保证最佳封闭 LAA。TEE 和造影确认 LAA 完全闭合后，移除心内的器械（球囊导管和导丝），TenSure 缝线紧缩器（SentreHEART，USA）向心外膜推送，用 SureCut 缝线切刀（SentreHEART，雷德伍德城，加利福尼亚，美国）在 LAA 口附近切断缝线。留置猪尾导管备用作为心包引流，次日超声心动图除外心包积液后可以拔除猪尾导管。

由于心内没有遗留任何异物，没必要在干预治疗后继续抗凝。然而，到目前为止大多数经 Lariat 装置治疗的患者在 LAA 结扎后因其他合并疾病继续服用阿司匹林或氯吡格雷。

已有的 LAA 封堵系统技术成功率高，加上围手术期并发症低，都是新的 LAA 封堵系统快速发展的重要原因。新技术应易化装置输送并保证最佳位置放置，最大程度减少心耳穿孔、血栓形成或不完全封闭。目前有许多新装置正在进行临床前研究和首次人体试验。

## 参考文献

［1］SIEVERT H, LESH M D, TREPELS T, et al. Percutaneous left atrial appendage transcatheter occlusion to prevent stroke in high-risk patients with atrial fibrillation: early clinical experience. Circulation. 2002;105(16):1887–1889.

［2］BAYARD Y L, OMRAN H, NEUZIL P, et al. PLAATO (Percutaneous Left Atrial Appendage Transcatheter Occlusion) for prevention of cardioembolic stroke in non-anticoagulation eligible atrial fibrillation patients: results from the European PLAATO study. EuroIntervention J EuroPCR Collab Working Group Interv Cardiol Eur Soc Cardiol. 2010;6(2):220–226.

［3］HOLMES D R, REDDY V Y, TURI Z G, et al. Percutaneous closure of the left atrial appendage versus warfarin therapy for prevention of stroke in patients with atrial fibrillation: a randomised noninferiority trial. Lancet. 2009;374(9689):534–542.

［4］REDDY V Y, MOBIUS-WINKLER S, MILLER M A, et al. Left atrial appendage closure with the Watchman device in patients with a contraindication for oral anticoagulation: the ASAP study (ASA Plavix Feasibility Study With Watchman Left Atrial Appendage Closure Technology). J Am Coll Cardiol. 2013;61(25):2551–2556.

## 第18章

# 复杂病例及并发症（一）：经皮封堵时左心耳穿孔

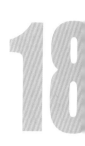

编者　Salvatore Saccà，Tomoyuki Umemoto　译者　王宇彬　王彬成

## 1　简介

PROTECT-AF 研究显示，经皮左心耳封堵对脑卒中的预防不劣于长期口服抗凝药物治疗[1~3]。对于口服抗凝药物有禁忌，或严格抗凝治疗后仍有脑卒中的患者，经皮左心耳封堵是一种选择。可能的围手术期并发症包括：脑卒中，穿刺部位出血，心脏压塞等。

## 2　病例报道

女性患者，77 岁，2004 年因主动脉瓣重度狭窄行外科人工瓣膜置换术，目前瓣膜功能良好，合并慢性心房颤动（$CHA_2DS_2$-VASc 4 分，HAS-BLED 3 分）及高血压，经 6 个月非足量口服药物抗凝治疗（INR<2）后出现自发性颅内硬膜下出血。本患者存在明显的抗凝治疗禁忌证，我们采取经皮左心耳封堵术（Watchman，Boston Scientific，Naick, MA, USA）。

## 3　操作过程

术前双联抗血小板聚集治疗（阿司匹林 100 mg/d，氯吡格雷 75 mg/d）5 天。局麻下经食管超声引导进行手术。术前行冠状动脉造影未发现明显异常，排除冠心病的可能性。以 8F-Swartz 穿刺鞘及 BRK-1 穿刺针（St. Jude Medical, Plymouth, MN, USA）行房间隔穿刺。全身肝素化（100 U/kg）后，将带不透射线标记的 6 Fr 猪尾导管送至左心耳，造影并测量左心耳大小（图 18.1）。经造影及经食管超声测量，选用 27 mm

Watchman 封堵器。经猪尾导管送入 0.889 mm 超硬导丝（Amplatz，USA）至左心房，然后经此导丝置换 8F 鞘为 14F Watchman 双弯入路系统（Boston Scientific，USA）。首先，将猪尾导管送至左心耳并保持稳定，经 14F 鞘管行造影确认位置（图 18.2）。这时候心包内无造影剂显影，将鞘管逐步深入以保障 Watchman 封堵器位置合适。经猪尾导管向前推进导管鞘后，造影显示心包内造影剂外渗（图 18.3，黑箭头）。我们意识到出现了左心耳穿孔，幸运的是没有临床症状。然后我们很快地放置 Watchman 封堵，左心耳封堵后即刻造影确认心包出血是否已停止。我们看到左心耳内无造影剂

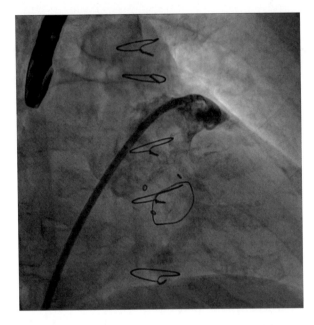

图 18.1　左心耳形态的基础影像

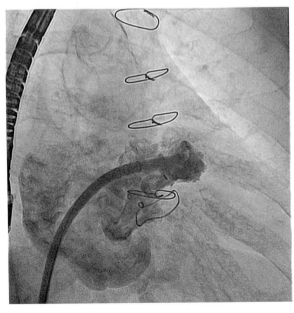

图 18.2　通过输送鞘管的左心耳造影

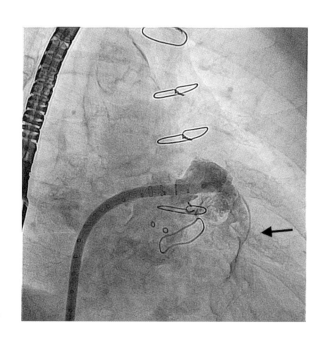

图 18.3 左心耳穿孔影像（黑色箭头）

显影，于是将装置完全释放（图 18.4，18.5）。封堵器释放后，经左心房造影显示左心耳完全封闭（图 18.6），随后通过鱼精蛋白中和肝素。经胸心脏超声和经食管超声发现少量心包积液，血流动力学稳定。手术结束，拔除鞘管，十字缝合静脉穿刺点。操作总时间 110 分钟，总透视时间为 13 分钟。手术后 2 小时经胸超声显示无心包渗出。

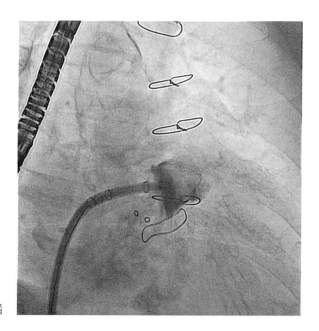

图 18.4 封堵器释放前无渗漏

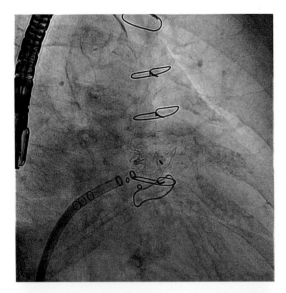

图 18.5　释放 Watchman 封堵器

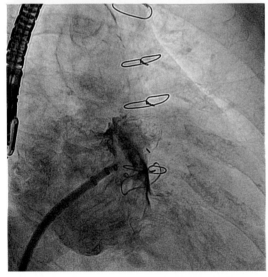

图 18.6　最后造影影像

## 4　讨论

　　心房颤动可导致超过 15% 的缺血性脑卒中[4-6]。预防房颤的血栓栓塞事件，抗凝药物治疗是一种有效手段。虽已证实华法林抗凝有效，但仍存在许多问题：治疗窗窄，药物及食物相互作用以及出血性疾病[7]。新型口服抗凝药预防卒中也有效。对于口服华法林 INR 未达标患者，可以换用新型口服抗凝药。对于有出血并发症的患者应用新型抗凝药物的安全性仍有争议，即使 INR 未达标。

　　左心耳是血栓形成的最常见部位，因此也可以手术或经皮介入机械封闭左心耳[8-13]。

　　经皮左心耳封堵术并发症包括：血管并发症，围手术期脑卒中，左心房或左心耳穿孔，封堵器移位，术后二尖瓣反流，封堵器周围漏。PROTECT-AF 研究报道，左心耳封堵时严重心包渗出（需要经皮或外科手术引流）的发生率为 4.8%。封堵时左心耳穿孔可能由于导管鞘或封堵装置。往往左心耳的穿孔不易发现，由于穿刺鞘会塞住穿孔口。稍微向外拔出一点穿刺鞘后，穿孔口便可见。最重要的是要沿着猪尾导管伸进 14 F 穿刺鞘。将猪尾导管稍微超出 14F 穿刺鞘，尽量避免鞘管头端直接接触左心耳壁。进导管时要尽量轻柔避免左心耳壁损伤。

　　本病例中，虽然我们经猪尾导管伸进 14F 鞘管时很轻柔，还是发生了左心耳穿孔。由于左心耳壁很薄，左心耳穿孔几乎不可避免。如果左心耳封堵术中发现左心耳穿孔，左心耳封堵器应尽快放置。然后行左房造影，经胸或经食管超声明确心包渗出多少，必要时行心包穿刺。测量 ACT 时间，必要时鱼精蛋白中和肝素。如果心包渗出出血持续，还需要行外科手术修补。

## 参考文献

［1］HOLMES D R, et al. Percutaneous closure of the left atrial appendage versus warfarin therapy for prevention of stroke in patients with atrial fibrillation: a randomised non-inferiority trial.Lancet. 2009;374(9689):534–542.

［2］REDDY V Y, et al. Percutaneous left atrial appendage closure for stroke prophylaxis in patients with atrial fibrillation: 2.3-Year Follow-up of the PROTECT AF (Watchman Left Atrial Appendage System for Embolic Protection in Patients with Atrial Fibrillation) Trial.Circulation. 2013;127(6):720–729.

［3］REDDY V Y, et al. Percutaneous left atrial appendage closure vs warfarin for atrial fibrillation: a randomized clinical trial. JAMA. 2014;312(19):1988–1998.

［4］SANDERCOCK P, BAMFORD J, DENNIS M, et al. Atrial fibrillation and stroke: prevalence in different types of stroke and influence on early and long term prognosis (Oxfordshire Community Stroke Project). BMJ. 1992;305:1460–1465.

［5］WOLF P A, BENJAMIN E J, BELANGER A J, KANNEL W B, LEVY D, D'AGOSTINO R B. Secular trends in the prevalence of atrial fibrillation: the Framingham Study. Am Heart J. 1996; 131:790–795.

［6］KANNEL W B, WOLF P A, BENJAMIN E J, LEVY D. Prevalence, incidence, prognosis, and predisposing conditions for atrial fibrillation: population-based estimates. Am J Cardiol.1998;82:2N–9.

［7］BUNGARD T J, GHALI W A, TEO K K, MCALISTER F A, TSUYUKI R T. Why do patients with atrial fibrillation not receive warfarin? Arch Intern Med. 2000;160(1):41–46.

［8］BLACKSHEAR J L, ODELL J A. Appendage obliteration to reduce stroke in cardiac surgical patients with atrial fibrillation. Ann Thorac Surg. 1996;61(2):755–759.

［9］ABERG H. Atrial fibrillation: I, a study of atrial thrombosis and systemic embolism in a nec-ropsy material. Acta Med Scand. 1969;185(5):373–379.

［10］STODDARD M F, DAWKINS P R, PRINCE C R, AMMASH N M. Left atrial appendage thrombus is not uncommon in patients with acute atrial fibrillation and a recent embolic event: a transesophageal echocardiographic study. J Am Coll Cardiol. 1995;25(2):452–459.

［11］SIEVERT H, LESH M D, TREPELS T, et al. Percutaneous left atrial appendage transcatheter occlusion to prevent stroke in high-risk patients with atrial fibrillation: early clinical experience. Circulation. 2002;105(16):1887–1889.

［12］SICK P B, SCHULER G, HAUPTMANN K E, et al. Initial worldwide experience with the WATCHMAN left atrial appendage system for stroke prevention in atrial fibrillation. J Am Coll Cardiol. 2007; 49(13):1490–1495.

［13］PARK J W, BETHENCOURT A, SIEVERT H, et al. Left atrial appendage closure with Amplatzer cardiac plug in atrial fibrillation: initial European experience. Catheter Cardiovasc Interv. 2011; 77(5):700–706.

## 第19章

# 复杂病例和并发症（二）：左心耳封堵术标准操作技巧

编者 Francesco Versaci, Stefano Nardi, Antonio Trivisonno, Angela Rita Colavita,
Salvatore Crispo, Luigi Argenziano, Elpidio Pezzella, Anna De Fazio, Giampiero
Vizzari, Francesco Romeo　译者　王曙光

　　老年男性患者，68 岁，因心房颤动入院，患有高血压、血脂异常、肾脏病，既往有出血性脑卒中病史。入院后行经食管超声心动图检查排除了左心耳血栓的存在，行心脏同步电复律恢复为窦性心律。然而，在一个月的随访过程中再次发生房颤，由于既往出血性脑卒中的病史和抗凝的禁忌证，选择经皮左心耳封堵术治疗。术前再次行经食管超声检查排除左心耳血栓并测量左心耳形态和尺寸。在全麻操作和经食管超声指导下完成左心耳封堵术。经房间隔卵圆窝穿刺成功后，应用 12F Amplatzer torqvue 45×45 LAA 专用输送鞘管成功将一枚 22 mm Amplatzer 封堵器置入左心耳。在透视和心脏超声的指导下，封堵器正确到位后即释放。术后经胸心脏超声（TTE）检查无心包积液。患者出院后每日给予阿司匹林 100 mg 和氯吡格雷 75 mg 双联抗血小板治疗 3 个月（图 19.1~19.9）。

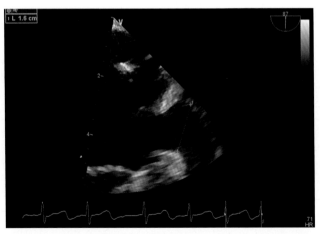

图 19.1　术前经食管超声心动图（TEE）排除左心耳血栓并评估 LAA 的尺寸和形态

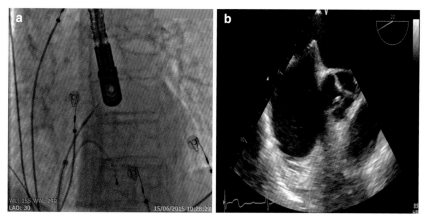

图 19.2　经右股静脉途径在上腔静脉置入 8F 长 62 cm Mullins 式导入器，以及 71 cm 房间隔穿刺针（a）；当导入器正确地进入卵圆窝并指向左心房，通过 TEE 检查能够获得准确的卵圆窝穿刺部位，并发现 "隆起" 现象（b）。固定导入器，在卵圆窝中下缘间隔穿刺进针

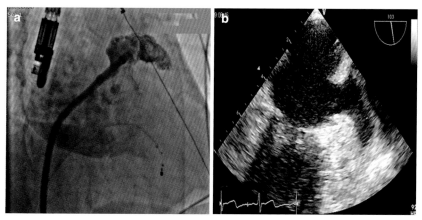

图 19.3　通过 Amplatz 0.89 mm × 260 cm 加硬导丝和短 J 头导丝将 12 F Amplatzer TorqVue 45 × 45 输送鞘管送到左心房。在 RAO 头位造影确定 LAA 的大小（a）；经食管超声显示 LAA 开口（传感器旋转 87°～105°）（b）

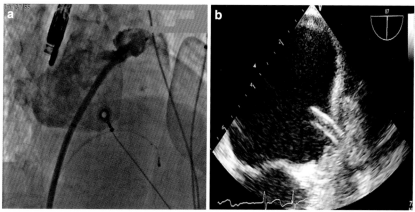

图 19.4　在透视引导下在输送鞘中将 22 mm Amplatzer 封堵器（ACP）装置送到 LAA 中，到达所选择的着陆区，前送 ACP 获得 "球形状"（a）；经食管超声视图（传感器旋转 79°～90°）（b）

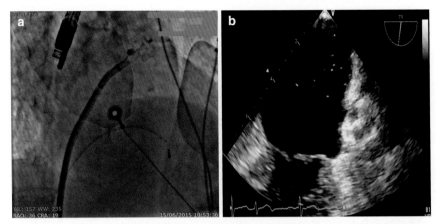

图 19.5 一旦到达正确置入区域，固定钢缆，同时后撤鞘管使瓣叶完全释放。将封堵器完全置入 LAA 内部，使其有轻微变形呈轮胎形状（a）；经食管超声视图（传感器旋转在 79° ~90° ）（b）

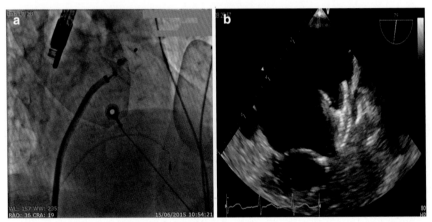

图 19.6 当封堵器钢缆保持在牵引状态时，后撤输送鞘管释放近端固定盘（a）；经食管超声视图（传感器旋转在 79° ~90° ）（b）

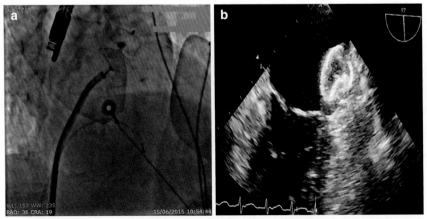

图 19.7 由于设备脱落引起栓塞是可能的手术并发症，因此在其释放前保持近端盘牵引 3 分钟以验证该装置的稳定性（a）；经食管超声视图（传感器旋转在 80° ~100° ）（b）

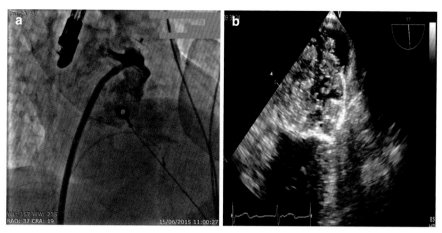

图 19.8 通过输送鞘注射造影剂确定封堵器的正确位置以及 LAA 封闭的效果（a）；
经食管超声视图（传感器旋转 80° ~100° ）（b）

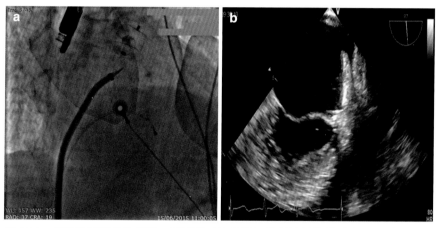

图 19.9 在确认正确的位置后，通过逆时针旋转钢缆释放封堵器（a）；经食管超声
视图（传感器旋转 80° ~100° ）（b）

4

# 第四部分
## 卵圆孔未闭封堵术

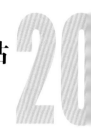

## 第20章

# 经皮卵圆孔未闭封堵术的患者选择及术前评估

编者　Gianluca Rigatelli　译者　杨　鹏　方　军

## 1　简介

　　心房间存在多种异常通道，各自有着不同的房间隔病理改变。在卵圆窝处，有卵圆孔未闭（PFO）以及房间隔缺损（ASD），也就是继发孔型房间隔缺损；卵圆窝以外的房间隔缺损主要包括原发孔型和静脉窦型房间隔缺损。PFO 的定义是心房的原发隔和继发隔并未在卵圆窝处完全黏着闭合，从而形成一个裂隙，这种情况在人群中普遍存在，发生率大约为 25%[1]。大多数情况下，PFO 是良性的，无症状患者偶然发现的 PFO 无需任何特殊治疗。另一方面，PFO 是心脏内右向左分流的主要原因，比肺动—静脉瘘更为常见，可能是矛盾性栓塞的危险因素。除了某些情况下右心房与左心房之间出现压力阶差之外，关于 PFO 右向左分流的其他病理生理机制的相关假说，已经得到心脏磁共振血流研究的证实[2]。PFO 的典型临床表现包括不明原因脑卒中、减压综合征、斜卧呼吸—直立低氧血症和外周动脉栓塞。其他相关疾病诸如先兆偏头痛，也可能与 PFO 相关，目前仍是研究的一个方向。虽然已经有多种技术和装置用于经导管闭合 PFO，使其成为一种安全、有效的治疗方法，但是，对这类患者的最佳治疗方案仍无共识。

## 2　貌似健康人群的 PFO 病理生理

　　已经有几种可能的假说，用于解释心脏压力正常情况下右向左分流的机制[3]。首先，尽管通常情况下，右心房平均压低于左心房平均压，但是，在每个心动周期的舒张早期和右心室等容收缩期，会出现生理性的瞬间自发性左向右的心房压差的逆转[4]；在增加右心房压的生理性情况比如某些姿势、吸气、咳嗽或 Valsalva 动作，或者存在导致肺血管阻力增加的病理情况[5]，比如急性肺栓塞[6]、阻塞性睡眠呼吸暂停导致的低氧血症[7]、严重慢性阻塞性肺疾病[8]、右心室梗死[9]和站立位进行神经外科手术时出现的呼气末正压[10]，如果正好同时存在 PFO，就会发生右向左分流。

其次,解释心房压和肺血管压力正常情况下右向左分流的另一种解剖 – 生理学理论是"流动现象(flow phenomenon)",也就是说,作为遗传下来的出生前血液循环模式的一部分,血流会优先从下腔静脉流向房间隔[11]。但是,对于其与右心房解剖和生理相关性的可能意义,目前的认识仍相当有限。第三,也有观点认为,随着年龄的增长,右侧心腔变得比相对应的左侧心腔更为僵硬,双侧心腔的相互顺应性出现异常[12]。

最后,升主动脉扩张[13]、右肺切除[14]、心包积液[15]等引起纵隔移位、心脏逆钟向旋转和 / 或变形,导致下腔静脉相对房间隔出现解剖位置的变化,从而房间隔平面在水平方向上发生不常见的再定位,并覆盖在下腔静脉进入的右心房的入口处,使部分血流更容易直接通过 PFO 进入左心房。

## 3 经皮闭合 PFO 的方法

用于封堵继发孔型 ASD 的双盘伞形封堵器是最常使用的经导管治疗 PFO 的装置。这种封堵器通常由两个镍钛合金编织而成的网状盘片组成,中间通过一个镍钛合金接头或混合镍钛合金丝线及组织补片(PTFE,涤纶等)相连接,这样可以轻易地装载到8~10F 大小的鞘管里。封堵治疗时,先将输送鞘管通过 PFO,释放左盘伞,其自动膨胀开来,然后,向卵圆窝和房间隔方向回撤输送鞘管,释放右盘伞。随后,通过旋转连接杆,使接头脱离,释放封堵器。在过去 20 年里,人们还提出过其他不同技术和封堵器用于闭合 PFO,其中,有两种值得简要介绍。

有一种比较"前卫"的技术,是使用一个真空抽吸装置把卵圆窝吸附到导管,然后将射频能量或热消融应用到卵圆窝表面,目的是将构成 PFO 的原发隔和继发隔这两层解剖结构融合在一起,从而不使用金属装置就能闭合 PFO。这种技术(PTfx 系统)出现在 2005 年左右,但未市场化,因为高达 63% 的病例未能有效闭合 PFO 而需要再次手术[16]。

另一种使用支架的技术同样出现在 2005 年左右。该技术将支架放置在继发隔和原发隔所形成的通道内,旨在减少外源性材料的使用,以此降低血栓形成及对邻近结构磨蚀等并发症。这种技术在一些小规模研究中得到验证,并且和传统封堵装置进行了比较。结果表明,在原发隔与继发隔叠加长度 >4 mm 以及球囊测量直径 <12 mm 的PFO 是有效的[17, 18]。

# 4 患者选择

在当今介入心脏病学领域，使用器械闭合 PFO 的患者选择可能是最为复杂、最具争议的议题之一。

## 4.1 PFO 和脑卒中

尽管自 18 世纪以来，PFO 和矛盾性栓塞的关系就已众所周知，但是对于 PFO 患者，发生脑部矛盾性栓塞的风险究竟增加了多少，目前仍有争议。从 20 世纪 90 年代到 21 世纪最初数年的早期研究似乎显示，PFO 患者的脑卒中风险增加，特别是 PFO 合并房间隔瘤（ASA）患者。这些研究为开发器械闭合 PFO 奠定了基础（表 20.1）。

表 20.1　PFO 和脑卒中复发相关性的早期研究结果

| 作者 | 年份 | 例数 | 结果 |
|---|---|---|---|
| Mugge[19] | 1995 | 195 | 合并 ASA 和分流（特别是 PFO）的患者既往临床事件发生率高（65%） |
| Bogousslavsky[20] | 1996 | 140 | 卒中和死亡率为 2.4%/ 年，但只有 8 例复发梗死（年发生率 1.9%） |
| Cujec[21] | 1999 | 90 | PFO 患者缺血性脑卒中复发率显著高于未合并 PFO 患者，归因于 PFO 的神经事件复发风险是 7%/ 人 / 年 |
| Mas[22] | 2001 | 581 | 在 PFO 患者、同时合并 PFO 和 ASA 的患者以及未合并这两种结构异常的患者中，脑卒中复发的风险分别是 2.3%、15.2% 和 4.2% |
| Mattioli[23] | 2001 | 606 | ASA 预示存在 PFO。多因素分析表明，ASA 是血栓事件的独立预测因子。年龄小于 45 岁的 ASD 和缺血性脑卒中患者 95% 有 PFO |
| Lamy[24] | 2002 | 581（267 例 PFO） | PFO 患者更年轻（OR, 0.95; 95 % CI, 0.93~0.97），高血压、高胆固醇血症和吸烟等传统危险因素更少见，Valsalva 激发动作、深静脉血栓等提示矛盾性栓塞的特征并不多见 |

不幸的是，接近 2010 年时开展的旨在证实器械闭合优于抗血小板和抗凝药物治疗的研究，特别是 CLOSURE1 和 MIST[25, 26]，甚至未能证明两者的等效性。尽管此前来自不同研究者和不同地区的大量非随机系列研究表明，器械闭合 PFO 的净获益大于药物治疗，但是，PFO 的存在究竟使脑卒中的风险增加了多少，仍然不清楚。

对于结果阴性或者前后矛盾的研究，有人质疑其在研究设计和患者选择等方面可能存在混淆因素，后续发表的诸如 CODICIA[27]、TACET[28]、PC[29] 等研究结果也再次表明，无论是否合并 ASA，PFO 都是脑卒中的危险因素，但是闭合 PFO 未能预防脑卒中复发。尽管如此，最近发表的 RESPECT 试验似乎可以对上述问题提供进一步了解。

RESPECT（随机对照比较 PFO 闭合术和当前已确立的标准药物治疗对脑卒中复发的影响）试验[30] 将 18~60 岁非致命性脑卒中患者随机分配，其中 Amplatzer 封堵器闭合术组 499 例，药物治疗组 481 例（46.5% 服用阿司匹林，25% 服用华法林），随访时间最长 8 年，平均 3 年。尽管意向性治疗人群的初步分析结果显示，两组间的差异没有统计学意义，但是封堵组脑卒中复发风险在符合方案集分析（per-protocol）和接受治疗分析（as-treated analysis）时分别降低了 63.4% 和 72.7%，这是第一次发现，而且封堵的成功率和有效率都非常高（> 93%）。需要治疗的病例数（NNT）分析表明，在 5 年时间内为了预防一例脑卒中，需要封堵治疗 24 例患者。

虽然该研究结果并未被普通接受，但是最近发表的纳入最新临床试验的 Meta 分析结果表明，封堵的净获益大于药物治疗（表 20.2，20.3）。

表 20.2　最新 PFO/ 脑卒中、封堵闭合术 / 药物治疗 Meta 分析结果

| 作者 | 年份 | 试验数或例数 | 结果 |
|---|---|---|---|
| Ma[31] | 2014 | 12 个病例—对照研究 +6 个队列研究 | 病例—对照研究表明 PFO 与不明原因脑卒中强烈相关，但队列研究未发现显著相关 |
| Khan[33] | 2013 | 3 个临床试验 | 在预防神经事件复发方面，闭合 PFO 优于药物治疗 |
| Capodanno[32] | 2014 | 2 231 | 对多项试验进行合并分析显示，使用 Amplatzer™ PFO 封堵器可以显著降低脑卒中风险（HR 0.44, 95% CI: 0.20~0.95; $p$=0.04） |
| Pickett[34] | 2014 | 2 303 | 合并的风险比是 0.67，封堵优于药物治疗。其中，Amplatzer™ PFO 封堵器在预防脑卒中方面获益显著，优于药物治疗（HR=0.44） |
| Stortecky[35] | 2015 | 2 963 | Amplatzer、Helex、Starflex 封堵器和药物治疗有效预防脑卒中的最高概率分别是 77.1%、20.9%、1.7% 和 0.4% |
| Patti[36] | 2015 | 3 311 | 与抗血小板和抗凝治疗比较，封堵 PFO 与长期临床净获益相关；这种获益来自于脑卒中和 / 或短暂性脑缺血发作的风险相较于抗血小板治疗降低了 50%，而大出血风险相较于抗凝治疗降低了 82% |

表 20.3　PFO 相关脑外临床风险

| 风险 |
| --- |
| 斜卧呼吸—直立性低氧血症 |
| 无法解释的低氧血症 |
| 脑外栓塞 |
| 阻塞性睡眠呼吸暂停综合征患者的低氧血症 |
| 先兆偏头痛 |

很清楚，这些临床试验至少有助于明确哪些患者可能从 PFO 封堵中获益：当前大多数临床试验纳入的是没有其他脑卒中原因的脑卒中复发或者初次发生脑卒中的患者，还有一些成本—效益研究显示封堵器封堵 PFO 具有优势[37]。

## 4.2　PFO 和其他临床情况

矛盾性栓塞可能是临床各种不同综合征的病因或者中介（表 20.4）。其中，有两种情况值得简要讨论，即先兆偏头痛和使用左心室辅助装置或者心脏移植患者合并可能导致致命性低氧血症的 PFO。

表 20.4　RoPE 评分量表

| 临床特征 | 分值 | 评分 |
| --- | --- | --- |
| 无高血压病史 | 1 | 最高 10 分 |
| 无糖尿病病史 | 1 | |
| 无脑卒中或短暂性脑缺血发作史 | 1 | |
| 无吸烟史 | 1 | |
| 影像学示皮质梗死 | 1 | |
| 年龄 | | |
| 8~29 | 5 | 最低 5 分 |
| 30~39 | 4 | |
| 40~49 | 3 | |
| 50~59 | 2 | |
| 60~69 | 1 | |
| ≥ 70 | 0 | |

关于 PFO 引起偏头痛发作的病因仍有争议。主要有两种假说：第一，右向左分流引起微血栓或物质例如 5-羟色胺和去甲肾上腺素避开肺的过滤作用，直接循环到脑部引起偏头痛[38]。第二，PFO 和偏头痛的偏侧缺陷遗传：在胚胎发育过程中，由于体内 5-

羟色胺偏离最佳水平，松果体发生移位，可能导致偏头痛与卵圆孔未完全闭合并存[39]。

最近发现[40]，PFO患者，特别是合并房间隔瘤时，存在一定程度的左心房功能不全，比如主动与被动排空功能障碍或者可能只是发挥管道作用。这样就会形成一种有利于左心房内、房间隔瘤表面或者管道内出现纤维蛋白沉淀物或微血栓成分的血流动力学条件。皮质传播抑制是神经抑制之前神经去极化的缓慢传播波，可能是偏头痛发生的主要基质，但其病理及生物学机制尚不明确。大多数接受PFO封堵后症状有一定程度改善的偏头痛患者其偏头痛往往是严重的、顽固性的，有的既往有过矛盾性栓塞或者矛盾性栓塞风险很高。这表明，未来研究设想应该牢记，并非所有PFO患者有相同的矛盾性栓塞风险，也并非所有PFO患者都有明显的偏头痛。的确，矛盾性栓塞的危险因素可能在偏头痛中发挥作用，特别是先兆偏头痛，其与皮质传播抑制尤其相关。虽然在纳入先兆偏头痛患者时，并无完全清楚的证据，然而，如果严重顽固性偏头痛对优化药物治疗无效且存在永久性右向左分流时，可能适合进行封堵治疗[41]。

左心室辅助装置（LVAD）相关并发症容易导致血流动力学不稳定。特别是患者可能出现致命性低氧血症，尽管此时肺功能正常。经由未被觉察的卵圆孔未闭（PFO）或者房间隔缺损，可能在跨房间隔处出现右向左分流。在置入LVAD之前，分流可能不明显，置入之后左心房压力可能增加，并足以导致静脉血大量进入左心房[42]。

置入LVAD存在着引起房间隔水平分流的危险。置入时，流入套管被放置在左心房或者左心室内，在重力作用下血流充满装置。这样，左心房压力就会降低，在左、右心房之间产生压差，可能导致大量分流和低氧血症。增加右心房压力的因素可能加重这种作用。胸腔闭合和胸膜抽吸可能加重跨房间隔分流的程度。通常，原位心脏移植之后的低氧血症是由于肺高压、肺并发症和同种异体移植物急性排斥；罕见的原因是供体或受体心脏的结构异常。这种情况下，类似于LVAD置入后的状况，在术后早期心肌抑制阶段，供体右心室容量负荷过重，导致右向左分流增加，引起低氧血症[43]。

装置置入之前进行经颅多普勒超声检查的优点在其敏感性高，能够在所有计划置入LVAD的患者中准确地检测到右向左分流，而经食管超声心动图发泡试验用于对经颅多普勒超声检查阳性患者的分流类型（PFO还是心外瘘管）进行评估[44]。

- - - - - - - - - - - - - - - - - - - - - - - - - - - - - - - - - - - - - - - - - - -

# 5　患者选择的要点

综上所述，器械封堵患者的选择仍需要进行系统分析。包括对患者临床资料和不同生化指标的分析评估，加之进行完整的神经系统检查以排除其他后天获得性及先天遗传性神经系统疾病所导致的相关临床症状。

## 5.1　患者的临床概况

患者的评估不仅要关注既往病史、是否有卒中史及卒中的部位，以及是否患有 PFO 及相关症状；还需关注常见危险因素，包括深静脉血栓病史，凝血功能异常导致的器械封堵后抗血小板药物使用禁忌，年轻肿瘤患者预期寿命有限，全身感染性疾病但能够经受侵入性手术，还有一些口腔部位的病灶在装置置入后可能成为感染灶。

## 5.2　反常栓塞风险量表

近来，为了便于临床对于症状性 PFO 患者的管理，制定了该项反常栓塞风险量表。RoPE 评分[45] 主要是对于一些相关的临床表现及患病年龄进行评分（见表 20.4）。

研究显示 RoPE 评分能够成功将 PFO 中卒中患者进行分层且该分层与人群发病率相符（23%，RoPE 评分 0~3 分），随着 PFO 发病率增高，RoPE 评分呈直线上升（73%，RoPE 评分 9~10 分）。这有助于对无其他混杂因素的 PFO 患者进行危险分层。

当然，该评分只是一个基于临床的评分，它并没有将一些解剖及功能特征考虑在内，而这些对患者的选择及临床决策同样很重要，例如永久性分流、大量分流以及房间隔瘤等。因此，它可以用于对 PFO 和中风患者进行初级分层，随后，这些患者还应进行相关生化检查和更为精确的分流分层。

## 5.3　生化检查分析

在进行器械封堵之前，除常规体液检测之外，还应进行全面的血小板计数及完整的凝血功能检查等血液相关检查，包括蛋白 C、蛋白 S、抗凝血酶Ⅲ、凝血因子Ⅴ、凝血因子Ⅶ，凝血因子Ⅸ和凝血因子Ⅹ等凝血相关蛋白，同样这些检测在每个中心都是很容易实现的。

## 5.4　分流的严重程度

为 PFO 患者制定治疗决策时，准确地量化评估右向左的血液分流是非常有必要的。TCD 发泡试验可将 Valsalva 动作下的分流分为三级：

- 轻度（3 个心动周期 <10 个微泡信号）
- 中度（3 个心动周期 >10 个微泡信号）。栓子信号呈淋浴形（大量微泡信号仍可计数）
- 重度（3 个心动周期 >10 个微泡信号）。栓子信号呈帘状（大量微泡信号不可计数）

明显的分流（基底部分流或永久分流）是在 Valsalva 动作之前即可看到微泡信号[46, 47]。在 PFO 患者中，经食管超声心动图（TEE）可识别 Valsalva 动作下微小、中度和重度分流。通常情况下，淋浴形及帘状分流相当于 TEE 的中至重度分流[48]。其中重度及永久性分流大大增加了矛盾栓塞的发生风险[49]。

## 5.5  适应证

总体来看，大多数国家的专家共识基本相似，其中可能存在一些不同，尤其是意大利[50]，尽管存在这些细微的不同之处，仍可以作为适应证：

（1）药物治疗中出现的隐源性事件的患者同时存在大于 1 个危险因素（患者应被告知器械封堵可替代内科治疗）。高危因素包括房间隔瘤、PFO 较大、基底部右向左分流、下腔静脉瓣 > 10 mm、Chiari 网、长隧道 PFO、CT/MRI 示颅内多发缺血性病灶、Valsalva 动作相关性临床栓塞事件、晨起卒中事件、长途旅行 / 静止状态下相关临床事件、同时发生体循环 / 肺循环栓塞。

（2）在抗血小板或抗凝治疗中发生的隐源性事件（初发或复发）。

其他与 PFO 相关的综合征，如直立性低氧血症、不明原因低氧血症、外周动脉或冠状动脉痉挛性栓塞及先兆性偏头痛，仍需要进行多学科联合研究，进一步寻找能从卵圆孔封堵术中获益的患者。

---

# 6  术前评估

PFO 患者进行术前心血管评估（表 20.5）有两个主要原因：

（1）评估 PFO 患者的临床、解剖和功能特点，以确定封堵适应证。

（2）评估 PFO 患者的解剖结构，以选定适合患者的封堵装置，从而减少术中术后并发症的发生。

表 20.5  ASD/PFO 患者的解剖功能特点

| 特征 | 诊断工具 | 意义 |
| --- | --- | --- |
| 左向右分流 > 2 | TEE，MRI | 治疗决策 |
| 严重右向左分流 | TCD, TEE | 治疗决策 |
| 永久性左向右分流 | TCD, TEE | 治疗决策 |
| ASA | TEE | 管理 / 器械选择 |
| EV/CN | TEE | 管理 / 技术挑战 |
| 长通道 | TEE | 管理 / 技术挑战 |
| 左心功能不全 | TEE | 治疗决策 |
| 伴随异常 | TEE，MRI | 管理 / 技术挑战 |
| 边缘肥厚 | TEE，MRI | 技术挑战 |

TCD，经颅多普勒；TEE，经食管超声心动图

## 6.1 经胸超声心动图与经食管超声心动图

经胸超声心动图（TTE）和经食管超声心动图（TEE）是存在反常栓塞（颅内或颅外）的疑似PFO患者的首选检查。当联合发泡实验及二次谐波时，TTE可以诊断PFO、房间隔瘤及在造影剂存在情况下根据房间隔缺损分流量测量房间隔缺损。TEE被认为是诊断PFO最主要的影像学检查手段[51]，并可识别是否伴有房间隔瘤（ASA），以及可疑复杂房间隔缺损（ASD），如筛骨ASD。TEE可使初诊的PFO患者得到确诊并可准确测量分流量，观测ASA及估测基底部分流和方向。它对于发现胚胎发育不全或畸形同样很重要，例如可在ASA中发现ASD中罕见的卵圆窝基底部发育不全，以及一些类似下腔静脉瓣、Chiari网的腔静脉瓣残留物。它可以测量卵圆窝和缺损处的直径、边缘的长度、厚度以及PFO患者左心房、左心室扩大的程度及功能状况，这些能够决定PFO患者，尤其是 > 50岁患者的进一步治疗决策。

## 6.2 经颅多普勒超声

经颅多普勒（TCD）是检测PFO患者右向左分流的金标准，同时也是估测基底部分流量及Valsalva动作时分流的最佳检测手段。这项检查常规是在颞窗使用2 MHz探头监测双侧大脑中动脉。将100 mL生理盐水与2~3 mL Emagel混匀并用注射器抽取10 mL来做对比。两个抽取上述溶液10 mL注射器充分震荡后连接置于肘静脉上的三通管，并立即注入20 gauge / 32 mm的导管中，以观测有无空气栓子。这一操作在常规呼吸及Valsalva动作时各进行3次。7个周期后将空气微泡在1~2 s内注入。依据之前报道[46]，右向左分流的量的评估是通过计数7个周期内大脑中动脉中出现的栓子信号。

## 6.3 心脏 MRI

心脏MRI在评估右心室大小、卵圆窝形态、缺损大小及分流比等方面所得到的信息与超声心动图基本一致，但其在肺静脉回流及动静脉融合方面的显示要优于超声[52]。

在影像学的辅助下，PFO患者均应评估ASA扩大程度、下腔静脉瓣及Chiari网是否存在畸形及其延长程度、房间隔厚度以及是否存在隧道及其长度，从而选择适合的封堵设备。

## 6.4 房间隔瘤

房间隔瘤（ASA）在普通人群中的患病率为0.22%~4%，但在卒中患者为8%~15%[53]。它是一种先天性房间隔畸形，其特征性表现为大于15 mm卵圆窝中隔凸出到心房中。在 Homma 等首次发现 ASA 之后[54]，近来一些研究也发现 MRI 显示 PFO 合并 ASA 患者比 PFO 患者有更多的缺血病灶。Santamarina 等观察到 PFO 合并 ASA 患者发生栓塞事件的频率（44%）与 PFO 患者（26.2%）相比更高[55]。

PFO 合并 ASA 与脑缺血事件的发生密切相关，普遍认为其机制是反常栓塞，但对其他新假说的探索仍很重要，我们正在研究的一个可能机制是由于左心房功能障碍产生的"类房颤样"表现所致[39]。

PFO 合并 ASA 可表现不同程度的振幅及不同的严重程度（1~5 级），在 Olivare 分型[56]中，不同类型可表现为不同的右或左心房固定或移动。从技术角度来看，为了评估 ASA 的严重性，TEE 是必需的。在治疗中重度 ASA 合并 PFO 时，术者通常选择坚硬的金属器械来稳定房间隔，而这将会增加闭合后器械移位及残余分流的风险。

## 6.5 下腔静脉瓣与 Chiari 网

从胚胎学的角度来看，下腔静脉瓣（EV）是右静脉窦的衍生物，它是圆形的并且面向下腔静脉的前下方。Chiari 网（CN）是一个巨大的多穿孔的下腔静脉瓣，具有网状外观，在尸检中，有 1.3%~4% 的发生率。EV 和 CN 在胚胎期保护下腔静脉的前下方卵圆孔中的分流血流诱发反常栓塞的过程中起着至关重要的作用[57]。间隔瘤患者相较于非间隔瘤患者，大 PFO 和明显的 EV 或右心房丝状分流更常见（37.7% vs.10.9%, $p<0.001$ 和 59.4 % vs. 43.1 %, $p = 0.02$）[58]。正如先前 TEE 和心内超声心动图研究报道，48% 的隐源性脑卒中患者存在 EV，大 CN 与 PFO 在 83% 的病例中并存[59]。从技术角度来看，在器械封堵时应该考虑这种结构的存在，代表潜在的技术困难。

## 6.6 房间隔增厚与脂肪瘤

一般人群的房间隔厚度约为 6 mm，通常在老年人群中增加到约 7 mm[60]。房间隔肥厚（Interatrial septal hypertrophy，IASH）和脂肪瘤定义为房间隔厚度 > 8 mm 和 > 15 mm。IASH 在老年人中常见，与高血压和吸烟有关，但与血管疾病无关。房间隔脂肪瘤是一种良性的肿瘤，其特征是心房间隔内脂肪堆积[61]。这两种情况可能会对经导管封堵造成严重的影响，像 Amplatzer 系列的坚硬装置可能被撕裂，因为这种装置不能使体部伸展 7~8 mm。

## 6.7 隧道化 PFO

PFO 在右心房和左心房之间表现为隧道状开口，这一特征与多种其他解剖变异合并存在并不罕见，如边缘肥大、不同程度 ASA 等。最近研究发现，这种解剖结构与反常栓塞的风险增加相关[62]，因为存在导致通道内原位血栓形成的潜在作用，特别是通道长度大于 10~12 mm。从技术角度来看，TEE 和术中 ICE，尤其是后者有助于确定隧道的长度和选择合适的装置，应该选择一种非对称的开口装置，相较于刚性金属对称开放双盘装置，它能更好地适应这种解剖结构。

## 结　论

为确保 PFO 经导管封堵术的适当性和有效性，患者的选择和术前评估仍然是至关重要的。心脏介入专家仅作为介入治疗的主角应该积极主动起来，尤其是在临床适应证和解剖功能表征研究方面。

## 参考文献

［1］MARELLI A J, MACKIE A S, MSC R I, RAHME E, PILOTE L. Congenital heart disease in the general population. Changing prevalence and age distribution. Circulation. 2007;115:163–172.

［2］KILNER P J, YANG G Z, WILKES A J, MOHIADDIN R H, FIRMIN D N, YACOUB M H. Asymmetric redirection of flow through the heart. Nature. 2000;404:759–761.

［3］RIGATELLI G. Patent foramen ovale: the evident paradox between the apparently simple treatment and the really complex pathophysiology. J Cardiovasc Med (Hagerstown). 2007;8:300–304.

［4］LANGHOLZ D, LOUIE E K, KONSTADT S N, RAO T L, SCANLON P J. Transesophageal echocardiographic demonstration of distinct mechanisms for right to left shunting across a patent foramen ovale in the absence of pulmonary hypertension. J Am Coll Cardiol. 1991;18:1112–1117.

［5］NOOTENS M T, BERARDUCCI L A, KAUFMANN E, DEVRIES S, RICH S. The prevalence and significanceof a patent foramen ovale in pulmonary hypertension. Chest. 1993;104:1673–1675.

［6］KONSTANTINIDES S, GEIBEL A, KASPER W, OLSCHEWSKI M, BLUMEL L, JUST H. Patent foramen ovale is an important predictor of adverse outcome in patients with mayor pulmonary embolism. Circulation. 1998;97:1946–1951.

［7］SHANOUDY H, SOLIMAN A, RAGGI P, LIU J W, RUSSELL D C, JARMUKLI N F. Prevalence of patent foramen ovale and its contribution to hypoxemia in patients with obstructive sleep apnea. Chest. 1998;113:91–96.

［8］SOLIMAN A, SHANOUDY H, LIU J, RUSSELL D C, JARMUKLI N F. Increased prevalence of patent foramen ovale in patient with severe chronic obstructive pulmonary disease. J Am Soc Echocardiogr. 1999;12:99–105.

［9］RIETVEL A P, MERRMAN L, ESSED C D, TRIMBOS J B, HAGEMIEJER F. Right-to-left shunt, with severe hypoxemia, at the atrial level in a patient with hemodynamically important right ventricular infarction. JACC. 1982;2:776–779.

［10］GIEBLER R, KOLLENBERG B, POHLEN G, PETERS J. Effect of positive end-expiratory pressure on the incidence of venous air embolism and on the cardiovascular response to the sitting position during neurosurgery. Br J Anaesth. 1998;80:30–35.

［11］GALLAHER M E, SPERLING D R, GWINN J L, MEYER B W, FYLER D C. Functional drainage of the inferior vena cava into the left atrium-three cases. Am J Cardiol. 1963;12:561–566.

［12］SCHOEVVAERDTS D, GONZALEZ M, EVRARD P, BUCHE M, INSTALLE E. Patent foramen ovale: a cause of significant post-coronary and bypass grafting morbidity. Cardiovasc Surg. 2002;10:615–617.

［13］LAYBOURN K A, MARTIN E T, COOPER R A S, HOLMAN W L. Platypnea and orthodeoxia: shunting associated with an aortic aneurysm. J Thorac Cardiovasc Surg. 1977;113:955–956.

［14］SMEENK F W J M, POSTMUS P E. Interatrial right-to-left shunting developing after pulmonary resection in the absence of elevated right-sided pressure. Chest. 1993;103:528–531.

［15］KLEPPER J I, SEIFER F, LAWSON W F, et al. Intracardiac right-to-left shunting following cardiac surgery. Am Heart J. 1988;116:189–192.

［16］SIEVERT H, RUYGROK P, SALKELD M, BAUMGARTNER H, MEIER B, WINDECKER S, JULIARD J M, AUBRY P, TIEFENBACHER C, KRUMSDORF U, VERMEERSCH P, EWERT P, PIÉCHAUD J F. Transcatheter closure of patent foramen ovale with radiofrequency: acute and intermediate term results in 144 patients. Catheter Cardiovasc Interv. 2009;73(3):368–373. doi:10.1002/ccd.21809.

［17］ARAL M, MULLEN M. The Flatstent versus the conventional umbrella devices in the percutaneous closure of patent foramen ovale. Catheter Cardiovasc Interv. 2015;85(6):1058–1065.

［18］SIEVERT H, WUNDERLICH N, REIFFENSTEIN I, RUYGROK P, GRUBE E, BUELLESFELD L, Meier B, Schofer J, Muller D, Jones RK, Gillam L. Initial clinical experience with the Coherex FlatStent ™ and FlatStent™ EF PFO closure system for in-tunnel PFO closure: results of the Coherex-EU study. Catheter Cardiovasc Interv. 2014;83(7):1135–1143. doi:10.1002/ccd.24565. Epub 2013 Nov 27.

［19］MÜGGE A, DANIEL W G, ANGERMANN C, SPES C, KHANDHERIA B K, KRONZON I, FREEDBERG R S, KEREN A, DENNING K, ENGBERDING R, et al. Atrial septal aneurysm in adult patients. A multicenter study using transthoracic and transesophageal echocardiography. Circulation. 1995;91(11):2785–2792.

［20］BOGOUSSLAVSKY J, GARAZI S, JEANRENAUD X, AEBISCHER N, VAN MELLE G. Stroke recurrence in patients with patent foramen ovale: the Lausanne Study. Lausanne Stroke with Paradoxical Embolism Study Group. Neurology. 1996;46(5):1301–1305.

［21］CUJEC B, MAINRA R, JOHNSON D H. Prevention of recurrent cerebral ischemic events in patients with patent foramen ovale and cryptogenic strokes or transient ischemic attacks. Can J Cardiol. 1999;15(1):57–64.

［22］MAS J L, ARQUIZAN C, LAMY C, ZUBER M, CABANES L, DERUMEAUX G, COSTE J. Patent Foramen Ovale and Atrial Septal Aneurysm Study Group. Recurrent cerebrovascular events associated with patent foramen ovale, atrial septal aneurysm, or both. N Engl J Med. 2001;345(24): 1740–1746.

［23］MATTIOLI A V, AQUILINA M, OLDANI A, LONGHINI C, MATTIOLI G. Atrial septal aneurysm as a cardioembolic source in adult patients with stroke and normal carotid arteries. A multicentre study. Eur Heart J. 2001;22(3):261–268.

［24］LAMY C, GIANNESINI C, ZUBER M, ARQUIZAN C, MEDER J F, TRYSTRAM D, COSTE J, MAS J L. Clinical and imaging findings in cryptogenic stroke patients with and without patent foramen ovale: the PFO-ASA study. Atrial Septal Aneurysm. Stroke. 2002;33(3):706–711.

［25］FURLAN A J. CLOSURE I Investigators. PFO closure: CLOSURE. Stroke. 2013;44(6 Suppl 1): S45–47.

［26］FURLAN A J, REISMAN M, MASSARO J, MAURI L, ADAMS H, ALBERS G W, FELBERG

R, HERRMANN H, KAR S, LANDZBERG M, RAIZNER A, WECHSLER L. CLOSURE I Investigators. Closure or medical therapy for cryptogenic stroke with patent foramen ovale. N Engl J Med. 2012; 366(11):991–999.

[ 27 ] SERENA J, MARTI-FÀBREGAS J, SANTAMARINA E, RODRÍGUEZ J J, PEREZ-AYUSO M J, MASJUAN J, SEGURA T, GÁLLEGO J, DÁVALOS A. CODICIA, Right-to-Left Shunt in Cryptogenic Stroke Study, Stroke Project of the Cerebrovascular Diseases Study Group, Spanish Society of Neurology. Recurrent stroke and massive right-to-left shunt: results from the prospective Spanish multicenter (CODICIA) study. Stroke. 2008;39(12):3131–3136.

[ 28 ] HORNER S, NIEDERKORN K, GATTRINGER T, FURTNER M, TOPAKIAN R, LANG W, MAIER R, GAMILLSCHEG A, FAZEKAS F. Management of right-to-left shunt in cryptogenic cerebrovascular disease: results from the observational Austrian paradoxical cerebral embolism trial (TACET) registry. J Neurol. 2013;260(1):260–267.

[ 29 ] KHATTAB A A, WINDECKER S, JÜNI P, HILDICK-SMITH D, DUDEK D, ANDERSEN H R, IBRAHIM R, SCHULER G, WALTON A S, WAHL A, MATTLE H P, MEIER B. Randomized clinical trial comparing percutaneous closure of patent foramen ovale (PFO) using the Amplatzer PFO Occluder with medical treatment in patients with cryptogenic embolism (PC-Trial): rationale and design. Trials. 2011;12:56.

[ 30 ] CARROLL J D, SAVER J L, THALER D E, for the RESPECT Investigators, et al. Closure of patent foramen ovale versus medical therapy after cryptogenic stroke. N Engl J Med. 2013;368:1092–1100.

[ 31 ] MA B, LIU G, CHEN X, ZHANG J, LIU Y, SHI J. Risk of stroke in patients with patent foramen ovale: an updated meta-analysis of observational studies. J Stroke Cerebrovasc Dis. 2014;23(5):1207–1215.

[ 32 ] CAPODANNO D, MILAZZO G, VITALE L, DI STEFANO D, DI SALVO M, GRASSO C, TAMBURINO C. Updating the evidence on patent foramen ovale closure versus medical therapy in patients with cryptogenic stroke: a systematic review and comprehensive meta-analysis of 2,303 patients from three randomised trials and 2,231 patients from 11 observational studies. EuroIntervention. 2014;9(11):1342–1349.

[ 33 ] KHAN A R, BIN ABDULHAK A A, SHEIKH M A, KHAN S, ERWIN P J, TLEYJEH I, KHUDER S, ELTAHAWY E A. Device closure of patent foramen ovale versus medical therapy in cryptogenic stroke: a systematic review and meta-analysis. JACC Cardiovasc Interv. 2013;6(12):1316–1323.

[ 34 ] PICKETT C A, VILLINES T C, FERGUSON M A, HULTEN E A. Percutaneous closure versus medical therapy alone for cryptogenic stroke patients with a patent foramen ovale: meta-analysis of randomized controlled trials. Tex Heart Inst J. 2014;41(4):357–367.

[ 35 ] STORTECKY S, DA COSTA B R, MATTLE H P, CARROLL J, HORNUNG M, SIEVERT H, TRELLE S, WINDECKER S, MEIER B, JÜNI P. Percutaneous closure of patent foramen ovale in patients with cryptogenic embolism: a network meta-analysis. Eur Heart J. 2015;36(2):120–128.

[ 36 ] PATTI G, PELLICCIA F, GAUDIO C, GRECO C. Meta-analysis of net long-term benefit of different therapeutic strategies in patients with cryptogenic stroke and patent foramen ovale. Am J Cardiol. 2015;115(6):837–843.

[ 37 ] WILMSHURST P, NIGHTINGALE S. The role of cardiac and pulmonary pathology in migraine: a hypothesis. Headache. 2006;46:429–434.

[ 38 ] KAARO J, PARTONENE T, NAIK P, HADJIKHANI N. Is migraine a lateralization defect? Neuroreport. 2008;19:1351–1353.

［39］RIGATELLI G, AGGIO S, CARDAIOLI P, et al. Left atrial dysfunction in patients with patent foramen ovale and atrial septal aneurysm: an alternative concurrent mechanism for arterial embolism? JACC Cardiovasc Interv. 2009;2:655–662.

［40］NOZARI A, DILEKOZ E, SUKHOTINSKY I, et al. Microemboli may link spreading depression, migraine aura, and patent foramen ovale. Ann Neurol. 2010;67:221–229.

［41］TARANTINI G, D'AMICO G, BETTELLA N, MOJOLI M, RIGATELLI G. Patent foramen ovale closure and migraine time course: clues for positive interaction. Int J Cardiol. 2015;195:235–236.

［42］BAKER J E, STRATMANN G, HOOPES C, DONATEILLO R, TSENG E, RUSSELL I A. Profound hypoxemia resulting from shunting across an inadvertent atrial septal tear after left ventricular assist device placement. Anesth Analg. 2004;98:937–940.

［43］SCHULMAN L L, SMITH C R, DRUSIN R, ROSE E A, ENSON Y, REEMTSMA K. Patent foramen ovale complicating heart transplantation. A window on posttransplantation hemodynamics. Chest. 1987;92:569–572.

［44］RIGATELLI G, FAGGIAN G, CARDAIOLI P, MAZZUCCO A. Contemporary management of patent foramen ovale in patients undergoing ventricular assisting devices or heart transplantation. J Cardiovasc Med (Hagerstown). 2009;10(1):9–12.

［45］THALER D E, DI ANGELANTONIO E, DI TULLIO M R, et al. The risk of paradoxical embolism (RoPE) study: initial description of the complete database. Int J Stroke. 2013;8:612–619.

［46］LANG R M, BIERIG M, DEVEREUX R B, FLACHSKAMPF F A, FOSTER E, PELLIKKA P A, et al; American Society of Echocardiography's Nomenclature and Standards Committee, Task Force on Chamber Quantification, American College of Cardiology Echocardiography Committee, American Heart Association; European Association of Echocardiography, European Society of Cardiology. Recommendations for chamber quantification. Eur J Echocardiogr. 2006;7:79–108.

［47］ANZOLA G P, MORANDI E, CASILLI F, ONORATO E. Different degrees of right-to left shunting predict migraine and stroke: data from 420 patients. Neurology. 2006;66:765–767.

［48］ANZOLA G P, MORANDI E, CASILLI F, ONORATO E. Does transcatheter closure of patent foramen ovale really "shut the door?"A prospective study with transcranial doppler. Stroke. 2004;35:2140–2144.

［49］RIGATELLI G, DELL'AVVOCATA F, CARDAIOLI P, GIORDAN M, BRAGGION G, AGGIO S, CHINAGLIA M, MANDAPAKA S, KURUVILLA J, CHEN JP, NANJUNDAPPA A. Permanent right-to-left shunt is the key factor in managing patent foramen ovale. J Am Coll Cardiol. 2011; 58(21):2257–2261.

［50］PRISTIPINO C, ANZOLA G P, BALLERINI L, BARTORELLI A, CECCONI M, CHESSA M, DONTI A, GASPARDONE A, NERI G, ONORATO E, PALARETI G, RAKAR S, RIGATELLI G, SANTORO G, TONI D, USSIA GP, VIOLINI R, Italian Society of Invasive Cardiology (SICI-GISE), Italian Stroke Association (ISA-AIS), Italian Association of Hospital Neurologists, Neuroradiologists, Neurosurgeons (SNO), Congenital Heart Disease Study Group of Italian Society Of Cardiology, Italian Association Of Hospital Cardiologists (ANMCO), Italian Society Of Pediatric Cardiology (SICP), Italian Society of Cardiovascular Echography (SIEC), Italian Society of Hemostasis and Thrombosis (SISET). Management of patients with patent foramen ovale and cryptogenic stroke: a collaborative, multidisciplinary, position paper: executive summary. Catheter Cardiovasc Interv. 2013;82(1):122–129.

［51］MESSE S R, SILVERMAN I E, KIZER J R, HOMMA S, ZAHN C, GRONSETH G, et al. Quality

Standards Subcommittee of the American Academy of Neurology. Practice parameter: recurrent stroke w th patent foramen ovale and atrial septal aneurysm: report of the Quality Standards Subcommittee of the American Academy of Neurology. Neurology. 2004;62:1042–1050.

[52] MARCU C B, BEEK A M, VAN ROSSUM A C. Clinical applications of cardiovascular magnetic resonance imaging. CMAJ. 2006;175:911–917.

[53] HOMMA S, SACCO R L, DI TULLIO M R, SCIACCA R R, MOHR J P. PFO in Cryptogenic Stroke Study (PICSS) Investigators. Effect of medical treatment in stroke patients with patent foramen ovale: patent foramen ovale in Cryptogenic Stroke Study. Circulation. 2002;105:2625–2631.

[54] AGMON Y, KHANDHERIA B K, MEISSNER I, et al. Frequency of atrial septal aneurysm in patients with cerebral ischemic events. Circulation. 1999;99:1942–1944.

[55] SANTAMARINA E, GONZALEZ-ALUJAS M T, MUNOZ V, ROVIRA A, RUBIERA M, RIBO M, et al. Stroke patients with cardiac atrial septal abnormalities: differential infarct patterns on DWI. J Neuroimaging. 2006;16:334–340.

[56] OLIVARES-REYES A, CHAN S, LAZAR E J, BANDLAMUDI K, NARLA V, ONG K. Atrial septal aneurysm: a new classification in two hundred five adults. J Am Soc Echocardiogr. 1997;10:644–656.

[57] SCHUCHLENZ H W, SAURER G, WEIHS W, REHAK P. Persisting eustachian valve in adults: relation to patent foramen ovale and cerebrovascular events. J Am Soc Echocardiogr. 2004;17:231–233.

[58] SCHNEIDER B, HOFMANN T, JUSTEN M H, MEINERTZ T. Chiari's network: normal anatomic variant or risk factor for arterial embolic events? J Am Coll Cardiol. 1995;26:203–210.

[59] RIGATELLI G, DELL'AVVOCATA F, BRAGGION G, GIORDAN M, CHINAGLIA M, CARDATOLI P. Persistent venous valves correlate with increased shunt and multiple preceding cryptogenic embolic events in patients with patent foramen ovale: an intracardiac echocardiographic study. Catheter Cardiovasc Interv. 2008;72:973–976.

[60] AGMON Y, MEISSNER I, TAJIK A J, SEWARD J B, PETTERSON T M, CHRISTIANSON T J, O'FALLON W M, WIEBERS D O, KHANDHERIA B K. Clinical, laboratory, and transesophageal echocardiographic correlates of interatrial septal thickness: a population-based transesophageal echocardiographic study. J Am Soc Echocardiogr. 2005;18:175–182.

[61] CHRISTOPH M H, THOMAS K, STEFAN P L, TORSTEN T B, VOLKMAR N. Lipomatous hypertrophy of the interatrial septum: a prospective study of incidence, imaging findings, and clinical symptoms. Chest. 2003;124:2068–2073.

[62] GOEL S S, TUZCU E M, SHISHEHBOR M H, DE OLIVEIRA E I, BOREK P P, KRASUSKI R A, RODRIGUEZ L L, KAPADIA S R. Morphology of the patent foramen ovale in asymptomatic versus symptomatic patients. Am J Cardiol. 2009; 103:124–129.

## 第21章

# PFO 封堵术：技术和器械

编者 Dennis Zavalloni　译者 郑明奇 刘　刚 邱　林 马　为 朱政斌

---

## 1　历史回顾

　　最早对卵圆孔未闭（PFO）的描述要追溯到达·芬奇对人体解剖学的研究，他发现，一些没有明确先天性房间隔缺损的患者，左心房和右心房之间可能存在持续交通。早在 19 世纪就首次描述了因房间隔缺损导致反常栓塞的报道[1]。从那时起，一些由房间隔异常交通（房间隔缺损或者卵圆孔未闭）引起反常栓塞的病例陆续见诸文献报道，这引起了医学界的关注，特别是如何对其治疗。早期对于关闭房间隔缺损的尝试仅局限于外科手术，第一例成功的手术发生在 20 世纪 40 年代晚期[2,3]。1952 年，Lewis和 Taufic 在一个 5 岁的小女孩身上成功实施了第一例心脏直视下房间隔修补术，这开创了心脏直视手术的新纪元，房间隔缺损修补术成为治疗此类疾病的金标准[4]。20 世纪70 年代，通过导管介入的方式封堵房间隔缺损的早期实验开始开展[5]。通过对犬科动物的研究最终形成了第一代封堵器的雏形：King-Mills 心脏封堵伞（图 21.1）。这个封堵装置由 6 个不锈钢支杆构成，表面覆盖涤纶材料构成双盘伞状结构，通过两盘间弹性连接使之固定。在 1975 年，成功为一个 17 岁女孩实施了导管介入封堵手术，因其不希望在胸口留有疤痕而拒绝外科手术[6]。随着时间推移，为改善房间隔缺损封堵术即刻和长期的治疗效果，几种新型装置被引入医疗市场。改善的方面主要体现在增加了其适用性，首先是减少封堵器急性脱落的概率，器械的回收和重新定位的可能性，并改善其输送性。在短短几年中，随着技术和临床研究的不断进展，使介入治疗成为继发孔型房间隔缺损的首选治疗方法[7]。基于这些经验，卵圆孔未闭专用封堵器随后被研制出来，为那些复发的、血栓来源不明的卒中患者提供了新的治疗方法。两种封堵器的区别主要在于呈卷筒状的中央腰部上，卵圆孔封堵器比房间隔缺损封堵器的腰部更细一些（图 21.2）。目前，临床上已研发和测试的不同类型的封堵装置都保留了双盘状结构，而这种结构就手术操作和临床效果而言是最好的[8]。

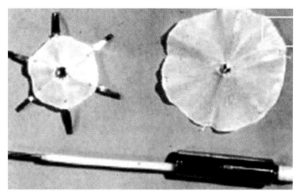

图 21.1　King-Mills 封堵器

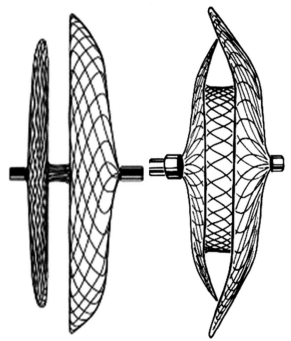

图 21.2　卵圆孔未闭封堵器（左）和房
间隔缺损封堵器（右）

---

## 2　手术途径

对于卵圆孔未闭相关疾病的患者来说，临床已经证实经导管卵圆孔封堵术是一种安全且有效的治疗方法。然而，手术过程不能仅考虑技术性问题。术者的技术应包括多方面的内容而不仅仅是经皮介入手术本身。他们应该熟知心房胚胎学和解剖学，熟练应用不同的成像模式，并擅长围手术期的药物治疗。

### 2.1　背景：心房胚胎学和解剖学

一份合格的卵圆孔未闭超声心动图报告需要丰富的心脏胚胎学和解剖学知识[9、

[10]。在胚胎期，心房为单腔结构。原发隔从心房后上壁发出向心内膜垫方向生长（图21.3a），在房室管水平形成一局限区域即原发孔（原中隔孔）（图21.3b）。同时，随着原发隔与心内膜垫的逐渐融合，原发孔逐渐关闭。许多小孔在原发隔上部出现并融合（图21.3c）在心房之间形成第二次交通，即继发孔（第二中隔孔）。在胚胎期第12周，原发隔右侧出现向下生长的折叠组织即继发隔（第二房间隔）（图21.3d），将逐渐覆盖继发孔（图21.3e），但二者并不融合，形成一处可活动的区域。因此，这类通道保证了心房间的相互交通，这是胚胎循环所必需的（图21.3f）。出生以后，随着肺循环和体循环的变化，70%情况下，继发隔会支持并挤压原发隔，最后与之融合，剩下的30%情况下，这个通道将会在两心房之间形成"活瓣"样结构，每当右房压力高于左房时，活瓣就会打开。

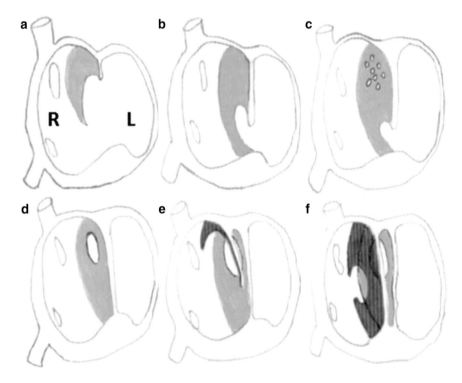

图21.3　心房胚胎期发育过程。亮蓝＝原发隔，红色＝继发隔，R＝右心房，L＝左心房

这个"活瓣"所在的区域称为"卵圆窝"。参与构成"卵圆窝"和"卵圆孔未闭"的结构在形态学上存在个体差异，这导致了解剖变异：可能两片隔膜融合的不够规整，也可能形成不止一个孔洞。两片隔膜重叠的程度（定义为裂隙，图21.4）是可变化的，所以PFO的裂隙有可能长也有可能短。当原发隔薄且冗余的时候就会因其过度移动而形成卵圆窝膨出瘤（图21.5）。如果继发隔存在大量的脂肪组织，则会形成非常厚且

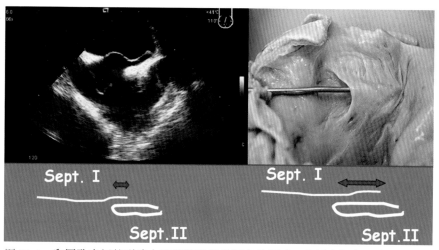

图 21.4　卵圆孔未闭的裂隙由原发隔和继发隔交叠而成。左侧为超声心动图，右侧为解剖图

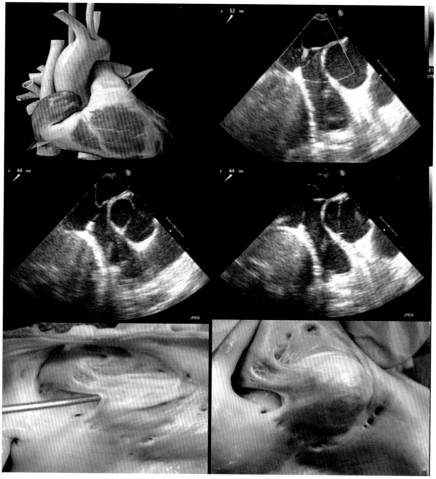

图 21.5　超声心动图投影和超声心动图所示的原发隔动脉瘤，薄且软的间隔在心房腔内波动。在彩色多普勒下卵圆孔未闭还可看到间隔嵴，底部为解剖图

笨重的隔膜（图 21.6）。其他对封堵器输送和释放造成影响的重要结构还包括冗余的欧氏瓣和 Chiari 网，这两个都是胚胎发育过程中的残余组织。基于这些解剖学特征，我们可以区分简单或是复杂的卵圆孔未闭，这些特征如下表所示（表 21.1）。

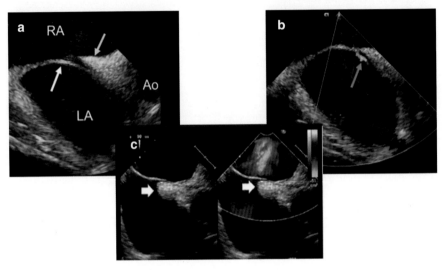

图 21.6 （a）简单卵圆孔未闭（白箭头所指为原发隔，黄箭头所指为继发隔）；（b）彩色多普勒下右向左分流通过未闭的卵圆孔；（c）脂质过多的继发隔（粗白箭头所指）

表 21.1 PFO 简单病变和复杂病变的解剖学特点

| PFO 类型 | 解剖学特征 |
| --- | --- |
| 简单病变 | 仅有标准的解剖特征 |
| 复杂病变（≥1 个解剖学病变） | 长裂隙（>10 mm） |
| | 房间隔膨出瘤 |
| | 继发隔肥厚（>10 mm） |
| | 左房多发孔 |
| | 冗余的欧氏瓣和 Chiari 网 |

## 2.2 患者的准备工作

对于行介入手术的患者，首要准备工作是充分告知使患者意识到卵圆孔未闭是导致其临床事件的原因，而相似的事件也有可能发生在没有卵圆孔未闭的患者身上。即使卵圆孔未闭封堵后去除了不明原因引起缺血性卒中的可能病因之一，但也应告知患者，漏诊房颤也可能是其发生卒中的原因。这一点非常重要，因为目前主要的随机实验对比经皮介入封堵术和药物治疗孰优孰劣的结果尚未明确[11~13]。

另一个重要的方面是应除外遗传性或获得性的血栓疾病，以便更好地制订术前术后的抗栓方案。同样也需排除镍过敏史（人群中常见问题），因为目前可应用的封堵器中绝大多数都含有镍[14]。

患者术前通常需要口服阿司匹林 100 mg 和氯吡格雷（负荷剂量 300 mg）。抗凝药物应根据血栓形成倾向的类型进行个体化给药，以避免造成凝血功能紊乱。患者应在经皮穿刺前 1 小时静脉应用抗生素，通常是头孢唑啉 2 g（对于青霉素过敏的人可应用万古霉素）。患者在术前或术中应静脉给予生理盐水 1 mL/kg/h 以避免左房血容量过低，如果可能的话最好应用空气排除过滤装置。术中给予肝素 70 mg/kg，并维持 ACT>250 s。给予鼻导管吸氧 6 L/min 造成过度氧合，预防导管在左房操作时出现空气栓塞。

## 2.3　置入技术

卵圆孔未闭（PFO）的经皮封堵治疗技术借鉴了房间隔缺损（ASD）的经皮介入方法，但是近年来已经研发出一些专用的封堵器械，因此在操作过程中也需要掌握这些装置的使用技巧。目前术者主要采用的两种操作方法包括超声引导以及 X 线透视引导[15]。除了单纯使用 X 线透视引导，有关 PFO 封堵治疗是否需要超声心动图引导的争论仍在继续。后者需应用经食管超声心动图（TEE）或心腔内超声（ICE）的方法进行术中引导，而一旦采用了 TEE 进行引导，则需要超声医师及麻醉师同时在场，以减少操作过程中患者的不适。相反，X 线引导的优势在于术中完全不需要麻醉师的参与。虽然患者在术前已经完成 TEE 检查，对 PFO 形态做一个全面的了解。但不可避免的是，术者在术中可能需要 TEE 引导进行房间隔穿刺，以避免封堵器不匹配等可能的并发症。所以，这种方法应该仅限于更有经验的术者，并且用于治疗简单的卵圆孔未闭。

操作入路选取体循环静脉通路。股静脉入路更具优势，因为沿此血流方向，与胎儿血液循环方向一致，同时该路径也与 PFO 相关疾病的病理生理学基础相关。因此，股静脉入路优于其他所有可能入路，包括颈内静脉[16]、腋静脉[17]或肝静脉[18]。于腹股沟行局部麻醉后，穿刺针穿刺股静脉，送入 0.889 mm J 型导丝，留置 6Fr 鞘管。由于 PFO 的解剖结构（从右心房的卵圆窝下缘到左心房上缘间存在垂直角度的隧道），在大约一半的病例中，仅靠向前推送 0.889 mm J 型导丝就能轻易通过 PFO 进入左心房。如果没有通过，放置在膈肌水平的弯形导管（通常为多功能导管,弯度 1 或 2）可引导导丝朝向 PFO。如果还不能通过，可尝试单独操作导管通过 PFO；仍然失败，则可换用直头导丝或 PCI 指引导丝。引起这种问题的常见原因是，PFO 仅由原发孔上一角的一个小孔构成（图 21.7）。这种情况下，导丝一旦进入 PFO 的隧道，必须迅速转动导丝。偶尔还需要在通过 PFO 前，撤回预先留置在上腔静脉的 MP 导管，指向房间隔上怀疑存在 PFO 的方向（左前斜位），注射造影剂显示卵圆窝以便更充分地了解解剖结构。

在另一些情况下，特别是 X 线引导进行手术时，可在左前斜位（40°/40°）用猪尾导管行右房造影，以观察 PFO 和潜在的房间隔膨出瘤。对于较小的 PFO，通过导

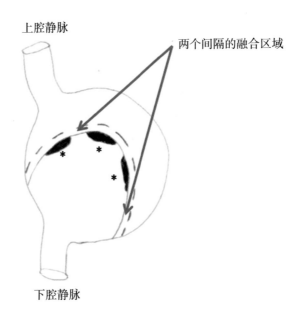

图 21.7　房间隔侧面观。虚线和实线间表示两个间隔的融合区域，＊代表 PFO 可能的不同位置（也可以同时存在）

管手动注射造影剂可以帮助明确进入点。在导丝难以进入左心房的情况下，可以使用 JR4、hockey stick 或 XB 3.5 指引导管。如果 PFO 内有阻止导管前进的开窗，可以使用 4F 或 5F 导管。当 PFO 位于非常偏心的位置，并且需要送入大型号封堵器（如存在宽基底房间隔膨出瘤时），可以在卵圆窝中心进行房间隔穿刺，以使封堵器位于中央位置。当隧道长度或孔径宽度的评价对封堵器的选择非常重要时，可以进行低压力球囊扩张以测量 PFO 直径。测量球囊导管通过球囊中心的导丝，推送穿过 PFO，轻轻充盈扩张球囊直到形成"骨棒"状。传送杆上不透射线的标记点能帮助测量卵圆孔 / 隧道的尺寸。另外一种评价可压缩隧道的技术是在左房内将头端带有球囊的肺毛细血管楔形导管充气，回撤球囊抵住房间隔，在右房内通过导引导管手动打入造影剂。一旦导管进入左房，继续推送导丝进入其中一个肺静脉（通常是左上肺静脉）。必须确定导丝不在左心耳内，以避免心房穿孔的风险。因此应采用左房压监测、X 线透视（导管应在心影外）或超声心动图等方法以确定合适的位置。随后将导管送入肺静脉，交换一根 260 cm，0.889 mm 加硬导丝来支撑指引导管跨过 PFO。选择适当的封堵（类型和大小）后，将输送系统送入左房。每种封堵器有自己的准备和输送技巧，但准备过程中共同的必需步骤是检查系统中气泡是否完全排出。随后沿指引导管将封堵器送入左房，将封堵器从鞘中推出至腰部，左房盘在左房中完全打开。将输送鞘和推送器作为一个整体同时向右心房方向回拉，直到左房盘到达房间隔左房面。此后仅回撤输送鞘，将推进器轻轻向前顶。整套装置抵住房间隔，使右房盘到达合适的位置（图 21.8）。

采用 Minnesota 法判断封堵器稳定性，释放前向左右心房推拉封堵器。根据选择方法的不同,采用超声或沿鞘管向右房盘附近手动注射造影剂的方法,确认封堵器位置正确。X 线透视下，从左前斜位，侧面观察封堵器两盘的形态和位置。两盘间的距离反映继发隔的厚度。释放封堵器后，撤回导管，人工按压股静脉 10 分钟，可有效止住穿刺部位出血。

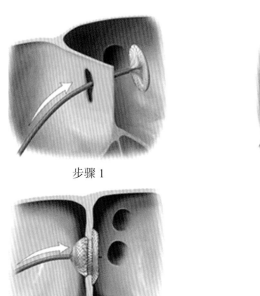
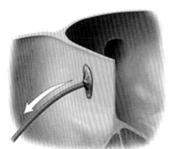
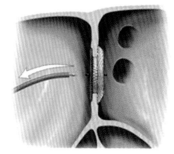

步骤 1　　　　　　　　　　　　　　　　步骤 2

步骤 3　　　　　　　　　　　　　　　　步骤 4

图 21.8　PFO 经皮经导管封堵的主要步骤

## 2.4　影像学指导 PFO 封堵治疗：经食管超声心动图和心腔内超声

掌握房间隔和邻近结构的解剖对于安全有效地进行 PFO 封堵治疗至关重要。因此，无论术中采用何种手术方式，都应在术前对患者进行全面系统的 TEE 检查[19]。检查目的在于充分了解心房解剖，包括所有与封堵器选择和释放相关的心房结构。所有患者都应完成以下评价：

- 心房各径线的全面评估（不同切面下的径线，房间隔长度）
- 判断 PFO 形态是单纯还是复杂（表 21.1）
- 除外合并缺损（包括肺静脉异位引流）
- 测量边缘（即卵圆窝与毗邻结构间的房间隔组织距离）
- 测量与封堵器选择有关的 PFO 参数（PFO 开口大小，隧道长度，继发隔厚度，有无欧氏瓣及 Chiari 网）（图 21.9），有助于选择合适尺寸的封堵器。

在 X 线透视过程中应用 TEE，可以帮助引导器械通过 PFO（特别是需要房间隔穿刺时）、封堵器位置、封堵后观察置入装置与毗邻结构的关系，以及监测可能的并发症[20]。最新引进的 3D 超声技术能使我们对 PFO 形态有更好的认识[21]。特别是通过使用实时 3D 成像，有可能可以测量左房和右房的 PFO 开口大小以及两个开口间的隧道长度[22]。因其具有无创、廉价、可移动和普及率高的特点，3D-TEE 在提供清晰的 ASD 正面图像方面颇具前景。

TEE 的有效替代方法是心腔内超声心动图（ICE），术中无需镇静，且无需专业的超声医师在场[24,25]。目前可用的 ICE 系统是 AcuNav 导管（Siemens Medical Systems），ViewFlex 导管（St. Jude Medical）和 Ultra ICE（Boston Slientific）。表 21.2 展示了各系统的主要技术参数。每种导管都需要一个特定的用于图像可视化的超声控制台，通常可与同一制造商的其他设备兼容。股静脉、颈内静脉或锁骨下静脉都可以作为 ICE 的入路，但大多数医生会考虑股静脉在术中的"战略地位"而将其作为首选入路。ICE 具有一定硬度，为避免血管并发症，导管应小心前送，从腹股沟到心脏全程需 X 线透视引导；为保护血管，强烈建议使用长鞘管（30 cm），直达心脏下方。在相控阵技术装置中，一旦确认位于右心房，其手动推进、顺时针旋转和后曲等能够观察到心脏所有主要结构，可以进行 PFO 封堵治疗的所有必需步骤，包括房间隔穿刺。与 TEE 相比，ICE 的主要缺点是需要穿刺另一条股静脉，增加并发症风险和手术费用[26]。

表 21.2　ICE 设备的技术参数

|  | 型号 | 超声技术 | 视野深度 | 图像 | 可控性 | 多普勒 |
|---|---|---|---|---|---|---|
| AcuNav | 8F | 64 元相控阵探头 5.5~10.0 MHz | 16 cm | 90° | 全方向 | 有 |
| ViewFlex Plus | 9F | 64 元相控阵探头 4.5~8.5MHz | 12 cm | 90° | 轴向旋转 前部和后部弯曲 | 有 |
| Ultra ICE | 9F | 单一探头 9 MHz | 5 cm | 360° 放射 | 无 | 无 |

## 2.5　封堵器选择

在大多数情况下，医生根据 TEE 检查结果选择封堵器。虽然一些术者在患者进行手术前，仅对其进行经胸超声和 / 或经颅多普勒检查，但术前 TEE 检查对封堵器选择和手术策略是非常重要的，这是保证手术顺利完成的关键[27]。

对于单纯 PFO，使用最小的可用尺寸封堵器即可适用于房间隔（平均而言，直径 20~25 mm 的封堵器是最常用的），通常足以完全封堵两房间交通。封堵器的尺寸应根据主动脉根部短轴切面上房间隔的大小来决定。

对于宽基底房间隔膨出瘤和 / 或 PFO 直径较大的患者，建议使用较大的封堵器，主要取决于原发隔和继发隔的解剖特征。当原发隔较软时，封堵器的适应性要求更高，

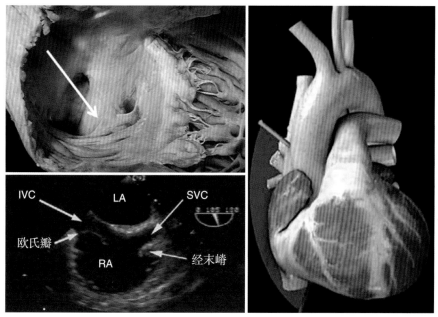

图 21.9　欧氏瓣的解剖病理（白色箭头经末嵴）和超声心动图下表现。右侧为对应超声切面示意图

此时需要选择能耐受更大牵拉力的型号较大的封堵器。在这些情况下，首选两盘大小相同的封堵器，以避免心房 / 封堵器不匹配。

如果原发隔大部分都是膨出瘤，但厚度足够支撑封堵器，可以在球囊测量 PFO 的纵向宽度后选用 ASD 封堵器，优点是可以利用封堵器腰部完全封闭隧道。

如果继发隔较厚，需选用较软的封堵器以增加其对心房解剖的适应性。特别是当较厚的继发隔伴随薄的、具有高度活动性的原发隔时，较硬的封堵器可能引起原发隔受压，长期可能导致薄的组织撕裂。

选择封堵器时，应考虑镍过敏的可能性，虽然这是一个尚不明确的综合征。有几例病例报道，在置入 Amplatzer 封堵器后，患者出现严重的镍过敏，需要手术取出封堵器。目前已设计出新一代封堵器以解决这个问题。

## 2.6　术后护理和随访

术后护理主要是为了监测早期手术并发症（封堵器移位、周围血管并发症、早期心律失常）。而在出院后，主要的问题是抗栓治疗、检测残余分流、房颤和预防心内膜炎。

基于以上原因，患者应于术后卧床 8 小时，给予心电遥测，输注生理盐水等维持适当的心房容量。术后 24 小时行经胸超声心动图或经颅多普勒的发泡试验。虽然封堵器完成内皮化之前，会有一定程度的早期残余分流，但术后评估的结果可与之后随访的检查进行对比。内皮化的速度取决于封堵器的类型和大小，因此 18 个月以上还能检测到的分流，才考虑有意义的残余分流。

术后患者通常接受双联抗血小板治疗（DAPT）。虽然一些主要的临床研究并未明确 DAPT 的持续时间，但强烈建议双联抗血小板 3~6 个月[11-13]。术后 6 个月应常规行超声检查，如果 PFO 成功封堵，患者如无临床必要，则不需要再进行例行检查。如果有明显的残余分流,则需根据患者的临床状态和分流机制考虑是否再次介入治疗。事实上，即便存在中度分流，跨过 PFO 的封堵器可以提供机械屏障，避免再发生反常栓塞；另一方面，封堵器周围的残余分流（例如，封堵器引起原发隔撕裂所致）则不同，分流可能携带的反常栓子不会被封堵器拦截。这种情况下，可行且有效的方法是再置入另一个封堵器，以消除残余分流。

择期的口腔治疗应推迟至术后 6 个月进行。如必须进行，应预防性应用抗生素以避免封堵器相关心内膜炎。

如果患者经历偶发心悸持续超过 10 分钟，应行 12 导联心电图评估。最常见的诊断是室上性期前收缩，但在某些情况下，可能是封堵器的机械刺激导致的阵发性心房颤动；这是由于封堵器引起心房肌的炎症反应，形成新的大折返环所致[28]。心律失常应根据标准的临床原则进行治疗。房颤通常需要 3~6 个月的抗心律失常药物治疗，且要求停药后无复发。

患者术后没有任何限制，甚至马上就能进行体育运动。但开始 DAPT 治疗后，不建议进行肢体接触性运动。

- - - - - - - - - - - - - - - - - - - - - - - - - - - - - - - - - - - - - - - - - - - -

# 3 器械

关于 PFO 经皮手术操作，发展了一些技术，大多数技术所用的装置都是用金属框架及聚合物组织支架做成的。但是也有一些其他的尝试，如射频的运用[29]、经皮间隔缝合[30]、隧道设计[31]以及生物可吸收装置[32]。

这些不同技术方法反映了心房解剖的复杂性，尚无一个可以适用于所有解剖形态的特定装置。一个理想的 PFO 装置，除了要满足可在细鞘管中输送的技术要求，还要做到易输送、易回收，有可重定位性、整合性、生物兼容性和无损伤性，不仅能够保证封堵器释放后可即刻且完全关闭 PFO，而且需保证其操作相关并发症发生率低，特别是其低促凝性。

随应用时间和经验积累，双盘装置被证明具有大多数这些所需的技术特性。此外，创新性趋向于改良装置的生物兼容性，如降低镍在血流中的释放率（镍的释放易引起高敏反应），以及保证今后的 MRI 兼容性。下面列举了现在市场上最重要的设备。

## 3.1 Amplatzer PFO 封堵器

Amplatzer 封堵器是一种自定心装置，它由 0.004~0.008 镍钛线通过独特编制的两个圆盘组成，圆盘中央稍微偏心处附有一个 3 mm 长的窄而柔性的腰部连接，它的作用主要是保持每个圆盘在间隔壁上紧密附着。圆盘内部合并有聚酯纤维网孔，用以消除通过金属缝线的液体流量。某些大小的装置其右房的圆盘比左房的大。在两个圆盘中间可见一个小针，它将左侧圆盘的镍钛线连接在一起，并可作为连接输送管的微型螺钉。

输送系统包括一个含有用于附着或释放装置的塑料钳的输送管，一个含有止血阀的 Teflon 装载器和一个含有扩张器的鞘管。在安装之前，首先将装置在生理盐水中浸泡数分钟。然后在持续生理盐水冲洗下，将输送管向前穿过 Teflon 装载器 + 止血阀，再将整个装置拧到输送管的远端尖端上并拉进装载器里。一旦鞘管进入左心房，即将装置向前传送进输送鞘管。装置可轻松重新捕获和部署，以实现最佳放置。在合适的部署后，将装置从输送管的塑料钳上释放。在一些情况下，当存在多个开窗或广泛间隔动脉瘤时，筛状间隔封堵器（有双重匹配的圆盘直径）可被用于关闭 PFO[33]。（表21.3 和图 21.10）

表 21.3　Amplatzer 装置的技术特性

| 装置，大小（mm） | 右房圆盘直径（mm） | 左房圆盘直径（mm） | 最小推荐鞘管（F） |
|---|---|---|---|
| PFO 18 | 18 | 18 | 8F，45° 曲度 |
| PFO 25 | 25 | 18 | 8F，45° 曲度 |
| PFO 30 | 30 | 30 | 8F，45° 曲度 |
| PFO 35 | 35 | 25 | 9F，45° 曲度 |
| Cribriform 18 | 18 | 18 | 8F，45° 曲度 |
| Cribriform 25 | 25 | 25 | 8F，45° 曲度 |
| Cribriform 30 | 30 | 30 | 8F，45° 曲度 |
| Cribriform 35 | 35 | 35 | 9F，45° 曲度 |
| Cribriform 40 | 40 | 40 | 10F，45° 曲度 |

## 3.2 GORE Cardioform 间隔封堵器

该封堵器由五根铂填充的镍钛线编织框架组成，框架外覆盖一层膨体聚四氟乙烯（ePTFE）薄膜。封堵器有左右心房圆盘，位于间隔两侧，起到关闭病变并固定封堵器的作用。它使用一个最小金属质量框架来保持生物兼容性的 ePTEF 补片与房间隔紧密接触。这个设计创建了一个低高度的左右心房圆盘，可以非常接近原生间隔部的轮廓。该封堵器通过常规的导管输送装置来传送。输送系统包括一个 75 cm 工作长度，

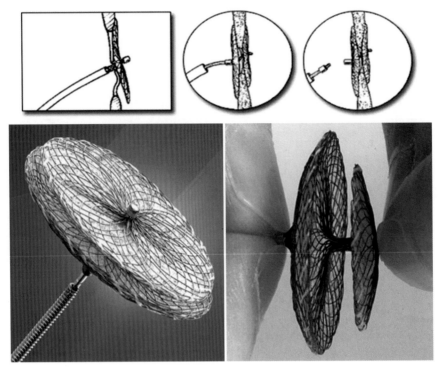

图 21.10　Amplatzer PFO 装置和装置输送的主要步骤

10 Fr 外直径的输送导管配一个手柄。手柄用于装载、部署和封堵器的锁定。它也允许封堵器的重定位，若需要的话亦可通过回收线进行回收。回收线让医生可以在封堵器完全释放前查看封堵器在无张力形态下的放置情况。因此，每次置入都可以充分评估，以达到最佳位置。如果未达到理想的放置位置，封堵器可以迅速松开及重新释放。手柄输送系统提供的功能是 GORE 间隔封堵器的独特功能[34]（表 21.4 和图 21.11）。

表 21.4　GORE Caridioform 封堵器的技术特性

| 装置，大小（mm） | 右房圆盘直径（mm） | 左房圆盘直径（mm） | 最小推荐鞘管（F） |
|---|---|---|---|
| PFO 15 | 15 | 15 | 10 F |
| PFO 20 | 20 | 20 | 10 F |
| PFO 25 | 25 | 25 | 11 F |
| PFO 30 | 30 | 30 | 10 F |

### 3.3　Figulla Flex Ⅱ PFO

　　该装置是由镍钛线编织而成，和 Amplatzer 很相似，封堵器由两个圆盘和一个中间的小腰部组成。在每一个圆盘内，由一个聚乙烯（PET）补片来支持装置的立即关闭。这帮助防止血液通过封堵器的小梁。陶瓷氧化表面形成了镍钛线"金色"的一面。封

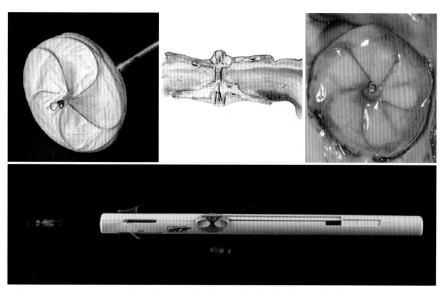

图 21.11　GORE Cardioform 封堵器和输送系统。右上：解剖病理

堵器将通过输送导管穿过缺损，而后两个圆盘将封堵器固定在间隔壁上，然后当封堵器放置在正确的位置封闭缺损时释放封堵器。输送系统是一种有角度的活检式输送系统，可以实现封堵器的全圆周运动[35]（表 21.4 和 21.5，图 21.12）。

表 21.5　Figulla Flex 封堵器的技术特性

| 装置，大小（mm） | 右房圆盘直径（mm） | 左房圆盘直径（mm） | 最小推荐鞘管（F） |
| --- | --- | --- | --- |
| PFO 18 | 18 | 16 | 9F |
| PFO 25 | 25 | 23 | 9F |
| PFO 30 | 30 | 27 | 9F |
| PFO 35 | 35 | 31 | 9F |
| Uniform 17 | 17 | 17 | 7F |
| Uniform 24 | 24 | 24 | 9F |
| Uniform 28,5 | 28,5 | 28,5 | 9F |
| Uniform 33 | 33 | 33 | 11F |
| Uniform 40 | 40 | 40 | 12F |

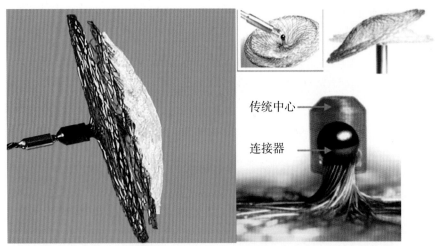

图 21.12　Figulla Flex 封堵器和输送系统的灵活性（Courtesy of Occlutech Medical）

## 3.4　Ultrasept PFO

这是 CARDIA PFO 双伞关闭装置的最后一代。每一个圆盘架由 19 根镍钛线弯曲而成，形成六瓣，并在表面覆盖一层聚乙烯醇（PVA）。腰部是一个由多层连接的钛支柱制成的 3 mm 长的结构，并由 PVA 覆盖，可使每个圆盘独立铰接。传输系统包括一个有两种长度规格（60~80 cm）的长鞘管（45°）和活检机制，用于在定位和输送过程中固定封堵器。该封堵器是完全可回收和重定位的。PVA 实现了非常低剂量的镍暴露于患者（表 21.6 和图 21.13）。

表 21.6　Ultrasept 封堵器的技术特性

| 装置，大小（mm） | 右房圆盘直径（mm） | 左房圆盘直径（mm） | 最小推荐鞘管（F） |
| --- | --- | --- | --- |
| PFO 20 | 20 | 16 | 9/10 F |
| PFO 25 | 25 | 20 | 10 F |
| PFO 30 | 30 | 25 | 11 F |
| PFO 35 | 35 | 30 | 11/12 F |

## 3.5　Nit–Occlud PFO

该封堵器由单个镍钛线制成的双盘装置组成。Nit-Occlud PFO 的左心房部分设计为凹形单层圆盘，因此左心房中的金属量减少了一半。而且，左房面缝合的聚酯膜加速了内皮化。右盘部分设计为双层盘，且包括了另一个聚酯膜。封堵器保持线连接到推进器。锁定线固定此连接。释放封堵器时，需通过保持线的环拉动锁定线。这样就无需任何圆盘上的庞大连接器了[37]（表 21.7 和图 21.14）。

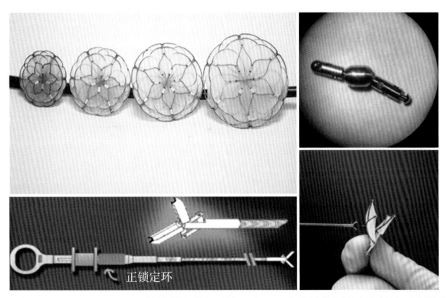

图 21.13　Cardia Ultrasept 封堵器和输送系统。右上：多连接的腰部支柱铰接两个圆盘

表 21.7　Nit-Occlud 封堵器的技术特性

| 装置，大小（mm） | 右房圆盘直径（mm） | 左房圆盘直径（mm） | 最小推荐鞘管（F） |
|---|---|---|---|
| PFO 20 | 20 | 20 | 9 F |
| PFO 26 | 26 | 26 | 9 F |
| PFO 35 | 35 | 30 | 11/12 F |

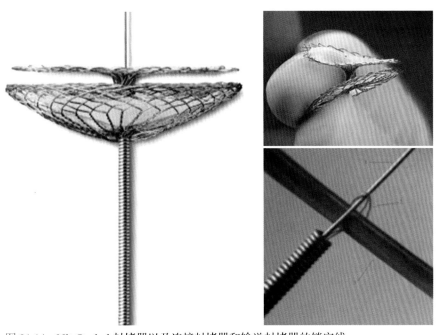

图 21.14　Nit-Occlud 封堵器以及连接封堵器和输送封堵器的锁定线

### 3.6 CeraFlex PFO 封堵器

该装置由自膨式双圆盘装置组成，两个扁平圆盘由镍钛线网形成，并且聚对苯二甲酸乙二醇酯（PET）膜缝合到每个圆盘中，以增加密封和促进置入后置入物上的组织生长。该装置的一个特点是金属网上的陶瓷涂层（氧化钛），其可降低血栓形成风险并促进快速内皮化，从而提高生物兼容性。此外，它还可以使血流中的镍释放量减少90%。与其他装置不同，其在右心房圆盘上仅包括一个不锈钢中心以用于连接输送管的连接系统。输送系统允许最大范围360°调整，有助于在手术过程中进行精确定位[38]（表21.8和图21.15）。

表 21.8　CeraFlex 封堵器的技术特性

| 装置，大小（mm） | 右房圆盘直径（mm） | 左房圆盘直径（mm） | 最小推荐鞘管（F） |
|---|---|---|---|
| PFO 18 | 18 | 18 | 9 F |
| PFO 25 | 25 | 18 | 10 F |
| PFO 25 | 25 | 25 | 10 F |
| PFO 30 | 30 | 25 | 12 F |
| PFO 30 | 30 | 30 | 12 F |
| PFO 35 | 35 | 25 | 14 F |

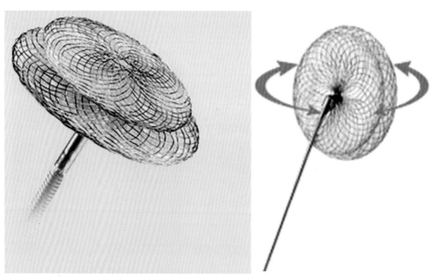

图 21.15　CeraFlex 封堵器和输送系统的灵活性

# 参考文献

［1］KAPADIA S. Patent foramen ovale closure: historical perspective. Cardiol Clin. 2005;23:73–83.

［2］MURRAY G. Closure of defects in cardiac septa. Ann Surg. 1948;128:843–852.

［3］ALEXI-MESKISHVILI V, KONSTANTINOV I. Surgery for atrial septal defect: from the first experiments to clinical practice. Ann Thorac Surg. 2003;76:322–327.

［4］LEWIS F J, TAUFIC M. Closure of atrial septal defects with the aid of hypothermia; experimental accomplishments and the report of one successful case. Surgery. 1953;33:52–59.

［5］KING T D, MILLS N L. Nonoperative closure of atrial septal defects. Surgery. 1974;75:383–388.

［6］KING T D, THOMPSON S L, STEINER C, MILLS N L, et al. Secundum atrial septal defect: nonoperative closure during cardiac catheterization. JAMA. 1976;235:2506–2509.

［7］The Task Force on the Management of Grown-up Congenital Heart Disease of the European Society of Cardiology (ESC) Endorsed by the Association for European Paediatric Cardiology(AEPC) European Heart Journal. ESC guidelines for the management of grown-up congenital heart disease. Eur Heart J. 2010;31:2915–2957.

［8］KENT D M, DAHABREH I J, RUTHAZER R. Device closure of patent foramen ovale after stroke:pooled analysis of completed randomized trials. J Am Coll Cardiol. 2016;67(8):907–917.

［9］HARMS V, REISMAN M, FULLER C J, et al. Outcomes after transcatheter closure of patent foramen ovale in patients with paradoxical embolism. Am J Cardiol. 2007;99:1312–1315.

［10］BRAUN M U, FASSBENDER D, SCHOEN S P, et al. Transcatheter closure of patent foramen ovale in patients with cerebral ischemia. J Am Coll Cardiol. 2002;39:2019–2025.

［11］FURLAN A J, REISMAN M, MASSARO J. Closure or medical therapy for cryptogenic stroke with patent foramen ovale. N Engl J Med. 2012;366(11):991–999.

［12］JOHN D, CARROLL M D, JEFFREY L, SAVER M D, et al. Closure of patent foramen ovale versus medical therapy after cryptogenic stroke. N Engl J Med. 2013;368(12):1082–1100.

［13］MEIER B, KALESAN B, MATTLE H P, et al. Percutaneous closure of patent foramen ovale in cryptogenic embolism. N Engl J Med. 2013;368(12):1083–1091.

［14］DASIKA U K, KANTER K R, VINCENT R. Nickel allergy to the percutaneous patent foramenovale occluder and subsequent systemic nickel allergy. J Thorac Cardiovasc Surg.2003;126:2112.

［15］MANGIERI A, GODINO C, MONTORFANO M, et al. PFO closure with only fluoroscopic guidance: 7years real-world single centre experience. Catheter Cardiovasc Interv. 2015;86(1):105–112.

［16］SADER M A, DE MOOR M, POMERANTSEV E, et al. Percutaneous transcatheter patent foramen ovale closure using the right internal jugular venous approach. Catheter Cardiovasc Interv. 2003;60:536–539.

［17］CARTER L I, CAVENDISH J J. Percutaneous closure of a patent foramen ovale via left axillary vein approach with the Amplatzer Cribriform septal occluder. J Interv Cardiol. 2008;21:28–31.

［18］EBEID M R, JORANSEN J A, GAYMES C H. Transhepatic closure of atrial septal defect and assisted closure of modified Blalock/Taussig shunt. Catheter Cardiovasc Interv. 2006;67:674–678.

［19］RANA B S, THOMAS M R, CALVERT P A, et al. Echocardiographic evaluation of patent foramen ovale prior to device closure. JACC Cardiovasc Imaging. 2010;3(7):749–760.

［20］SINGH V, BADHEKA A O, PATEL N J, et al. Influence of hospital volume on outcomes of percutaneous atrial septal defect and patent foramen ovale closure: a 10-years US perspective. Catheter Cardiovasc Interv. 2015;85(6):1073–1081.

［21］BALZER J, KELM M, KÜHL H P. Real-time three-dimensional transoesophageal echocardiography for guidance of non-coronary interventions in the catheter laboratory. Eur J Echocardiogr. 2009; 10(3):341–349.

[22] RANA B S, SHAPIRO L M, MCCARTHY K P, HO S Y. Three-dimensional imaging of the atrial septum and patent foramen ovale anatomy: defining the morphological phenotypes of patent foramen ovale. Eur J Echocardiogr. 2010;11(10):i19–25.

[23] WATANABE N, TANIGUCHI M, AKAGI T, et al. Usefulness of the right parasternal approach to evaluate the morphology of atrial septal defect for transcatheter closure using two-dimensional and three-dimensional transthoracic echocardiography. J Am Soc Echocardiogr. 2012;25:376–382.

[24] VIGNA C, MARCHESE N, ZANCHETTA, et al. Echocardiographic guidance of percutaneous patent foramen ovale closure: head-to-head comparison of transesophageal versus rotational intracardiac echocardiography. Echocardiography. 2012;9:1103–1110.

[25] MITCHELL-HEGGS L, LIM P, BENSAID A, et al. Usefulness of trans-oesophageal echocardiography using intracardiac echography probe in guiding patent foramen ovale percutaneous closure.Eur J Echocardiogr. 2010;11(5):394–400.

[26] BUDTS W, TROOST E, VOIGT J U, et al. Intra-cardiac echocardiography in atrial septal interventions: impact on hospitalization costs. Acta Cardiol. 2010;65(2):147–152.

[27] BAYAR N, ARSLAN Ş, ÇAĞIRCI G, et al. Assessment of morphology of patent foramen ovale with transesophageal echocardiography in symptomatic and asymptomatic patients. J Stroke Cerebrovasc Dis. 2015;6:1282–1286.

[28] WAGDI P. Incidence and predictors of atrial fibrillation following transcatheter closure of interatrial septal communications using contemporary devices. Clin Res Cardiol. 2010;99(8):507–510.

[29] SIEVERT H, RUYGROK P, SALKELD M, et al. Transcatheter closure of patent foramen ovale with radiofrequency: acute and intermediate term results in 144 patients. Catheter Cardiovasc Interv. 2009;73(3):368–373.

[30] MAJUNKE N, BARANOWSKI A, ZIMMERMANN W, et al. A suture not always the ideal solution: problems encountered in developing a suture-based PFO closure technique. Catheter Cardiovasc Interv. 2009;73(3):376–382.

[31] REIFFENSTEIN I, MAJUNKE N, WUNDERLICH N, et al. Percutaneous closure of patent foramen ovale with a novel FlatStent. Expert Rev Med Devices. 2008;5(4):419–425.

[32] MULLEN M J, HILDICK-SMITH D, DE GIOVANNI J V, et al. BioSTAR Evaluation STudy (BEST): a prospective, multicenter, phase I clinical trial to evaluate the feasibility, efficacy, and safety of the BioSTAR bioabsorbable septal repair implant for the closure of atrial-level shunts.Circulation. 2006;114(18):1962–1967.

[33] PANDIT A, ARYAL M R, PANDIT A A, et al. Amplatzer PFO occluder device may prevent recurrent stroke in patients with patent foramen ovale and cryptogenic stroke: a meta-analysis of randomised trials. Heart Lung Circ. 2014;23(4):303–308.

[34] GEIS N A, PLEGER S T, KATUS H A, et al. Using the GORE® Septal Occluder (GSO) in challenging patent foramen ovale (PFO) anatomies. J Interv Cardiol. 2015;28(2):190–197.

[35] SAGUNER A M, WAHL A, PRAZ F, et al. Figulla PFO occluder versus Amplatzer PFO occluder for percutaneous closure of patent foramen ovale. Catheter Cardiovasc Interv. 2011;77(5):709–714.

[36] PURICEL S, ARROYO D, GOY J J, et al. A propensity score-matched comparison between Cardia and Amplatzer PFO closure devices – insights from the SOLUTION registry (Swiss percutaneous patent foramen ovale cLosUre in recurrent clinical events prevenTION).EuroIntervention. 2015;11(2):230–237.

[37] STEINBERG D H, BERTOG S C, MOMBERGER J, et al. Initial experience with the novel patent foramen ovale occlusion device Nit-Occlud® in patients with stroke or transient ischemic attack. Catheter Cardiovasc Interv. 2015;85(7):1262–1267.

[38] FISZER R, SZKUTNIK M, CHODOR B, et al. Preliminary experience in the use of CERA occluders for closure of different intracardiac and extracardiac shunts. J Invasive Cardiol. 2014; 26(8):385–388.

## 第22章

# 复杂病例及并发症（一）：卵圆孔未闭封堵术后器械栓塞并脱落至主动脉远端

编者　Niels Thue Olsen, Lars Sondergaard　译者　贾锋鹏

## 1　病例介绍

　　40 岁女性患者，临床上无脑卒中相关危险因素却发生了短暂性神经功能缺损表现。头颅 CT 和 MRI 检查发现双侧大脑半球多发缺血性小病灶。神经系统查体发现患者记忆力减退和注意力不集中。高凝筛查和心律失常监测未见异常。经食管超声心动图检查发现卵圆孔未闭（PFO），注射生理盐水微泡对比剂后证实存在自发的右向左分流。同时发现存在最大膨出约 12 mm 的房间隔瘤，其余心脏结构无异常。其病因可能与PFO 引起的反常栓塞有关，患者接受了 PFO 封堵术的建议。

　　在局麻下经双侧股静脉途径进行手术。心腔内超声（ICE）导管自左侧股静脉送入右房。自右侧股静脉途径送入亲水涂层导丝和多功能导管，穿过卵圆孔到达左上肺静脉后更换为 0.889 mm Amplatz 加硬导丝。通过加硬导丝送入一个 25 mm PTS 球囊，在 X 线透视和 ICE 监测下于 PFO 处充盈球囊并测量充盈缺损（图 22.1a）。测得的缺损直径和长度分别为 5 mm 和 4 mm。选用直径为 25 mm Helex 封堵器通过加硬导丝输送到 PFO 处并打开两个盘片，进行牵拉试验确定位置稳定后释放封堵器（图22.1b）。随后在 X 线透视下发现，封堵器随心动周期变化发生较大范围摆动，但 ICE 发现封堵器位置良好无残余分流，考虑可能与房间隔瘤有关，未行特殊处理,结束手术。

　　封堵术后第一天，经胸超声心动图复查发现仅有少量分流，随后患者出院。但是几天后患者因双下肢麻木和疼痛，特别是左下肢更严重而再次入院。临床查体未发现异常，未进行相关影像学检查，让患者出院。

　　封堵术后 1 年随访，经胸超声心动图和 X 线胸片发现器械栓塞，对比剂增强 CT 扫描发现封堵器脱落至髂动脉分叉处。经股静脉和股动脉插管进行检查。结果发现从肾动脉到髂动脉分叉处有夹层形成，髂动脉分叉处存在极化的血栓，左髂总动脉血流受阻，但局部侧支循环形成良好（图 22.2a, b 和图 22.3a, b）。有创血压测量发现腹主动脉远端到左髂总动脉压差为 35 mmHg。从右侧股动脉途径尝试用套圈回收封堵器，

可能表面内皮化的原因，封堵器不能移动。自右侧股静脉途径送入 25 mm PTS 球囊重新测得 PFO 最大伸展直径为 18 mm（图 22.4a），选 21 mm Occlutech Figulla 房间隔缺损封堵器成功封堵，没有并发症发生（图 22.4b）。

请血管外科团队会诊，建议患者首先进行保守治疗，如症状加重，可以采用外科的方法对主动脉远端和髂动脉近端进行修复。随访 4 年，CT 影像未发现变化，患者有轻度跛行，因症状不严重拒绝外科手术。

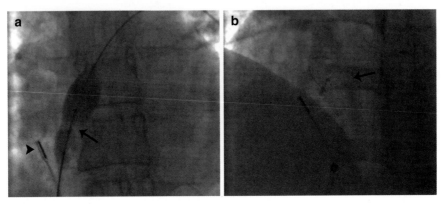

图 22.1 （a）在第一次手术中球囊测量 PFO 缺损直径：球囊充盈，腰征位于缺损处（箭头所指），用于测量 PFO 通道的直径和长度。右房内可见 ICE 导管（短箭头所指）；（b）Helex 封堵器释放后，注意房间隔内膨出瘤的摆动

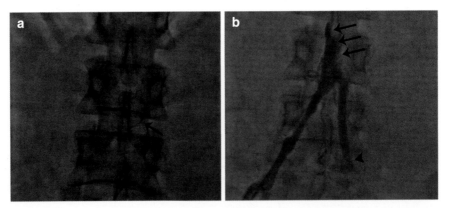

图 22.2 （a）X 线检查显示封堵器脱落至髂动脉分叉处（箭头所指）；（b）动脉造影显示腹主动脉远端有夹层形成（箭头所指），血流受阻，特别左髂总动脉更加明显（短箭头所指）

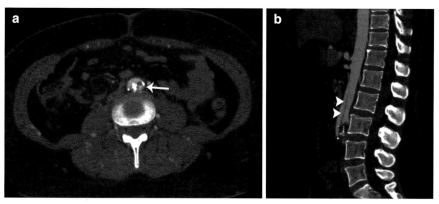

图 22.3 对比剂增强 CT 图像。（a）轴向位图像，封堵器位于髂动脉分叉处（箭头所指）；（b）矢状位影像重建显示夹层位于腹主动脉远端（短箭头所指）

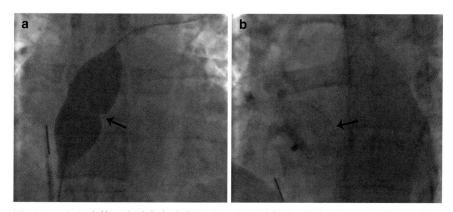

图 22.4 （a）在第二次手术中球囊测量 PFO 缺损直径，球囊腰征（箭头所指）位于缺损处；（b）Occlutech Figulla 房间隔缺损封堵器的位置（箭头所指）

## 2 讨论

这个案例向我们展示了 PFO 封堵术后器械栓塞及封堵器脱落并发症。因延误诊断，导致封堵器在主动脉远端长期定植。其原因，一方面与选择的封堵器过小有关，另一方面，与诊断不及时有关，本来可以较容易经导管回收的封堵器，但因脱落时间长，局部组织过度增生和慢性血管夹层的形成，导致取出困难。

PFO 封堵术后器械栓塞相当少见，其发生率为 0.3%~0.6%[1,2]，略低于房间隔缺损封堵术后此类并发症的发生率[2,3]。PFO 封堵术后封堵器脱落引起的栓塞较易发生在左侧循环，而 ASD 封堵术后较易发生在右侧循环。器械栓塞事件一旦发生，首先建议取出封堵器。该案例应吸取如下几点经验教训。

## 2.1  选择合适类型和大小的封堵器是安全封堵 PFO 的关键

超声心动图测量的 PFO 缺损面积通常低于实际缺损面积，因此就形成了超声测量对于封堵器选择没有帮助这一错误认识。需要认识到超声可见的缺损仅仅是裂隙样缺损狭窄的部分，这也是整个原发隔中不能很好固定的部分（也称软边）。较高的左房压使卵圆孔单向"阀门"常处于关闭状态，因此影像评估软边的范围存在困难。只有通过球囊在缺损处充盈，才能测定 PFO 真实的大小。

对于非自中心性、细腰双盘类封堵器如 Helex 间隔封堵器来讲，球囊测量方法选择封堵器时，通常推荐封堵器直径与缺损直径之比最少为 2：1。对于圆形缺损，这样选择能保证缺损完全覆盖，即使封堵器腰部位于边缘。然而对于离心性月牙样裂隙状缺损，因球囊充盈产生的压力，如果以圆形缺损来计算，缺损长轴是扩张直径的1.6倍[4]。因此理论上讲，对于裂隙样缺损的 PFO，为保证完全封堵，封堵器与缺损直径之比应为 3：1。

对于这一案例，在第一次手术中，球囊没有充分充盈，低估了缺损面积。其原因可能在 PFO 处存在一条索样组织。在第一次手术中，这一条索样组织发生断裂，因此在第二次手术球囊测量时，其"真实"的缺损直径应是 18 mm。大多数 PFO 直径小于10 mm，较大的 PFO 特别在房间隔瘤患者中偶尔也可遇到[5]。缺损直径 18 mm 超出了 Helex 封堵器推荐范围。因该类型封堵器最大选择是 35 mm，该患者如果按照 2：1方法推荐，应选择 36 mm 的封堵器。器械栓塞可能的主要原因就是在第一次手术中，对于特别大的 PFO 选择了非自中心性、小型号的 Helex 封堵器。

该患者存在房间隔瘤，其心脏超声诊断标准为可移动的膜部间隔以房间隔中线为界向一侧膨出 >10 mm。房间隔瘤常与 PFO 并存，其本身也是栓塞事件的危险因素[6]，可能与较高的器械栓塞风险相关[1]。因此，对于这类患者推荐用较大的封堵器确保完全覆盖 PFO 并固定房间隔。在这一案例中，房间隔瘤的存在可能影响了封堵器的正确选择。

## 2.2  提高警觉意识，及时发现介入术后并发症

尽管 PFO 封堵术后并发症的发生率较低，但不能忽视。如同该案例，处理封堵器脱落并发症的时间是有限的。一旦等到脱落的封堵器刺激局部血管组织增生，封堵器被包绕不能移动，再用介入的方法回收是不可能的。

在该案例中，患者术后几天内临床症状和影像学检查均提示器械栓塞的诊断。对于提示器械栓塞的影像学检查，没有引起重视的可能解释是相信超声判断封堵器良好释放，事实是这一判断可能很困难。原因在于 Helex 封堵器是由单根镍钛合金细金属丝作为骨架，无论 X 线或超声检查，其可视性均差。新一代 GORE 封堵器，在镍钛合

金金属丝里增加了铂芯，明显提高了 X 线或超声检查时的可视性[7]。

对于介入医生来讲，即使操作类似 PFO 封堵术这样的低风险手术，深究不能解释的症状、仔细回顾常规的影像资料，以便及时发现和处理术后并发症是非常必要的。

## 参考文献

［1］GOEL S S, AKSOY O, TUZCU E M, KRASUSKI R A, KAPADIA S R. Embolization of patent foramen ovale closure devices: incidence, role of imaging in identification, potential causes, and management. Tex Heart Inst J. 2013;40:439–444.

［2］ABACI A, UNLU S, ALSANCAK Y, KAYA U, SEZENOZ B. Short and long term complications of device closure of atrial septal defect and patent foramen ovale: meta-analysis of 28,142 patients from 203 studies. Catheter Cardiovasc Interv. 2013;82:1123–1138.

［3］CHESSA M, CARMINATI M, BUTERA G, BINI R M, DRAGO M, ROSTI L, GIAMBERTI A, POME G, BOSSONE E, FRIGIOLA A. Early and late complications associated with transcatheter occlusion of secun-dum atrial septal defect. J Am Coll Cardiol. 2002;39:1061–1065.

［4］ALIBEGOVIC J, BONVINI R, SIGWART U, DORSAZ P, CAMENZIND E, VERIN V. The role of the sizing balloon in selection of the patent foramen ovale closure device size. Exp Clin Cardiol.2008;13:42–46.

［5］HAGEN P T, SCHOLZ D G, EDWARDS W D. Incidence and size of patent foramen ovale during the first 10 decades of life: an autopsy study of 965 normal hearts. Mayo Clin Proc.1984;59:17–20.

［6］MUGGE A, DANIEL W G, ANGERMANN C, SPES C, KHANDHERIA B K, KRONZON I, FREEDBERG R S, KEREN A, DENNING K, ENGBERDING R, SUTHERLAND G R, VERED Z, ERBEL R, VISSER C A, LINDERT O, HAUSMANN D, WENZLAFF P. Atrial septal aneurysm in adult patients. A multicenter study using transthoracic and transesophageal echocardiography. Circulation. 1995;91:2785–2792.

［7］SONDERGAARD L, LOH P H, FRANZEN O, IHLEMANN N, VEJLSTRUP N. The first clinical experience with the new GORE（R）septal occluder（GSO）. EuroIntervention. 2013;9:959–963.

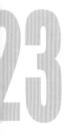

## 第23章

# 复杂病例及并发症（二）：斜卧呼吸—直立性低氧血症综合征

编者　Dennis Zavalloni　译者　靳志涛

---

## 1　病例摘要

女性患者，59 岁，肥胖，因静息性呼吸困难逐渐加重就诊，既往曾因多结节性甲状腺肿行甲状腺切除术，近期有自颈 5- 颈 7 椎间孔至前斜角肌范围内的颈部神经节瘤切除术病史；检查提示平卧位时动脉血氧饱和度为 85%，而直立位时则下降至 71%。CT 检查排除了可能的肺部疾病，尤其是肺栓塞，CT 提示患者右侧膈肌上抬。使用经胸及经食管超声心动图对心源性病因也进行了筛查，除了检出存在明显右向左分流的卵圆孔未闭（PFO）之外，两种检查手段均未发现其他异常。

PFO 的存在并不代表一定会导致自发性的显著右向左分流，其病理学意义更在于其与反常性栓塞引起的不明原因卒中相关[1,2]。然而，在右侧膈肌抬高[3]、升主动脉扭曲或瘤样改变[4]、右肺下叶切除术[5]、邻近组织牵拉（或压迫）所致的房间隔变形等特定条件下，即使肺动脉压正常，也会导致 PFO 开放进而出现右向左分流。在此病理机制下，右心房压力升高，右心室顺应性下降，导致下腔静脉血优先经 PFO 进入左心房，这种分流与胎儿期循环类似。当患者取直立位时，回心血量减少，而右心房变形更为明显,右向左分流增加(回心血量减少和右向左分流增加使得肺循环血量减少，并加剧了左心房的动脉血被稀释)[6]，使血氧饱和度进一步下降。此类患者的临床特点以立位时低氧血症伴呼吸困难、卧位时缓解为特征，被称之为斜卧呼吸—直立性低氧血症综合征（Platypnea-orthodeoxia Syndrome，POS）[7]。

这种综合征也可能由原发性肺部疾病或肝脏疾病引起，但是，当 PFO 可能是主要病因时，首选的治疗方案是通过经皮封堵 PFO 以消除右向左分流[8]。

该患者接受了经皮 PFO 封堵术，术中在二维超声监测下根据测量结果选用了 30 mm Amplatzer PFO 封堵器（AGA Medical, Golden Valley, MN, USA）。术后即刻可见右向左分流明显减少，但是，在 PFO 后侧部可以观察到中等量残余的右向左分流，该残余分流位于封堵器后方。患者的血氧饱和度上升至 90%，未再发呼吸困难等症状，随即转入康复病区，此后患者原有症状逐渐缓解。然而，18 天后患者再次短暂性脑缺血发作并伴有左侧肢体轻偏瘫，颅脑磁共振观察到了典型的心源性脑栓塞征象。该患者并无卒中的其他潜在病因，因此，决定使用第二枚封堵器（18 mm Amplatzer PFO 封堵器）来封堵残余分流处，计划将其置入于前一枚封堵器的后方。通过第二枚封堵器的盘片压紧第一枚封堵器的两个盘片，以彻底闭合分流道（图 23.1）。第二次治疗后，患者血氧饱和度升至 98％，术后随访 6 个月，患者症状未再复发，超声随访显示 PFO 分流道完全闭合。

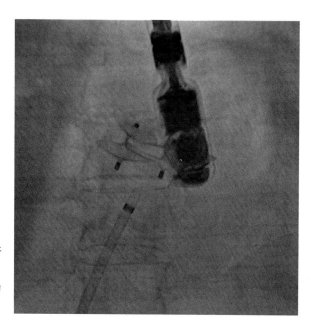

图 23.1　前后位透视。两枚封堵器均已跨越 PFO，第二枚封堵器位于前一枚后方，类似于订书钉样结构，将第一枚封堵器的两个盘片压紧

## 1.1　手术及技术问题

患有 POS 时，房间隔的特殊解剖学改变，使得无论是经皮介入诊断还是经皮介入治疗都具有更高的难度。因此，POS 的分流闭合治疗较其他临床情况下的 PFO 都更为复杂。特别要考虑以下两个问题：

- 该综合征的解剖学特征
- 如何选择最恰当的封堵器

（1）超声心动图评估时，由于 POS 患者的右心房被牵拉变形，使得对局部解剖结构很难做出准确的判断，尤其是分流通道的真实形态和原发隔的解剖学特征。这是一个现实存在的问题，即术中不精确的超声评估可能导致所选的封堵器型号与分流通道并不匹配，进而出现有临床意义的残余分流。如图 23.2，二维超声影像能够通过由原发隔与继发隔的间距来评估 PFO 分流道开放程度，也可以观察到原发隔与继发隔的重叠情况；但是，二维超声影像无法准确评估 PFO 缝隙的宽度，而三维超声影像恰恰可以给出准确判断。Rana[9] 等学者研究发现，三维超声影像与二维超声影像相比，三维超声影像能够帮助术者对不同种类 PFO 的解剖学特征及邻近结构有更深入的理解；并且，三维超声影像所提供的额外信息，往往是封堵器械选择和经皮 PFO 封堵手术成功的主要决定因素。

在该病例中，第一枚封堵器后方的残余分流持续存在，表明在术中低估了原发隔与继发隔之间的缝隙宽度，三维超声所提供的额外信息可能会对指导手术更有帮助。假如没有三维超声影像支持时，可用的替代方案是，利用通过 PFO 分流道的球囊来指导封堵器型号选择，在 X 线透视下测量球囊膨胀时的腰部直径即可估计分流道大小[10]。

（2）在该综合征的特殊临床背景下，选择最恰当的封堵器是非常必要的，封堵治疗可以缓解症状并减少反常性栓塞的风险，通常情况下，持续右向左分流患者比间断右向左分流患者发生反常性栓塞的风险更高。

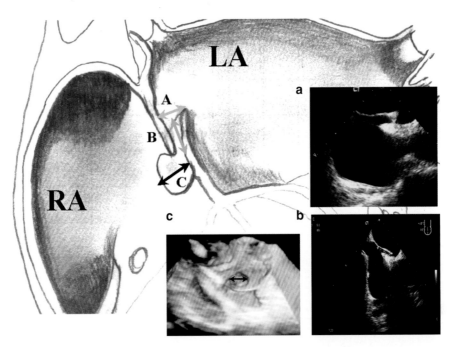

图 23.2　LA 左心房；RA 右心房；PFO 卵圆孔未闭。（A）（淡蓝色箭头）表示PFO 的开放程度（原发隔和继发隔的间距）；（a）为淡蓝色箭头对应的超声影像；（B）（绿色箭头）表示原发隔和继发隔的重叠程度；（b）为绿箭头对应的超声影像；（C）表示三维超声观察到的原发隔和继发隔之间的缝隙宽度（对应图 c）

对于较大的 PFO 分流通道，ASD 封堵器要比 PFO 封堵器更为适合，因为当分流通道较大且房间隔被牵拉变形时，原发隔和继发隔的重叠区域往往不能够被普通的 PFO 封堵器完全覆盖。而 ASD 封堵器中间的腰部比 PFO 封堵器的腰部粗大，会像塞子一样固定在卵圆窝，促进 PFO 分流的完全闭合。当残余分流持续存在时，则需要实施双封堵器治疗，即使用第二枚封堵器压紧第一枚封堵器的盘片。若使第二枚封堵器的盘片牢牢压紧第一枚封堵器的两个盘片，从技术操作角度来讲，使用恰当的张力准确释放第二枚封堵器的右侧盘片是关键点。在进行此类操作时，应考虑到器械脱落导致栓塞的风险。建议采用另一个经皮路径来定位第二枚封堵器，以便于在第二枚封堵器就位之后再完成两枚封堵器的最终释放。原则上，在 POS 患者的 PFO 分流封堵手术中，应该将左侧股静脉作为首选穿刺途径，因为当作为备选途径（假如需要置入第二枚封堵器）时，与右侧股静脉入路相比，左侧股静脉途径的导管操控往往会比较困难。

总之，POS 患者的 PFO 分流经皮封堵是可行的，但是需要重视一些技术细节。当前仅有的系列或个案报道都强调了封堵前对 PFO 形态学精细评估的重要性，以期获得良好的即刻手术效果。对于术后存在残余分流的病例，置入第二枚封堵器可以实现成功补救。

## 参考文献

［1］ ALTMAN M, ROBIN E D. Platypnea (diffuse zone I phenomenon?). N Engl J Med. 1969;281:1347–1348.

［2］ Robin E D, Altman M. By a waterfall: zone I and zone II. phenomena in obstructive lung disease. Am J Med Sci. 1969;258:219–223.

［3］ GHAMANDE S, RAMSEY R, RHODES J F, STOLLER J K. Right hemidiaphragmatic elevation with a right-to-left interatrial shunt through a patent foramen ovale: a case report and literature review. Chest. 2001;120(6):2094–2096.

［4］ FALLER M, KESSLER R, CHAOUAT A, EHRHART M, PETIT H, WEITZENBLUM E. Platypnea-orthodeoxia syndrome related to an aortic aneurysm combined with an aneurysm of the atrial septum. Chest. 2000;118(2):553–557.

［5］ BHATTACHARYA K, BIRLA R, NORTHRIDGE D, ZAMVAR V. Platypnea-orthodeoxia syndrome: a rare complication after right pneumonectomy. Ann Thorac Surg. 2009;88(6):2018–2019.

［6］ TOFFART A C, BOUVAIST H, FERAL V, BLIN D, PISON C. Hypoxemia-orthodeoxia related to patent foramen ovale without pulmonary hypertension. Heart Lung. 2008;37(5):385–389.

［7］ SANIKOMMU V, LASORDA D, POORNIMA I. Anatomical factors triggering platypnea-orthodeoxia in adults. Clin Cardiol. 2009;32(11):E55–57.

［8］ CALVERT P A, RANA B S, KYDD A C, SHAPIRO L M. Patent foramen ovale: anatomy, outcomes, and closure. Nat Rev Cardiol. 2011;8(3):148–160.

［9］ RANA B S, SHAPIRO L M, MCCARTHY K P, HO S Y. Three-dimensional imaging of the atrial septum and patent foramen ovale anatomy: defining the morphological phenotypes of patent foramen ovale. Eur J Echocardiogr. 2010;11(10):i19–25.

［10］ ALIBEGOVIC J, BONVINI R, SIGWART U, DORSAZ P, CAMENZIND E, VERIN V. The role of the sizing balloon in selection of the patent foramen ovale closure device size. Exp Clin Cardiol. 2008;13(1):42–46.

## 第24章

# 复杂病例及并发症（三）：镍钛合金不耐受

作者　Jonathan M. Tobis，Amir B. Rabbani　译者　秦春常

## 1　简介

卵圆孔未闭（patent foramen ovale，PFO）存在于 20% 的成年人，它与一些临床疾病相关，如偏头痛、阻塞性睡眠呼吸暂停和反复短暂性神经功能缺损[1]。隐源性卒中是一个棘手的临床问题，其中 50% 合并 PFO[2]。到目前为止，已有三个评价经皮 PFO 封堵术疗效的随机试验被发表[3-5]。多个评价经皮 PFO 封堵术疗效的试验正在开展中，估计在美国每年会完成 8 000 例封堵术。一些观察性研究显示 PFO 封堵术整体上是安全的，然而它也确实存在着一些并发症。对 18 个中心的 13 736 例封堵术进行回顾性分析，发现术后的封堵器取出率为 0.28%。虽然这个数值较低，但考虑到取出封堵器需要行开胸心脏手术，仍让人难以接受。

接下来是一个取出封堵器的病例。

## 2　病例

54 岁女性患者，自 12 岁起便有先兆性偏头痛，随后被发现有 PFO。由于偏头痛的发作频率较高，在本次住院前 9 年，患者做了 PFO 封堵术，采用的是 18 mm 多孔型房缺 Amplatzer 封堵器。封堵术后几天，患者出现先兆偏头痛、胸痛和阵发性房颤发作增多的情况。她采用类固醇激素和抗血小板治疗，但疗效甚微。镍过敏斑贴试验的结果为阴性。于是她被转诊到一个三级医疗中心，那里医生建议取出封堵器，但是她选择了继续观察和药物治疗。九年后，患者突发共济失调、无力和左侧偏盲。她并没有房颤，但 MRI 提示有栓塞性中风（图 24.1）。经食管超声心动图检查发现了无残余分流的房间隔瘤，但是封堵装置上和左心耳内没有血栓（图 24.2）。于是患者采用机器人辅助手术取出了封堵器，发现封堵器上有严重的纤维化和瘢痕，但主要发生在左房侧盘面（图 24.3）。手术后胸痛、偏头痛和心悸消失，但中风导致的视野缺陷、左侧肢体乏力仍然存在。

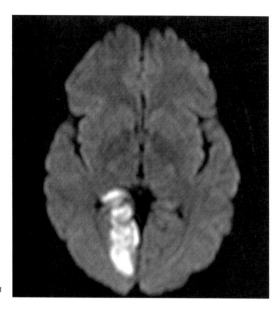

图 24.1 MRI 显示右后卒中

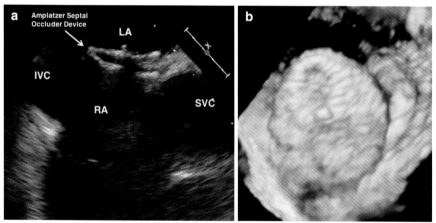

图 24.2 经食管超声心动图显示无残余分流及左房侧血栓的迹象（a）。从左心房可见，封堵器固定良好，在封堵器上和左心房并无血栓（b）

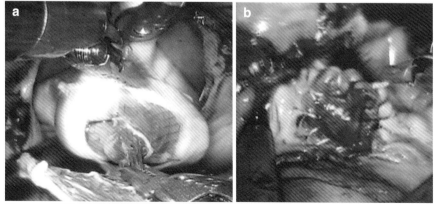

图 24.3 机器人辅助手术切除 Amplatzer 封堵器，显示左心房盘面上有严重瘢痕（a），封堵器移除后房间隔缺损的补片缝合（b）

# 3 讨论

PFO 封堵术比较安全，一般不会出现并发症，或仅发生小的并发症，但是偶有患者术后需要通过外科手术取出封堵器。Verma 和 Tobis 对 18 个中心的 PFO 封堵术病例进行分析，发现 0.28% 的患者术后需要外科取出。取出封堵器的原因有很多，胸痛（通常是继发于镍过敏测试时）则是最常见的原因。因胸痛取出封堵器的患者，一半以上的 TRUE 皮肤斑贴的镍过敏试验为阳性。取出封堵器的原因还包括残余分流、封堵器上的血栓、少见的穿孔或心包积液。封堵器的种类似乎也有影响，取出的封堵器大部分是 CardioSEAL 和 Amplatzer（表 24.1）。

表 24.1 PFO 封堵装置引起的并发症

| 设备类型 | | | | |
| --- | --- | --- | --- | --- |
| | CardioSEAL | Amplatzer | Helex | 其他 |
| 置入数 | 2 023 | 9 109 | 1 201 | 1 403 |
| 取出数 | 16 | 19 | 2 | 1 |
| 移植百分比 | 0.79 %* | 0.21 %* | 0.16 % | 0.07 % |

Verma 和 Tobis[6]    *p<0.0003

PFO 发生率在普通人群中高达 20%，而在隐源性中风患者中甚至高达 50%。评估 PFO 封堵器对隐源性脑卒中或偏头痛合并暂时性神经功能缺损的疗效的研究正在进行中。新的 PFO 封堵器是安全有效的，但仍有小部分患者需要进行开胸手术取出封堵器。目前，通过识别高危患者以预防并发症还不可行，或许更好的办法是镍过敏患者使用膨体聚四氟乙烯（e-PTFE）制作的封堵器。

## 参考文献

［1］JOHANSSON M C, ERIKSSON P, DELLBORG M. The significance of patent foramen ovale: a current review of associated conditions and treatment. Int J Card. 2009;134:17–24.

［2］HOMMA S, SACCO R L. Patent foramen ovale and stroke. Circulation. 2005;112:1063–1072.

［3］CARROLL J D, SAVER J L, THALER D E, et al. Closure of patent foramen ovale versus medical therapy after cryptogenic stroke. N Eng J Med. 2013;368:1092–1100.

［4］MEIER B. Closure of the patent foramen ovale, who says a must say B. Cath Cardiovasc Interv Off J Soc Cardiac Angiography Interv. 2013;82:959–960.

［5］FURLAN A J, REISMAN M, MASSARO J, et al. Closure or medical therapy for cryptogenic stroke with patent foramen ovale. N Eng J Med. 2012;366:991–999.

［6］VERMA S K, TOBIS J M. Explantation of patent foramen ovale closure devices: a multicenter survey. J Am Coll Card Cardiovasc Interv. 2011;4:579–585.

5

第五部分

心室内缺损封堵

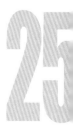

# 第25章

# 介入治疗心肌梗死后室间隔穿孔

编者 Francesco Versaci, Antonio Trivisonno, Francesco Prati, Anna De Fazio, Carlo Olivieri, Giampiero Vizzari, Francesco Romeo 译者 方臻飞

心梗后室间隔穿孔（VSR）是一种罕见致命的急性心肌梗死并发症。VSR的相关危险因素有高血压、高龄、女性、糖尿病、严重的冠脉狭窄或缺乏侧支循环的冠状动脉完全闭塞[1~3]。无心绞痛病史可能增加VSR的发生率[4]，其机制可能与心绞痛促进心肌缺血预适应及侧支循环形成作用有关[5,6]。

在伴有抗栓治疗或者急诊血管成形术等更为积极有效的血运重建策略后，心梗后VSR的发生率从1%~3%下降至0.25%~0.31%[7]。然而，疾病本身的性质已经发生了改变。VSR通常发生于心梗后第一周[8]。

梗死与破裂之间的平均时间为5~6天，然而现在已经更接近1天。同时，外科手术死亡率也随之上升[9]，可能的原因是接受外科手术的患者发生变化。溶栓治疗会扩大破裂面积从而使手术复杂程度及难度加大。而且，心梗后24~48 h的患者比梗死后数天的患者更难承受手术应激，因为解剖和血流动力学的不稳定。

迄今为止，心梗后VSR仍然存在着预后不良等问题[10,11]。未接受治疗的心梗后VSR患者一个月内死亡率超过80%，一年死亡率超过90%[12,13]。由VSR造成的心源性休克患者48 h死亡率为67%，30天死亡率100%[14]。这充分证明了外科手术修补是治疗心梗后VSR的首选[15]。自1957年第一例外科手术报道后[16]，手术的死亡率在近些年仍然为20%~87%[12,13,17]。外科手术后大量残余分流以及再破裂的发生率为10%~20%[10,18]，围手术期存活的患者五年生存率只有50%[17]。考虑到患者的年龄因素以及合并症多，如此高的死亡率也可以预计。Norell及其团队[19]在单因素分析中发现，低血压、少尿、肌酐升高与心源性休克都与死亡率成正相关。此外，目前一致认为，下壁心梗导致的VSR相较于前壁心梗导致的VSR有更高的手术死亡率[20]。目前指南推荐，若发生心梗后VSR无论患者临床状态如何，应立即行外科手术封堵以防止更严重的血流动力学状态[21,22]。然而，许多外科医生建议，VSR的手术封堵应延期3~4周，使穿孔周围形成疤痕组织，以使补片及缝线更牢固地固定。

对于心梗后VSR的患者，经导管VSR封堵已经成为治疗选择[12,23]，即使在紧急状况下[24]。封堵后左向右分流立即减少，即使没有完全封堵破口，也可以稳定患者血流动力学状态使其更平稳地过渡到外科手术[24]。

# 1 经导管封堵的指征与时机

与 ACC/AHA 的指南不同，目前有延迟外科手术至梗死后 2~4 周的倾向。在这段时间里，坏死过程会逐渐稳定，周围组织瘢痕化会为外科补片提供稳定固定点。而且由于坏死组织本身很脆弱，坏死过程稳定之前 VSR 穿孔直径会不断扩大。

是否延期进行外科手术取决于患者的血流动力学稳定情况。为维持循环稳定，患者通常会应用药物支持、主动脉球囊反搏或机械循环支持治疗[25-27]。心梗后 VSR 患者常由于左向右分流导致心源性休克而显著增加病死率。近期，Thiele 等[23]一项前瞻性研究发现，患者被诊断为心梗后 VSR，不考虑血流动力学因素立即接受介入治疗是可行的，而且会稳定患者血流动力学以防止进一步恶化。

Maltias 提出一种新的建议，中小直径的 VSR 急性期可以接受经导管封堵器封堵，若有显著的残余分流持续存在则推荐延迟的外科手术矫正。大的 VSR（≥ 15 mm）因为其经皮介入封堵的高失败风险，故推荐立即外科手术矫正。事实上，此类患者死亡率高，因其破口较大，封堵器易从破口脱入右室继而发生肺动脉栓塞（图 25.1）或存在残余分流[28]。

另一个重要问题就是经皮冠状动脉血运重建术（PTCA）的时机，通常 VSR 封堵要优先于 PTCA，除非有反复发作的心绞痛。先行 VSR 封堵的患者，术前无服用抗血小板病史，术后若无残余分流应常规服用阿司匹林。如患者临床状态稳定，应推迟PTCA 治疗，使封堵器械得以再内皮化。在临床状况稳定的患者中，应行心肌灌注扫描以决定治疗策略（图 25.2）。

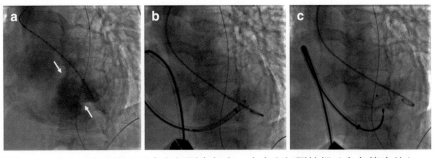

图 25.1 （a）左室造影显示在室间隔中部有一个大室间隔缺损（白色箭头处）；
（b）尝试封堵室间隔缺损，这里使用了最大尺寸的 Amplatzer 间隔封堵器，封堵器的远端盘在室间隔左侧展开，位置良好；（c）封堵器经缺口进入了右心室导致封堵器置入失败

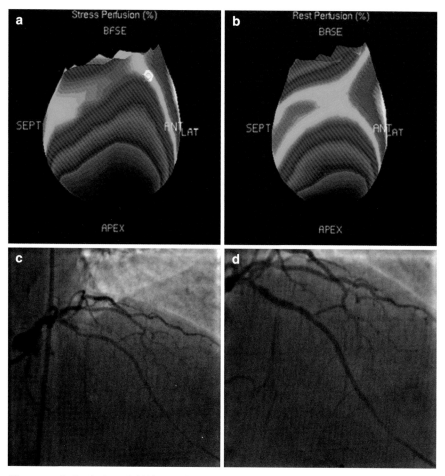

图 25.2　（a）（b）经皮封堵后三个月，铊心肌放射成像显示在左前降支灌注区域内显著的暂时性的灌注缺损；（c）冠脉造影显示前降支近段有一明显狭窄，临床以及心肌放射扫描显示，此区域成功行 PTCA 及支架置入

## 2　封堵器

　　根据现有文献，多种器械可以在心梗后 VSR 介入治疗中应用，包括房缺封堵器、肌部室缺封堵器，以及最近 Amplatz 公司专门研发的一种心梗后 VSD 封堵器（图 25.3）。选用的封堵器的直径应该显著大于用不同成像技术测得的 VSR 破口的直径。"超尺寸"策略在急性期尝试封堵时显得尤为重要。在此状况下，合适的封堵器直径应两倍于破口直径或至少比破口直径还大 10 mm[28,29]。这样可以有效防止室间隔持续坏死导致的封堵不完全或者封堵器脱落导致的继发栓塞。相反，如果在慢性期封堵，封堵器直径仅需比破口大 4~7 mm[30]。最佳封堵装置的选择并不固定，应该根据患者具体情况选择，但是大多数作者认为 Amplatz 的特殊心梗后肌部室缺封堵器是最佳选择。

此器械有腰部宽、封堵盘大、结构密集的特点，这样可以快速封堵更宽的室间隔区域。因此，更大的盘更易将主破口旁边的副破口封堵[30~32]。仅在某些较特殊的病例中应使用房缺封堵器，两心室之间存在高压力阶差以及房缺封堵器的高通透性（因房间隔封堵器中的涤纶补片少、金属丝编织较室间隔封堵器稀疏）使房缺封堵器难以将 VSR 完全封堵。

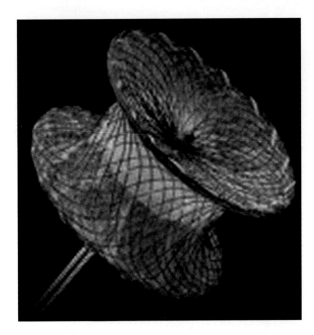

图 25.3　Amplatzer 心梗后室间隔缺损封堵器

# 3　操作

心梗后 VSR 的经皮封堵技术是基于已相当成熟并被广泛使用的先天性室间隔缺损封堵技术。通常应用彩色多普勒超声确定 VSR 的大小及解剖结构。其他影像技术例如 CT 可以提供更多的 VSR 详细信息。

手术操作应在 X 线透视与超声的指导下进行。所有患者术前应预防性使用抗生素，而且应服用阿司匹林 500 mg、静脉注射肝素（60 UI/kg）维持活化凝血时间（ACT）大于 300 s。

采用 Seldinger 穿刺技术建立经股动静脉或颈静脉的手术入路。将指引导丝送入动脉，通过主动脉瓣。在左心室注入造影剂（斜侧位），可以观察破口的位置（图 25.4）。在术中利用带有不透射线标记的导管可以测量 VSR 的大小。

通常，使用 JR 导管或者多用途导管经左室通过 VSR，将亲水性的长导丝送入肺动脉或上腔静脉（图 25.5a）。用鹅颈式圈套器抓捕导丝并从静脉处带出，建立一个动静脉环（图 25.5b）。将输送鞘从静脉侧回路通过导丝穿过 VSR 破口进入左心室（图 25.6）。通过 X 线透视以及超声引导，调整及证实输送鞘的位置。然后撤除导丝，使输送鞘保持在适当位置。当超声确认封堵器适当的大小后，将封堵器送入导管内沿输送鞘将封堵器通过 VSR。远端封堵盘打开（图 25.8），回撤装置，使其远端封堵盘固定在左心室侧的室间隔组织上。继续回撤输送鞘，使近端封堵盘打开。通过超声心动图以及 X 线透视确认封堵器的位置。注射对比剂可以更好地观察封堵器位置，若位置

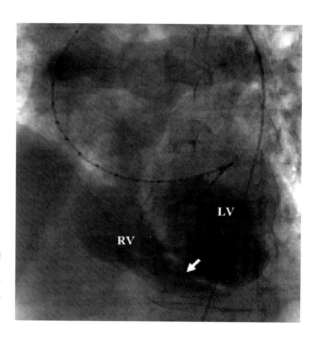

图 25.4　由于室间隔缺损（白色箭头）的存在，在左室注入造影剂的同时右室也显影。术中利用带有不透放射线标记的猪尾导管可以测量室间隔缺损的大小

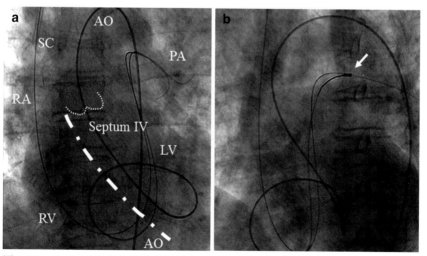

图 25.5　（a）VSR 通常使用诊断性 JR 导管或者多用途导管从左室穿过破口，之后将亲水性长导丝送入肺动脉或者上腔静脉；（b）用鹅颈抓捕器抓捕住导丝，然后将其在静脉侧带出，建立了一个动静脉环

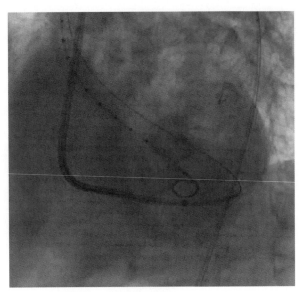

图 25.6　输送鞘从静脉侧导丝通过 VSR 破口进入左心室

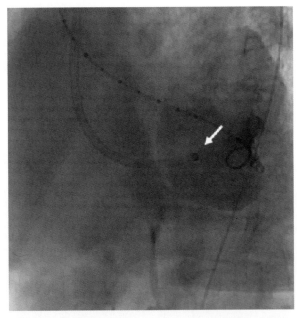

图 25.7　使用透视和超声心动图，确认输送鞘处于正确的位置。后撤回导丝，将输送鞘置于正确的位置上

适当，则释放封堵器（图 25.9 和图 25.10）。后期随访可使用 CT 或者心室造影确认封堵器位置以及是否完全将室间隔破口封堵及残余分流（图 25.11 和图 25.12）。

经皮介入封堵时可出现多种操作相关并发症。尤其是封堵器必须放置于脆弱的坏死组织中，每一次操作都可能造成破口直径的扩大或封堵器的移位。进展性室间隔坏死或器械放置并发症可造成持续性左向右分流。残余分流的发生率在不同作者的文献中有很大区别（12.5%~100%）[29-34]。其他可能的并发症是左心室游离壁破裂、心律失常、穿刺侧血管瘤和溶血。与手术操作无关的并发症包括多器官功能衰竭[29]、溶血性贫血和败血症。在干预后远期发生的死亡往往是这些并发症导致的结果。

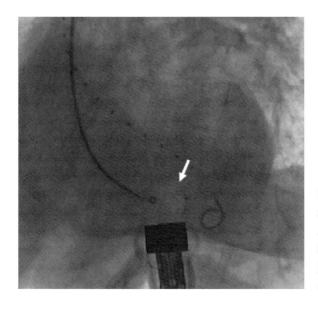

图 25.8　封堵器被置于导管内，然后沿输送鞘将其送至 VSR 破口。张开远端盘然后回撤封堵器，之后封堵器就会被固定在破口的左室侧。继续退输送鞘，近端盘打开。通过超声心动图以及透视来确认封堵器处于正确的位置上

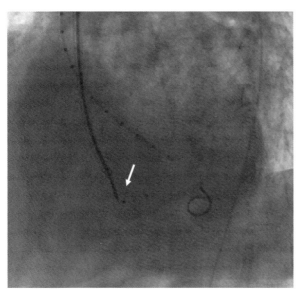

图 25.9　注射对比剂有助于确认封堵器是否处于正确的位置上。如果封堵器处于满意的位置上，则将封堵器释放。白色箭头示封堵器与输送系统分离

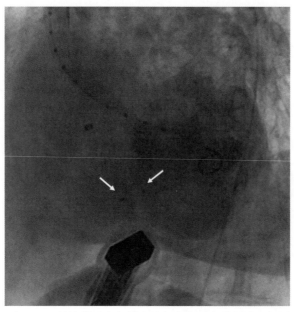

图 25.10　封堵器（白色箭头处）完全固定并封堵室间隔
缺损破口处

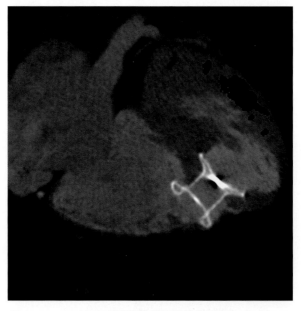

图 25.11　CT 显示封堵器处于正确的位置上

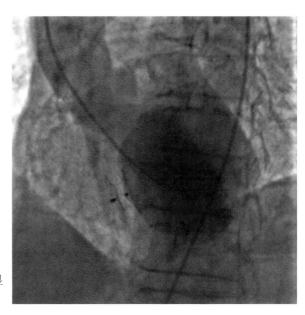

图 25.12　封堵 6 个月后，复查左室造影显示无对比剂进入右心室

## 结　论

　　尽管心梗后 VSR 治疗的黄金标准仍然是外科修补，但是外科修补显然不适合所有患者，尤其是患者病情较重或有多种合并症时。经导管的心梗后 VSR 封堵就不失为一种选择，亦可成为外科手术的桥梁，如患者神经系统不稳定或者合并多器官功能衰竭。不仅如此，在破口直径小于 <15 mm 或者亚急性及慢性（心梗后 >3~4 周）患者中，经导管介入治疗可以成为最终治疗方法。

　　值得注意的是，介入治疗封堵的死亡率依然很高，尤其是在心源性休克或破口直径较大的患者之中。新型杂交技术正在不断发展，目前，心脏介入和外科医生的组合团队应仔细考虑针对不同患者的治疗方式，选择最适合个体患者的治疗策略。心室支持技术的发展以及新器械的出现将不断地改善患者的远期预后。

## 参考文献

［1］LOPEZ-SEDON J, et al. Global Registry of Acute Coronary Events (GRACE) investigators.Factors related to heart rupture in acute coronary syndromes in the Global Registry of Acute Coronary Events. Eur Heart J. 2010;31:1449–1456.

［2］CRENSHAUW B S, et al. Risk factors, angiographic patterns, and outcomes in patients with ventricular septal defect complicating acute myocardial infarction. GUSTO-I (Global Utilization of Streptokinase and TPA for Occluded Coronary Arteries) Trial Investigators. Circulation.2000;101:27–32.

［3］SLATTER J, et al. Cardiogenic shock due to cardiac free-wall rupture or tamponade after acute myocardial infarction: a report from the SHOCK Trial Registry. Should we emergently revascularize occluded coronaries for cardiogenic shock? J Am Coll Cardiol. 2000;36:1117–1122.

[ 4 ] MENON V, et al. Outcome and profile of ventricular septal rupture with cardiogenic shock after myocardial infarction: a report from the SHOCK Trial Registry. Should we emergently revascularize occluded coronaries for cardiogenic shock? J Am Coll Cardiol. 2000;36:1110–1116.

[ 5 ] PARK J Y, et al. Delayed ventricular septal rupture after percutaneous coronary intervention in acute myocardial infarction. Korean J Intern Med. 2005;20:243–246.

[ 6 ] SERPYTIS P, et al. Post-infarction ventricular septal defect: risk factors and early outcomes.Hellenic J Cardiol. 2015;56:66–71.

[ 7 ] MOREYA A E, et al. Trends in incidence and mortality rates of ventricular septal rupture during acute myocardial infarction. Am J Cardiol. 2010;106(8):1095–1100.

[ 8 ] CRENSHAW B S, et al. Risk factors, angiographic patterns, and outcomes in patients with ventricular septal defect complicating acute myocardial infarction. Circulation. 2000;100:27.

[ 9 ] RHYDWEN G R, et al. Influence of thrombolytic therapy on the patterns of ventricular septal rupture after acute myocardial infarction. Postgrad Med J. 2002;78:408–412.

[ 10 ] DEJA M A, et al. Post infarction septal defect: can we do better? Eur J Cardiothorac Surg. 2000;18:194–201.

[ 11 ] MORILLON-LUTUN S, et al. Therapeutic management changes and mortality rates over 30 years in ventricular septal rupture complicating acute myocardial infarction. Am J Cardiol.2013;112(9):1273–1278.

[ 12 ] LOWE H C, et al. Compassionate use of Amplatzer ASD closure device for residual postinfarction ventricular septal rupture following surgical repair. Catheter Cardiovasc Interv.2003;59:230–233.

[ 13 ] ZHU X, et al. Long-term efficacy of transcatheter closure of ventricular septal defect in combination with percutaneous coronary intervention in patients with ventricular septal defect complicating acute myocardial infarction: a multicentre study. Euro Interv. 2013;8(11):1270–1276.

[ 14 ] LEMERY R, et al. Prognosis in rupture of the ventricular septum after acute myocardial infarction and role of early surgical intervention. Am J Cardiol. 1992;70:147–151.

[ 15 ] NISHIMURA R A, et al. Early repair of mechanical complications after acute myocardial infarc-tion. JAMA. 1986;256:47–50.

[ 16 ] COOLEY D A, et al. Surgical repair of ruptured interventricular septum following acute myocardial infarction. Surgery. 1957;41:930–937.

[ 17 ] JEPPSSON A, et al. Surgical repair of post infarction ventricular septal defects: a rational experience. Eur J Cardiothorac Surg. 2005;27:216–221.

[ 18 ] MADSEN J C, DAGGETT W M. Repair of postinfarction ventricular septal defects. Semin Thorac Cardiovasc Surg. 1998;10:117–127.

[ 19 ] NORELL M S, et al. Ventricular septal rupture complicating myocardial infarction: is earlier surgery justified. Eur Heart J. 1987;8:1281–1286.

[ 20 ] DALRYMPLE-HAY M J R, et al. Postinfarction ventricular septal rupture: the Wessex experience. Semin Thorac Cardiovasc Surg. 1998;10:111–116.

[ 21 ] ANTMAN E M, et al. ACC/AHA guidelines for the management of patients with ST-elevation myocardial infarction-executive summary. Circulation. 2004;110:588–636.

[ 22 ] VAN D E WERF F, et al. Management of acute myocardial infarction in patients presenting with ST-segment elevation. Eur Heart J. 2003;24:28–66.

[ 23 ] HOLZER R, et al. Transcatheter closure of postinfarction ventricular septal defects using the new

Amplatzer muscular VSD occlude: results of a U.S. Registry. Catheter Cardiovasc Interv. 2004; 61:196–201.

[24] THIELE H, et al. Immediate primary transcatheter closure of postinfarction ventricular septal defects. Eur Heart J. 2009;30:81–88.

[25] THIELE H, et al. Short and long-term hemodynamic effects of intra-aortic balloon support in ventricular septal defects complicating acute myocardial infarction. Am J Cardiol.2003;92:450–454.

[26] THIELE H, et al. Reversal of cardiogenic shock by percutaneous left-atrial-to-femoral arterial bypass assistance. Circulation. 2001;104:2917–2922.

[27] THIELE H, et al. Randomized comparison of intraaortic balloon support versus a percutaneous left ventricular assist device in patients with revascularized acute myocardial infarction complicated by cardiogenic shock. Eur Heart J. 2005;26:1276–1283.

[28] MALTAIS S, et al. Postinfarction ventricular septal defects: towards a new treatment algorithm?Ann Thorac Surg. 2009;87(3):687–692.

[29] MARTINEZ M W, et al. Transcatheter closure of ischemic and post-traumatic ventricular septal ruptures. Cather Cardiovasc Interv. 2007;69(3):403–407.

[30] SZKUTNIK M, et al. Postinfarction ventricular septal defect closure with Amplatzer occluders.Eur J Cardiothorac Surg. 2003;23(3):323–327.

[31] WACINSKI P, et al. Successful early percutaneous closure of acute ventricular septal rupture complicating acute myocardial infarction with Amplatzer ventricular septal occlude.Cardiology. 2007;14(4):411–414.

[32] BJORNSTAD P G, et al. Catheter based closure of ventricular septal defects. Scand Cardiovasc J. 2010;44(1):9–14.

[33] AHMED J, et al. Percutaneous closure of post-myocardial infarction ventricular septal defects:a single centre experience. Heart Lung Circ. 2008;17(2):119–123.

[34] GOLDSTEIN J A, et al. Transcatheter closure of recurrent postmyocardial infarction ventricular septal defects utilizing the Amplatzer postinfarction VSD device: a case series. Cather Cardiovasc Intv. 2003;59(2):238–243.

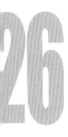

## 第26章

# 导管室复杂病例和并发症（一）：室间隔缺损封堵

编者　Sameer Gafoor, Predrag Matic, Fawad Kazemi, Luisa Heuer, Jennifer Franke, Stefan Bertog, Laura Vaskelyte, Ilona Hofmann, Horst Sievert　译者　尚小珂

一名 85 岁急性 ST 段抬高心肌梗死女性患者，在出现症状后 3 天来导管室检查。前降支置入裸金属支架，并恢复血流。患者胸痛症状改善，但呼吸困难仍然存在。体检发现收缩期杂音。

患者很快出现了血流动力学恶化和心源性休克。乳酸升至 15 mmol/L，平均动脉压为 45 mmHg。为患者放置主动脉反搏球囊（IABP），并急诊行室间隔缺损封堵。同时气管插管及大剂量儿茶酚胺支持。

右股动脉穿刺置入 5Fr 鞘管。使用 JR4 导管和弯曲长硬亲水导丝（Terumo 导丝）穿过主动脉瓣，然后穿过室间隔缺损，并到达肺动脉。穿刺右股静脉置入 5Fr 鞘管。换置 8Fr 鞘管，圈套器置于肺动脉水平捕捉 Terumo 导丝。随后，Terumo 导丝通过静脉通路带出。这样就创建了动静脉导轨（图 26.1）。

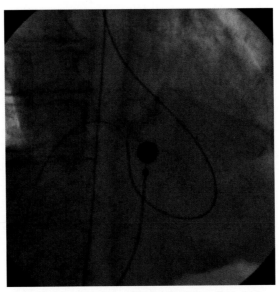

图 26.1　JR4 导管从主动脉到达左心室，穿过 VSD，然后从右心室至右心房到达下腔静脉

通过 Terumo 导丝输送 10Fr 鞘到达主动脉瓣的水平（图 26.2）。超声心动图显示最大直径为 19 mm，依此选择器械。随后输送 Amplatzer 24 mm 室缺封堵器（图 26.3），展开器械（图 26.4），然而，发现它完全位于室间隔缺损的左心室侧（图 26.5）。

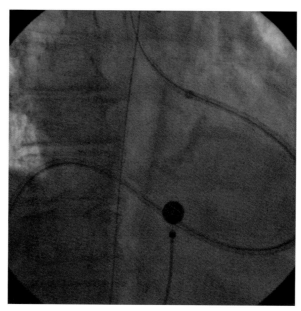

图 26.2　10Fr 鞘从静脉进入，鞘和扩张器跨越主动脉瓣

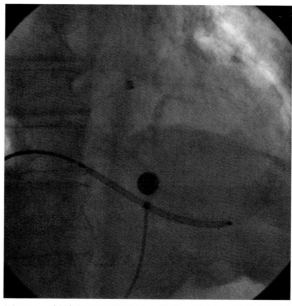

图 26.3　封堵器通过静脉进入鞘管。注意主动脉内无导丝，因为这是推进器械必需的

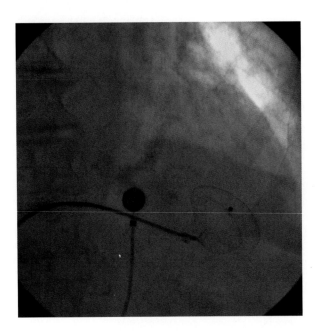

图 26.4　24 mm Amplatzer 室间隔封堵器的展开

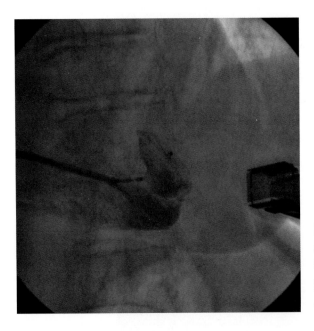

图 26.5　通过静脉鞘注射造影剂来检查封堵器的穿过。图像增强器位于左前斜头位视野。进行经胸超声心动图以评估分流或漏。如透视所示，整个装置位于缺损的左心室侧，没有圆盘或器械的挤压征

　　重新回收封堵器并重新定位（图 26.6）。目前造影剂注射无法满足评估要求（图 26.7），因此将猪尾导管置于左心室内以评估穿过缺损的血流（图 26.8）。发现有血流通过缺损，但封堵器的颈部没有血流流动，表明封堵器颈部室间隔缺损填充良好。经胸超声心动图显示室间隔缺损处没有血流，随后器械被释放了（图 26.9）。

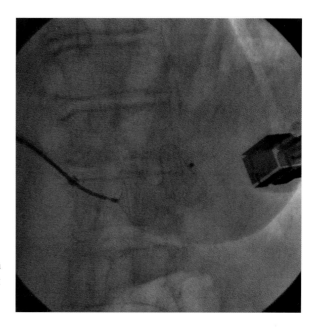

图 26.6 重新回收并重新定位 24 mm Amplatzer 室间隔封堵器。注意封堵器穿过室间隔缺损展开

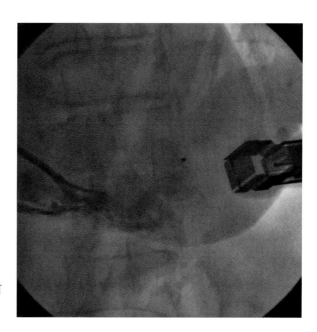

图 26.7 重新回收和定位后注射造影剂。请注意显示没有造影剂穿过缺损，这很可能是导管太远造成的

学习要点： X 线透视技术在显示室间隔缺损位置和确定缺损封堵是否适宜方面的优缺点。室间隔缺损不容易被看到，但可以通过器械构造和造影剂注射进行评估。心肌梗死后 VSD 可以用房间隔缺损封堵装置封堵。和先天性室间隔缺损封堵装置一样，它从左心室侧穿过缺损更容易，然而该装置应从静脉侧引入。可能需要重新回收以确保准确定位。专门的左心室猪尾导管造影有助于确保完全有效封堵。

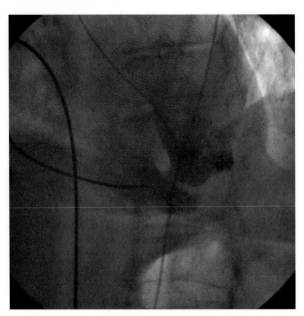

图 26.8　在左心室中放置猪尾导管以评估从左心室向右心室的分流。图中显示通过封堵器两心室腔内均有造影剂充填，但是在封堵器颈部周围没有造影剂分流

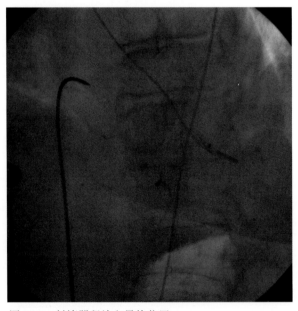

图 26.9　封堵器释放和最终位置

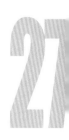

## 第27章

# 导管室的复杂病例和并发症（二）：心梗后室间隔缺损封堵

编者　Michele Pighi, Anita W. Asgar　译者　马琛明

## 1 简介

室间隔缺损（ventricular septal defect, VSD）是最常见的先天性心脏病，占所有先天性心脏病的 25%[1]。除此之外，VSD 可以发生在成人，如发生于急性心肌梗死后，或者由于心脏外科手术后并发症，罕见的也可以发生于胸部创伤后。继发于心肌梗死后的 VSD 在再灌注治疗时代已经非常少见，GUSTO-I 研究发现，急性心肌梗死后溶栓患者中 VSD 发生率仅占 0.2%~0.34%[2]。

## 2 背景

88 岁男性患者，因胸痛持续不缓解就诊于社区医院，诊断为前间壁心肌梗死。急诊冠脉造影显示为前降支支架内再狭窄以及前壁心尖节段运动消失。

经胸超声心动图（TTE）结果如下：

- 严重的左心室功能减低，射血分数 30%
- 前间壁基底段和中段环向运动减低，前、下、基底和中部室间隔运动减低
- 室间隔缺损（大小 6~8 mm）位于室间隔的下三分之一处，前下壁交界处可见左向右分流和跨心室血流压差 45 mmHg（图 27.1a~c）
- 三尖瓣 2/4 级反流

该患者反复心力衰竭发作，转入到我院接受进一步诊疗。入院后的心脏 MRI 证实中下室间隔存在 9 mm 大小的室间隔缺损，并且增强后期可见透壁梗死（图 27.1d，e）。并且可见显著的左向右分流，肺循环血流量与体循环血流量比值（Qp / Qs）等于 2。

根据患者的临床表现，以及心脏超声、MRI 的结果，我们决定实施经皮 VSD 封堵。

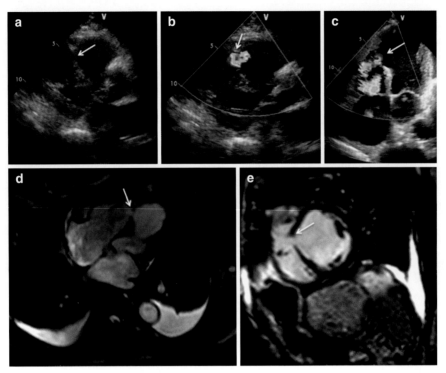

图 27.1　经胸超声心动图（TTE）图像。（a）2D 胸骨旁短轴；（b）多普勒胸骨旁短轴和（c）四腔心显示室间隔缺损（VSD）（白色箭头）。磁共振成像（d）长轴和（e）短轴放大室间隔缺损（白色箭头）

## 3　经皮 VSD 封堵术

经患者同意后，计划使用以下策略进行经皮 VSD 封堵：全身麻醉，术中在经食管超声（TEE）的引导下使用 Amplatzer 心梗后室间隔缺损封堵器进行封堵。最佳策略是顺血流方向穿越室间隔缺损，然后用适当大小的封堵器封堵缺损。

步骤如下：

（1）建立血管通路，为血管闭合预制 Perclose ProGlide（Abbott Vascular）。

（2）通过 TEE 彩超测量以确定 VSD 最大直径。考虑到心肌梗死后 VSD 的脆弱性，没有实施球囊尺寸测量，根据彩超和 MRI 测量结果进行封堵设备选择，8~9 mm（图 27.2）。在 TEE 引导下使用 8Fr Mullins 鞘管和 Brockenbrough 针将 Mullins 导管置于左心房，完成房间隔穿刺（图 27.3a~c）。房间隔穿刺后静脉内给予肝素以维持活化凝血时间（ACT）> 250 s。

（3）沿着 0.35 mm 的导丝，将一个 7Fr 球囊导管（箭头）推送到左心房（图 27.4a）。将球囊打起，然后推送导管穿过二尖瓣进入左心室（图 27.4b），然后穿过室间隔缺损进入右心室（图 27.4c）。一旦进入右心室，将带有气囊的导管推入到肺动脉中（图 27.3d 和图 27.4d）。

（4）一旦安全地进入肺动脉远端，将 0.35 mm 的 Amplatz Super Stiff（ST1）导丝通过球囊的导管进入肺动脉。然后撤出球囊和 Mullins 导管，并将 10 Fr 180° Amplatzer TorqueVue 递送鞘沿着 ST1 导丝传送到右心室。

（5）移除扩张管和导丝，鞘管见回血后用生理盐水冲洗。

（6）然后将适当尺寸的封堵装置（Amplatzer 16 mm 心梗后室间隔缺损封堵器）固定向上推动导丝，并将其装入装载器内。

（7）装载器用盐水冲洗，在装载器的帮助下将封堵器装入输送鞘，缓慢推送导丝，将输送鞘向前推送（图 27.5a）。

（8）封堵装置到达输送鞘位于右心室的鞘管尖端后，在透视和彩超指导下缓慢打开封堵器的右室盘部分（图 27.3b 和图 27.4a）。

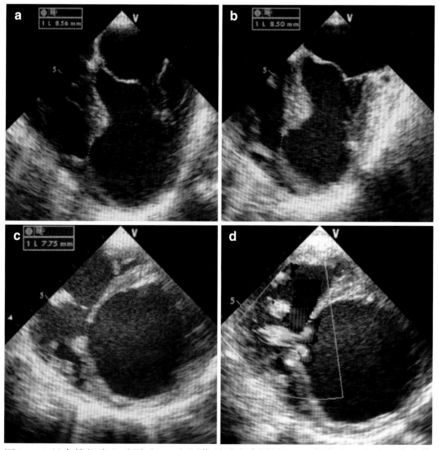

图 27.2　经食管超声心动图（TEE）图像显示术中测量 VSD 大小（a~c）和血流多普勒评估（d）

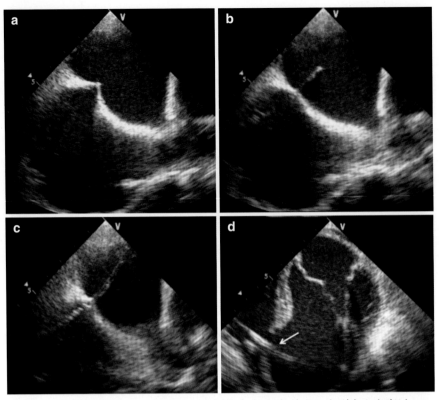

图 27.3　TEE 图像显示（a~c）房间隔穿刺技术和（d）从左心室到右心室穿过 VSD 的 Mulling 鞘管（白色箭头）

（9）一旦封堵器右侧盘部分完全展开，通过彩超引导将封堵器和鞘管向室间隔方向拉回（图 27.3c 和 27.4b）。

（10）当封堵器右室部分处于良好位置时，通过回撤递送鞘管释放封堵器剩余腰部部分和左室部分（图 27.3d 和 27.4c）。

（11）通过 TEE 最后确认封堵器的位置，完成释放（图 27.4d）。

（12）将导丝收回鞘管，将鞘管轻轻拉回右心房。

手术结束时的最后 TEE 显示 VSD 完全闭合，没有残余分流的迹象（图 27.5，27.6 和 27.7）。

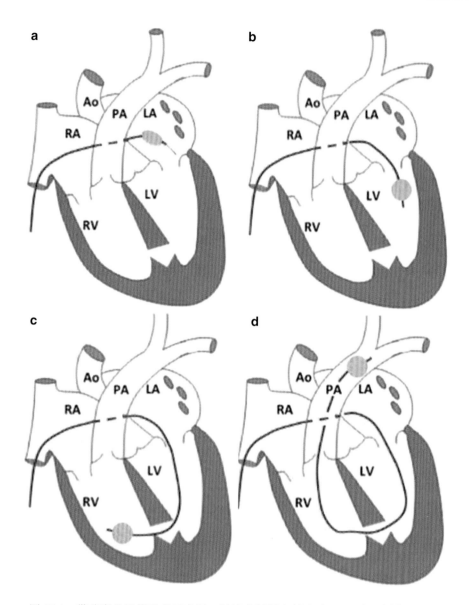

图 27.4　带球囊的导管手术示意图。通过房间隔穿刺（a）；通过二尖瓣到达左心室（b）；通过 VSD 到达右心室（c）；最后进入肺动脉（d）。RA，右心房；LA，左心房；LV，左心室；RV，右心室；Ao，主动脉；PA，肺动脉

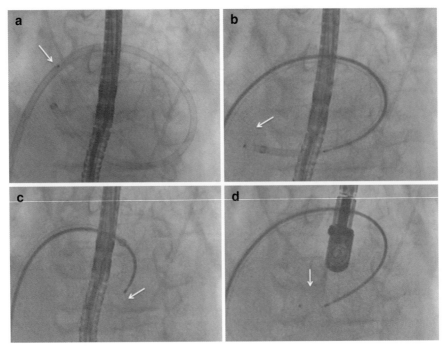

图 27.5 血管造影图像。(a) Amplatzer 16 mm 心梗后 VSD 封堵器通过输送鞘；(b) 释放右心室部分；(c) 将打开的右心室部分向室间隔轻拉，最后 (d) 释放封堵器腰部和左心室部分

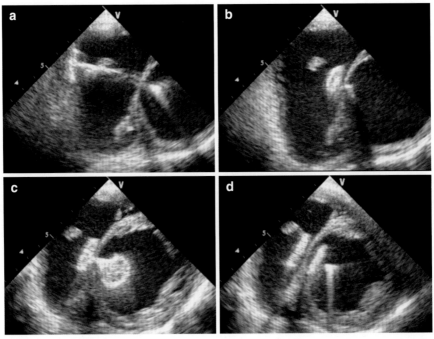

图 27.6 TEE 图像。(a) Amplatzer 16 mm 心梗后 VSD 封堵器通过缺损以及开始释放；(b) 释放右心室部分；(c) 将打开的右心室部分向室间隔轻拉，然后释放封堵器腰部和左心室部分，最后 (d) 完全释放后封堵器的位置

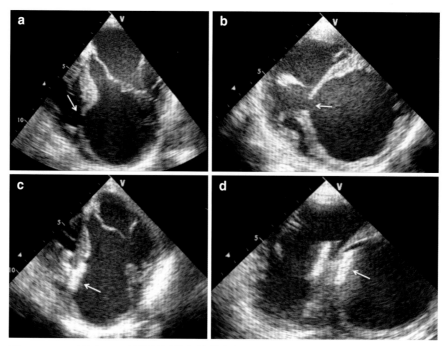

图 27.7　TEE 显示 VSD 的长轴图像释放前（a）和释放后（c），以及短轴图像释放前（b）和释放后（d）

# 4　讨论

心肌梗死后室间隔缺损预后差。没有干预的情况下 1 个月生存率为 6%[3]。虽然外科手术是针对这种情况的治疗基石，但手术前至少需要 2 周的初始恢复期。

Amplatzer ™室间隔缺损系列封堵器可以作为外科手术的替代，提供最早期的介入治疗。Calvert 等 [4]发表了一项英国心梗后室间隔缺损封堵研究，收集了从 1997 年至 2012 年期间来自 11 个中心的 53 名患者。手术成功率达到了 89%，从心梗到封堵的中位时间是 13［Q1~Q3, 5~54］天。主要的围手术期并发症包括手术死亡和急诊中转开胸。22% 的患者室间隔分流即刻消失，63% 的患者分流部分减少。研究发现与梗死后室间隔缺损封堵手术死亡相关的因素包括年龄、女性、NYHA Ⅳ级、心源性休克、室间隔缺损大小、血肌酐值和未接受血运重建手术，证实了以往外科手术的数据 [5]。而外科手术前封堵以及即刻分流减少与生存率正相关。

从技术角度来看，有必要强调的是梗死后室间隔封堵是一个要求很高的手术，其成功需要操作医生的丰富经验以及相关人员，包括介入医生、影像医生和麻醉医生之间的密切协作。心肌梗死后的一系列挑战（例如存在多发的、不规则的、边缘脆弱易进一步延展的室间隔缺损）使得手术变得更加困难。因此，如该例所示，应使用多种影像评估方式（TTE、TEE 和 MRI）对缺损测量以确定封堵器尺寸，并仔细地进行器械选择和手术准备，这些都是手术成功的基石。

## 参考文献

［1］WARNES C A, WILLIAMS R G, BASHORE T M, CHILD J S, CONNOLLY H M, DEARANI J A, ACC/AHA, et al. Guidelines for the management of adults with congenital heart disease: executive summary: a report of the American College of Cardiology/American Heart Association Task Force on Practice Guidelines (Writing Committee to Develop Guidelines for the Management of Adults with Congenital Heart Disease): developed in collaboration with the American Society of Echocardiography, Heart Rhythm Society, International Society for Adult Congenital Heart Disease, Society for Cardiovascular Angiography and Interventions, and Society of Thoracic Surgeons. Circulation. 2008;118(23):2395–2451.

［2］BIRNBAUM Y, FISHBEIN M C, BLANCHE C. Ventricular septal rupture after acute myocardial infarction.N Engl J Med. 2002;347(18):1426–1432.

［3］CRENSHAW B S, GRANGER C B, BIRNBAUM Y, PIEPER K S, MORRIS D C, KLEIMAN N S, et al. Risk factors, angiographic patterns, and outcomes in patients with ventricular septal defect complicating acute myocardial infarction. GUSTO-I (Global Utilization of Streptokinase and TPA for Occluded Coronary Arteries) Trial Investigators. Circulation. 2000;101(1):27–32.

［4］CALVERT P A, COCKBURN J, WYNNE D, LUDMAN P, RANA B S, NORTHRIDGE D, et al. Percutaneous closure of postinfarction ventricular septal defect: in-hospital outcomes and long-term follow-up of UK experience. Circulation. 2014;129(23):2395–2402.

［5］ARNAOUTAKIS G J, ZHAO Y, GEORGE T J, SCIORTINO C M, MCCARTHY P M, CONTE J V. Surgical repair of ventricular septal defect after myocardial infarction: outcomes from the Society of Thoracic Surgeons National Database. ATS. 2012;94(2):436–444. Elsevier Inc.